15 Lecture

15レクチャーシリーズ

理学療法テキスト

理学療法評価学・実習

総編集

石川　朗

責任編集

森山英樹

中山書店

総編集 ――――――― 石川　朗　神戸大学生命・医学系保健学域

編集委員（五十音順）―― 木村雅彦　杏林大学保健学部理学療法学科
小林麻衣　晴陵リハビリテーション学院理学療法学科
玉木　彰　兵庫医科大学リハビリテーション学部理学療法学科

責任編集 ――――――― 森山英樹　神戸大学生命・医学系保健学域

執筆（五十音順）――― 赤澤直紀　徳島文理大学保健福祉学部理学療法学科
石川　朗　神戸大学生命・医学系保健学域
上田雄也　神戸大学生命・医学系保健学域
森山英樹　神戸大学生命・医学系保健学域

15レクチャーシリーズ
理学療法テキスト

刊行のことば

本15レクチャーシリーズは，医療専門職を目指す学生と，その学生に教授する教員に向けて企画された教科書である．

理学療法士，作業療法士，言語聴覚士，看護師などの医療専門職となるための教育システムには，養成期間として4年制と3年制課程，養成形態として大学，短期大学，専門学校が存在しており，混合型となっている．どのような教育システムにおいても，卒業時に一定水準の知識と技術を修得していることは不可欠であるが，それを実現するための環境や条件は必ずしも十分に整備されているとはいえない．

これらの現状をふまえて15レクチャーシリーズでは，医療専門職を目指す学生が授業で使用する本を，医学書ではなく教科書として明確に位置づけた．

学生諸君に対しては，各教科の基礎的な知識が，後に教授される応用的な知識へどのように関わっているのか理解しやすいよう，また臨床実習や医療専門職に就いた暁には，それらの知識と技術を活用し，さらに発展させていくことができるよう内容・構成を吟味した．一方，教員に対しては，オムニバスによる講義でも重複と漏れがないよう，さらに専門外の講義を担当する場合においても，一定水準以上の内容を教授できるように工夫を重ねた．

具体的に本書の特徴として，以下の点をあげる．

- 各教科の冒頭に，「学習主題」「学習目標」「学習項目」を明記したシラバスを掲載する．
- 1科目を90分15コマと想定し，90分の授業で効率的に質の高い学習ができるよう1コマの情報量を吟味する．
- 各レクチャーの冒頭に，「到達目標」「講義を理解するためのチェック項目とポイント」「講義終了後の確認事項」を記載する．
- 各教科の最後には定期試験にも応用できる，模擬試験問題を掲載する．試験問題は国家試験に対応でき，さらに応用力も確認できる内容としている．

15レクチャーシリーズが，医療専門職を目指す学生とその学生たちに教授する教員に活用され，わが国における理学療法の一層の発展にわずかながらでも寄与することができたら，このうえない喜びである．

2010年9月

総編集　石川　朗

序　文

理学療法は，「評価に始まり，評価に終わる」といわれます．理学療法評価では，患者の病状，病態，障害などの特徴や重症度などを調べ，それらを統合・解釈することで問題点を抽出，目標を設定し，治療方針・計画を立案します．さらに治療的介入後の再評価と介入内容の修正も含まれます．まさしく，評価は理学療法の根幹をなすものです．

評価には信頼性や有用性が求められます．しかし現実的には，理学療法評価には主観的な評価と客観的な評価が混在し，評価結果の統合・解釈も理学療法士の間で違いがある場合もあります．これらのことから，評価の重要性が認識されているにもかかわらず，世界的な潮流であるEBP（evidence-based practice：根拠に基づく診療・検査法）に後れをとっています．評価の精度や妥当性を立証していくなど将来に向けた取り組みも必要ですが，何よりも理学療法評価に関する教育を標準化し，系統的かつ網羅的に理学療法評価を学ぶことが，その信頼性や有用性を確立する礎となります．

本書では，理学療法評価の理論（Lecture 1），対象者の全体像を把握するための情報収集や医療面接など（Lecture 2），理学療法評価の手順（Lecture 3），形態測定（Lecture 4），関節可動域測定（Lecture 5～7），筋力検査（Lecture 8～10），感覚検査（Lecture 11），反射検査（Lecture 12），協調性・バランス検査（Lecture 13），動作・歩行分析（Lecture 14），ADL・QOL評価（Lecture 15）を学びます．これらはすべて，対象とする疾患や症状が何であれ，根拠となる理論と基本的な評価です．

理学療法評価学では，座学で習得しなければならない理論や原則などに加えて，実技に重きが置かれます．実技は，授業の中では基本的な技術レベルで実施できるようになることを目標としますが，そのレベルでは，臨床現場で満足に実施できず，当然のことながら適切な評価を行うことはできません．実技の上達には，自主練習も必要です．その際に役立つように，要点や注意点を随所に盛り込み，写真を多用し，さらに動画も付けました．これらを活用して，少なくとも学生同士であれば完璧に実施できるレベルまで自己研鑽を積んでほしいと思います．

最後に，本書は理学療法士を目指す学生に手に取っていただくことを前提に執筆していますが，最新の関節可動域測定法や徒手筋力測定法に準拠しているなど，臨床現場の理学療法士の学び直しにも役立つ内容になっています．本書を通じて学んだ皆さまが，将来，理学療法評価の信頼性や有用性を確立してくれることを願ってやみません．

2023年4月

責任編集　森山英樹

15レクチャーシリーズ
理学療法テキスト／理学療法評価学・実習

目次

LECTURE 2

全体像の把握

LECTURE 15

ADL・QOL 評価

TEST

試験

15レクチャーシリーズ　理学療法テキスト
理学療法評価学・実習
シラバス

一般目標	理学療法評価は，治療方針・計画の立案，それらの効果判定のために行われる．理学療法評価では，評価の一連の流れを理解し，それらを信頼性のある技術レベルで実施できるようになることが必要不可欠である 本書では，理学療法評価の位置づけと基本的な手順を理解することと，理学療法の対象となる疾患・症状のほぼすべてに共通して行われる基本的な評価法を理解し実施できることを目標とし，そのために必要となる知識と技術を学習する

回数	学習主題	学習目標	学習項目
1	総論 —理学療法評価と障害モデル	理学療法評価の意義と目的，評価の構成要素と展開を理解する ICIDH（国際障害分類）とICF（国際生活機能分類）による障害モデルを理解する	障害モデル，ICIDH，ICF，理学療法評価の展開
2	全体像の把握	診療記録の見方，検査データ，画像所見，医療面接の意義を理解する バイタルサインと身体所見について理解し，測定や観察ができる	診療情報，検査データ，画像所見，他職種からの情報，医療面接，バイタルサイン，フィジカルアセスメント
3	統合と解釈	理学療法評価の手順，トップダウンとボトムアップの概念を理解する 臨床思考過程の基本的な流れを理解する 運動器系疾患，中枢神経系疾患におけるICFの問題点を理解する	理学療法評価の手順と過程，トップダウン，ボトムアップ，臨床思考過程，ICFでの問題点の整理，記録
4	形態測定	形態測定の意義，項目，手順を理解する 測定に必要なランドマークを触診できる 形態測定を適切に実施する	形態測定の概要，身長，体重，体格指数，四肢長，断端長，周径，断端周径
5	関節可動域測定（1） —基本と原則	関節可動域測定の意義，目的，原則を理解する 『関節可動域表示ならびに測定法』を理解する 関節可動域の測定方法を理解する	関節可動域測定の概要，測定器具，基本軸，移動軸，参考可動域角度，自動ROM，他動ROM，測定方法と注意点
6	関節可動域測定（2） —上肢・手指	上肢・手指の関節可動域測定の手順を理解し，適切に実施できる	肩甲帯，肩，肘，前腕，手，母指，指の関節可動域測定，代償動作
7	関節可動域測定（3） —下肢・体幹	下肢・体幹の関節可動域測定の手順を理解し，適切に実施できる	股，膝，足関節・足部，第1趾，母趾，趾，頸部，胸腰部の関節可動域測定，代償動作
8	筋力検査（1） —基本と原則	筋力・筋持久力・筋パワーの違い，筋の収縮形態を理解する 筋力検査の目的と分類，筋力測定法を理解する 徒手筋力検査（MMT）の目的，判定基準，基本的手技を理解する	筋力，筋持久力，筋パワー，筋の収縮形態，筋力検査，粗大筋力検査，MMT，ハンドヘルドダイナモメータ（HHD），等速性筋力測定機器，筋持久力検査
9	筋力検査（2） —MMTの手順，上肢のMMT	上肢のMMTの手順を理解し，適切に実施できる	MMTの手順，肩甲骨，肩関節，肘関節，前腕，手関節，手指，母指・小指のMMT
10	筋力検査（3） —下肢・頭部・頸部・体幹のMMT	下肢・頭部・頸部・体幹のMMTの手順を理解し，適切に実施できる	股関節，膝関節，足関節・足部，足趾，頭部・頸部，体幹・骨盤帯のMMT
11	感覚検査	感覚の定義と種類，伝導路を理解する 感覚検査の目的と手順を理解し，適切に実施できる	感覚の概要，感覚の分類と種類，表在感覚と深部感覚の伝導路，感覚検査
12	反射検査	反射の定義と種類を理解する 反射検査の目的と手順を理解し，適切に実施できる	反射の概要，反射の種類，反射検査
13	協調性・バランス検査	協調性，バランス，バランス能力，運動失調の概念を理解する バランス能力，運動失調の検査方法を理解し，適切に実施できる	協調性とバランスの概要，バランス能力の検査，運動失調の検査
14	動作・歩行分析	動作・歩行分析における力学的視点を理解する 起き上がり動作，立ち上がり動作，歩行のしくみ，評価のポイントを理解する	重力，重心，床反力，床反力作用点，支持基底面，関節モーメント，動作分析（起き上がり動作，立ち上がり動作），歩行分析
15	ADL・QOL評価	基本的ADLと手段的ADLの違いが説明できる FIM，バーセルインデックス，手段的ADLの項目と採点方法を説明できる QOLの意味と評価方法を説明できる	ADLの概要，ADLの評価方法，QOLの概要，QOLの評価方法

動画閲覧について

本書内の動画は，パソコンもしくはモバイル端末にて，Web サイトでご覧いただけます．

本文に掲載されている QR コードをモバイル端末で読み込んで直接その動画の Web サイトを表示するか，あるいは右の QR コードを読み込むか，下記 URL の Web サイトにアクセスしてブラウザでご覧ください．

https://www.nakayamashoten.jp/rehabilitation/9784521750088/

上記 URL にアクセスすると，動画一覧が表示されます．動画マーク（ ）をクリックすると，その動画が別ウインドウ（別タブ）で表示されます．再生ボタンをクリックしてご覧ください．

- 動画の閲覧には標準的なインターネット環境が必要です．
- ご使用のブラウザによっては，まれに閲覧できないことがあります．その場合は，他のブラウザにてお試しください．
- 通信環境やご使用のパソコン，モバイル端末の環境によっては，動画が乱れることがあります．
- 掲載の動画の著作権は各著者が保有しています．また複写・転載および送信・放送に関する許諾権は小社が保有しています．本動画の無断複製を禁じます．

LECTURE 1

総論
理学療法評価と障害モデル

到達目標

- 理学療法における評価の意義と目的を理解する.
- 評価の構成要素を理解する.
- 評価の展開を理解する.
- ICIDH（国際障害分類），ICF（国際生活機能分類）による障害モデルを理解する.

この講義を理解するために

理学療法評価は，患者の病状，病態，障害などの特徴や重症度などを調べる過程の総称と考えることができ，障害モデルを理解したうえで問題点を抽出して目標を設定し，実際の治療方針・計画を立案する過程も含まれています.

評価は理学療法介入の第一歩であり，かつ今後の展開を左右する指標です．そのため，評価の目的，構成要素を理解し，問題点を抽出し，目標を設定する一連の展開を理解することが不可欠となります.

さらに，理学療法評価を進めるうえで，障害モデルを理解しておくことが前提となり，この講義でICIDHとICFの障害モデルを学習します.

この講義の前に，以下の項目を学習しておきましょう.

- □評価の対象となる，運動器系疾患，中枢神経系疾患，呼吸器系疾患，循環・代謝系疾患の主な病態を確認する.
- □評価を進めるうえで基礎となる解剖学と生理学について復習する.
- □評価を学習するにあたり，リハビリテーションと理学療法の関係について復習する.

講義を終えて確認すること

- □理学療法における評価の意義と目的が理解できた.
- □評価の構成要素が理解できた.
- □評価の展開について理解できた.
- □ICIDH，ICFによる障害モデルが理解できた.

講義

1. 理学療法評価

1) 評価の意義

評価 (evaluation, assessment)
診断 (diagnosis)

医学における評価とは，患者の病状，病態などの特徴や重症度などを調べる過程の総称を意味し，診断とは，評価の結果から，健康状態，あるいは病気の種類や重症度などを判断することである．

一方，理学療法評価とは，患者の病状，病態に加え，それらによって生じた障害などの特徴や重症度などを調べる過程の総称と考えることができる．さらに，その障害モデルを理解したうえで問題点を抽出して目標を設定し，実際の治療方針・計画を立案する過程も含まれている．

2) 理学療法の介入

理学療法の介入とは，狭義には評価のもとになる障害モデルを理解し，問題点を抽出して目標を設定した後，実際の治療方針・計画を立案し，それを実行する過程を指している．それに対し，広義に解釈した場合，患者に対し評価を行う過程も含まれており，加えて，治療を実際に実施した後での再評価，治療方針の再検討も含まれている．

3) 理学療法評価の目的

評価の目的は，個々の患者の疾患とその病態，または患者の基本属性を理解し，その重症度，全身状態，精神・心理状態，社会的背景を含めた全体像を把握することである．そして，障害モデルを把握しながら，実際に理学療法の介入を行ううえで，その適応や禁忌を確認し，さらに治療手技や介入方法の選択と，目標設定における指標とすることである．加えて，実際に介入し，その後の効果判定や，最終的な予後の推察における指標とすることでもある（**表 1**）．

表 1　理学療法評価の目的

1. 疾患と病態，基本属性の理解
2. 全体像の把握
3. 障害モデルの把握
4. 介入における適応と禁忌の確認
5. 介入方法の選択
6. 目標設定
7. 介入後の効果判定
8. 予後の推察

4) 疾患別の介入と評価

骨折や人工関節置換術後などの運動器系疾患と，脳梗塞や脳出血などの中枢神経系疾患とでは，その病態や障害が異なる．しかし，理学療法介入の枠組みは大きく異なることがなく，理学療法評価の目的，その進め方に著しく異なることはない．

一方，評価を行う際，その病態や障害に応じて注意すべき視点や，検査・測定項目がある．したがって，患者と実際に対面する前から，疾患や病態から，注意すべき視点や適応評価の項目の選択を考えることが重要である．

関節可動域
(range of motion：ROM)

運動器系疾患では，関節可動域（ROM），筋力，疼痛などの検査，測定が中心となり，それらから基本動作や歩行にどのように影響が及んでいるかなどを考える．中枢神経系疾患では，麻痺の程度やその特徴，筋緊張や感覚障害，高次脳機能障害の合併などを総合的に考えることが必要となる．一方，呼吸器系疾患では，息切れなどの自覚症状を問診することが不可欠であり，さらに身体診察を行うことが重要となる．

身体診察
(physical examinaton)

2. 障害モデル

1) 障害モデルの変遷

理学療法評価において，障害モデルを理解しておくことは不可欠である．この講義でいう障害モデルとは，障害を理解するための道具であり，行動のためのガイドラインである．また，障害を概念化するためには，実行可能なモデルに関心をもつことが必要であるとされている．

医学モデル (medical model)

障害モデルの概念は，医学全般における医学モデルから徐々に展開されてきた．

医学モデルとは，医学で患者を診断・治療する場合に，患者自身の病状を重視することで病因を探ろうとする概念である．しかし，障害を考える場合，単純に医学モデルにて検討することは困難である．その理由は，医学モデルでは障害をもった患者の社会的不利はその人個人の問題ととらえられることによる．

一方，医学モデルに対し，社会モデルの概念がつくられた．社会モデルでは，障害をもった患者の社会的不利を社会の問題ととらえている．個人の問題ではなく，社会が障害者のニードを十分考慮し，適切なサービスを提供することで，その問題は解決するという概念である．

社会モデル（social model）

これらの医学モデル，社会モデルなどをふまえて，障害モデルはICIDH（国際障害分類），ICF（国際生活機能分類）へと発展した．

2）ICIDH（国際障害分類）

ICIDH
（International Classification of Impairments, Disabilities and Handicaps；国際障害分類）

(1) ICIDHとは

1980年にWHO（世界保健機関）より発表された障害モデルであり，機能障害と社会的不利の分類である．この背景には，それまでの40〜50年のあいだに，医学の進歩による生命予後の改善，一方，慢性疾患や障害を伴う疾患の増加，戦争や災害による障害者の増加があった．そこで，WHOによって公表されている死因や疾病の国際的な統計基準である「疾病および関連保健問題の国際統計分類」(ICD) に「障害の分類」を含めるべきとの考えから，身体機能の障害による生活機能の障害を分類するというICIDHの概念がつくられた．

WHO
（World Health Organization；世界保健機関）

MEMO
ICD（International Statistical Classification of Diseases and Related Health Problems；疾病および関連保健問題の国際統計分類）
ICD（International Classification of Diseases；国際疾病分類）と略される．

(2) ICIDHの構成要素

ICIDHでは障害を，機能・形態障害，能力低下，社会的不利に分類した．その定義を，以下に示す．

- **機能・形態障害**：心理的，生理的，解剖学的な構造または機能の，なんらかの喪失または異常．
- **能力低下**：人間として正常とみなされる方法や範囲で活動していく能力の，（機能・形態障害に起因して起こる）なんらかの制限や欠如．
- **社会的不利**：機能低下や能力低下の結果として，その個人に生じた不利益であって，その個人にとって正常な役割（年齢，性別，社会文化的など）を果たすことが制限されたり妨げられたりすること．

機能・形態障害（impairment）

能力低下（disability）

社会的不利（handicap）

平易には，機能・形態障害とは生物学的機能レベルの障害であり，能力低下とは個人の生活レベルにおける行為の障害を指し，社会的不利とは社会生活レベルの行為や活動の制限といえる．

この障害モデルに疾病または変調を加えたICIDHの障害構造レベルを**図1**に示す．

疾病（disease）
変調（disorder）

(3) ICIDHによる生活機能と障害モデル

脳血管障害でのICIDHによる生活機能と障害モデルの例を**図2**に示す．右被殻出血という疾病によって左半身不全麻痺という変調が生じ，左上下肢運動麻痺，左肩関節運動時痛と関節可動域制限，左下肢と体幹支持性の低下という機能・形態障害が生じ，院内T字杖歩行困難，応用歩行未実施，基本動作能力の低下，ADL制限（入浴動作）という能力低下が発生し，結果的に主婦としての家庭復帰困難，活動範囲の狭小化，日中独居という社会的不利となっている．

(4) ICIDHの問題点

ICIDHの障害モデルは，複数の問題点が指摘されてきた．機能・形態障害，能力低下，社会的不利の相互関係がわかりづらいこと，「疾病・変調→機能・形態障害→能力低下→社会的不利」という一方向の概念ではすべてを説明するのが困難なこと，障害全体をマイナスの概念でとらえていることなどである．

MEMO
ADL (activities of daily living；日常生活活動)
寝起きや移動，トイレや入浴，食事，着替えなど，日常生活に必要な最低限の動作をいい，高齢化や障害の程度をはかる指標とされる．

試してみよう
次の症例を想定し，ICIDHによる生活機能と障害モデルを考えてみよう．
- 症例1：68歳，女性．右変形性股関節症，人工骨頭置換術，術後4週．
- 症例2：28歳，男性．交通事故によるTh10脱臼骨折，対麻痺，受傷後2か月．

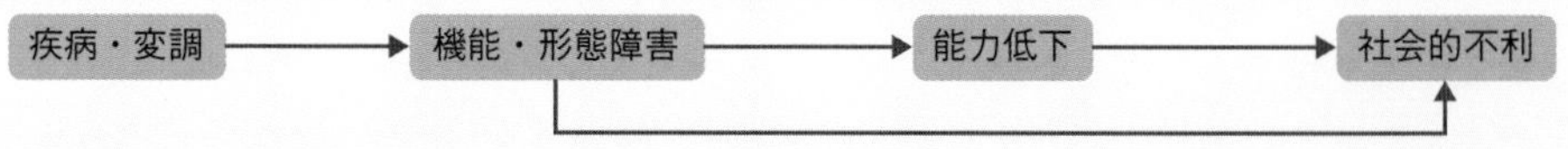

図1　ICIDHの障害構造レベル

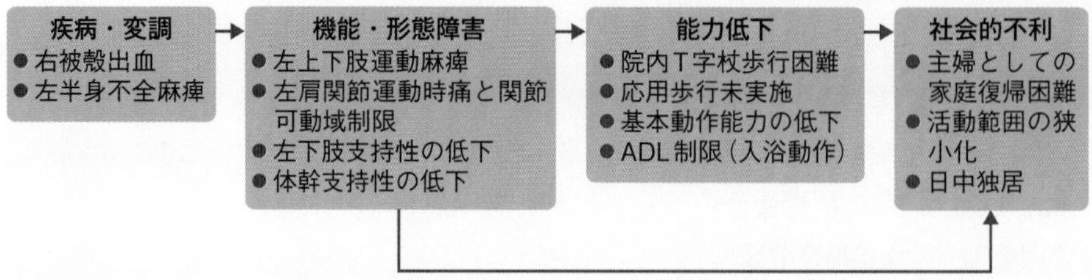

図2　脳血管障害でのICIDHによる生活機能と障害モデルの例

ICF
(International Classification of Functioning, Disability and Health；国際生活機能分類)

生活機能 (functioning)
障害 (disability)

3) ICF (国際生活機能分類)

(1) ICFとは

WHOは，2001年にICIDHをICFに改定した．ICFは人間の生活機能と障害に関して，アルファベットと数字を組み合わせた方式で分類している．ICIDHから最も大きく変更された点は，ICIDHは身体機能の障害による生活機能の障害を分類するという障害モデルであったが，ICFではこれらに背景因子という観点を加えていることである．ICFの概念を**表2**に示す．

その因子は，大きく「生活機能と障害」と「背景因子」の2分野から成り，生活機能は「心身機能・身体構造」「活動」「参加」の3要素で，背景因子は「環境因子」と「個人因子」の2要素で構成されている．また，障害は，構造の障害を含む「機能障害」「活動の制限」「参加の制約」のすべてを含む包括的な用語として用いられている．

(2) ICFの構成要素

心身機能 (body functions)
身体構造 (body structures)
活動 (activities)
参加 (participation)
生活・人生場面 (life situation)
背景因子 (contextual factors)

健康との関連において，ICFの構成要素は次のように定義される．
- **心身機能**：身体系の生理的機能（心理的機能を含む）．
- **身体構造**：器官，肢体とその構成部分などの身体の解剖学的部分．
- **活動**：課題や行為の個人による遂行のこと．
- **参加**：生活・人生場面へのかかわりのこと．
- **背景因子**：個人の人生と生活に関する背景全体を表す．環境因子と個人因子の2つ

表2　ICFの概念

	第1部　生活機能と障害		第2部　背景因子	
構成要素	心身機能・身体構造	活動・参加	環境因子	個人因子
領域	心身機能・身体構造	生活・人生領域（課題，行為）	生活機能と障害への外的影響	生活機能と障害への内的影響
構成概念	心身機能の変化（生理的） 身体構造の変化（解剖学的）	能力：標準的環境における課題の遂行 実行状況：現在の環境における課題の遂行	物的環境や社会的環境，人々の社会的な態度による環境の特徴がもつ促進的あるいは阻害的な影響力	個人的な特徴の影響力
肯定的側面	機能的・構造的統合性	活動・参加	促進因子	非該当
	生活機能			
否定的側面	機能障害（構造障害を含む）	活動制限・参加制約	阻害因子	非該当
	障害			

の構成要素から成り，ある健康状態にある個人や，その人の健康状況や健康関連状況に影響を及ぼしうるもの．

- **環境因子**：人々が生活し，人生を送っている物的な環境や社会的環境，人々の社会的な態度による環境を構成する因子のこと．
- **個人因子**：個人の人生や生活の特別な背景，健康状態や健康状況以外のその人の特徴から成る．性別，人種，年齢，健康状態，体力，ライフスタイル，習慣，生育歴，困難への対処方法，社会的背景，教育歴，職業，過去および現在の経験（過去や現在の人生の出来事），全体的な行動様式，性格，個人の心理的資質，その他の特質などが含まれる．
- **機能障害（構造障害を含む）**：著しい変異や喪失など，心身機能または身体構造上の問題．
- **活動制限**：個人が活動を行うときに生じる難しさのこと．
- **参加制約**：個人がなんらかの生活・人生場面にかかわるときに経験する難しさのこと．

環境因子
(environmental factors)

個人因子 (personal factors)

活動制限
(activity limitations)
参加制約
(participation restrictions)

(3) ICF の分類

ICF は個人の健康状態を系統的に分類することによって，障害者に関する調査や統計のうえでの標準的な枠組みとして用いる目的もある．そのため，ICF は第 1 レベルから第 4 レベルまで約 1,400 の項目に分類されている．このうち，第 1 レベルの分類を**表 3** に示す．

MEMO
ICF のそれぞれの項目は，b (body functions；心身機能)，s (body structures；身体構造)，d (domain；活動と参加)，e (environmental factors；環境因子) に続き，1 桁ずつ数字が増えるごとにレベルが細分化された階層構造になっている．

(4) ICF の相互作用

ICF の構成要素間の相互作用を**図 3**[1] に示す．

ICF による障害モデルの考え方は，個人の生活機能は健康状態と背景因子（環境因子と個人因子）とのあいだの，相互作用あるいは複合的な関係にあり，さらに，相互作用あるいは複合的な関係は一方向ではなく双方向性であることが重要である．

(5) ICF による生活機能と障害モデル

脳血管障害での ICF による生活機能と障害モデルの例を**図 4** に示す．右被殻出血，左半身不全麻痺という健康状態が，家族が協力的，日中独居という環境因子と意欲的という個人因子のもと，心身機能・身体構造では左上下肢運動麻痺，左肩関節運動時痛と関節可動域制限，左下肢と体幹支持性の低下という状態で，活動では院内 T 字杖歩行困難，応用歩行未実施，基本動作能力の低下，ADL 制限（入浴動作）という状

表 3 ICF 第 1 レベルの分類

心身機能（b）	第 1 章 精神機能 第 2 章 感覚機能と痛み 第 3 章 音声と発話の機能 第 4 章 心血管系・血液系・免疫系・呼吸器系の機能 第 5 章 消化器系・代謝系・内分泌系の機能 第 6 章 尿路・性・生殖の機能 第 7 章 神経筋骨格と運動に関連する機能 第 8 章 皮膚および関連する構造の機能	活動と参加（d）	第 1 章 学習と知識の応用 第 2 章 一般的な課題と要求 第 3 章 コミュニケーション 第 4 章 運動・移動 第 5 章 セルフケア 第 6 章 家庭生活 第 7 章 対人関係 第 8 章 主要な生活領域 第 9 章 コミュニティライフ・社会生活・市民生活
身体構造（s）	第 1 章 神経系の構造 第 2 章 目・耳および関連部位の構造 第 3 章 音声と発話にかかわる構造 第 4 章 心血管系・免疫系・呼吸器系の構造 第 5 章 消化器系・代謝系・内分泌系に関連した構造 第 6 章 尿路性器系および生殖系に関連した構造 第 7 章 運動に関連した構造 第 8 章 皮膚および関連部位の構造	環境因子（e）	第 1 章 生産品と用具 第 2 章 自然環境と人間がもたらした環境変化 第 3 章 支援と関係 第 4 章 態度 第 5 章 サービス・制度・政策

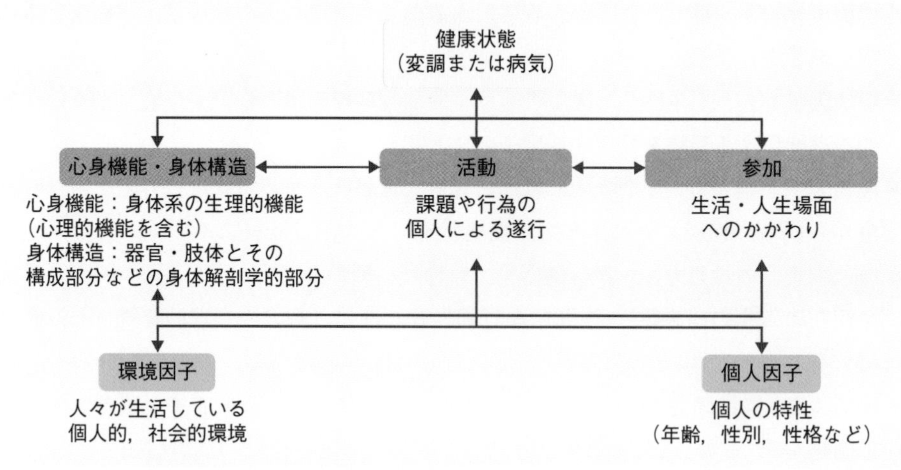

図 3　ICF の構成要素間の相互作用
(障害者福祉研究会編：ICF 国際生活機能分類—国際障害分類改定版. 中央法規出版；2002. p.17[1] をもとに作成)

試してみよう

次の症例を想定し，ICF による生活機能と障害モデルを考えてみよう.

- 症例 1：68 歳，女性. 右変形性股関節症，人工骨頭置換術，術後 4 週.
- 症例 2：28 歳，男性. 交通事故による Th10 脱臼骨折，対麻痺，受傷後 2 か月.

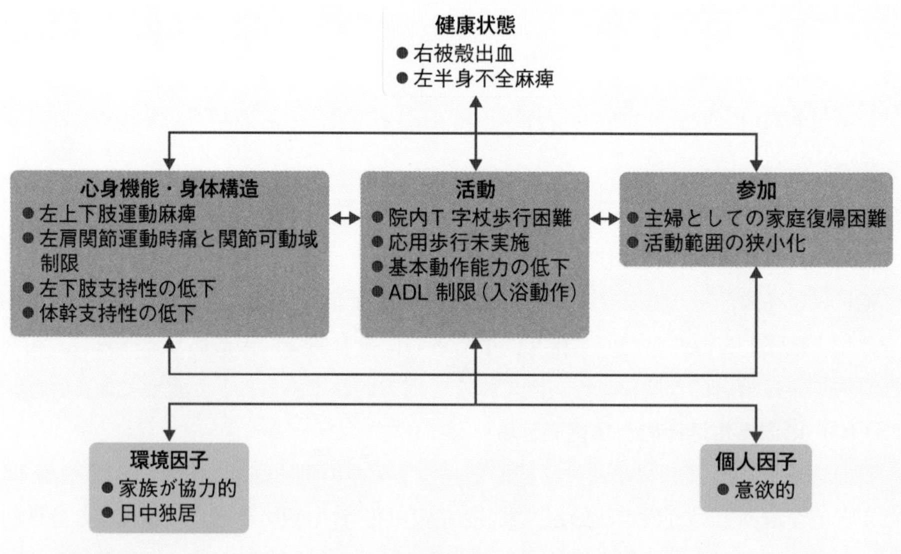

図 4　脳血管障害での ICF による生活機能と障害モデルの例

態であり，参加としては主婦としての家庭復帰困難，活動範囲の狭小化という状況になっている. そして，この因子や各要素は相互に関連している.

3. 理学療法評価の展開

1) 統合と解釈

理学療法において治療的行為を行うための評価は，全体像を把握することが前提となる. したがって，関節可動域テストや筋力測定は，評価を進めるうえで重要な検査・測定項目ではあるが，「評価＝関節可動域テスト，筋力測定」ではない.

評価を展開するにあたり，種々の情報を収集し，検査，測定を実施し，それらから患者の全体像を把握し，その障害モデルを理解したうえで問題点を抽出する. そして目標を設定し，実際の治療方針・計画を立案する. これらの展開過程を，「統合と解釈」と称する.

そのため，統合と解釈には，理学療法評価の構成要素の理解に加え，障害モデルの理解，さらに臨床思考過程に基づく評価の展開についての学習が必要である.

2) 評価の構成要素

評価の構成要素には，次の項目が含まれる．

(1) 主に全体像把握のための項目

情報収集，医療面接，バイタルサインと身体所見などに大別される．

- **情報収集**：診療記録・診療録（カルテ），他職種（医師，看護師，作業療法士，言語聴覚士，管理栄養士，薬剤師ほか）など．
- **医療面接**：主訴，自覚症状，現病歴，既往歴，家族歴，患者背景など．
- **バイタルサイン**：脈拍，呼吸，体温，血圧，意識レベル．
- **身体所見**：視診，触診，打診，聴診．

(2) 理学療法士による共通の検査・測定項目

形態，関節可動域，筋力・耐久力・運動耐容能，感覚，反射，筋緊張，協調性，基本動作・歩行能力，ADL，QOL などに大別される．

- **形態**：身長，体重，体格指数，四肢長（上肢長，上腕長，前腕長，手長，下肢長，大腿長，下腿長，足長，指極長），断端長，周径（上腕周径，前腕周径，大腿周径，下腿周径，胸郭拡張差），断端周径など．
- **関節可動域**：肩関節の屈曲・伸展・外転・内転・外旋・内旋・水平屈曲・水平伸展，肘関節の屈曲・伸展，前腕の回内・回外，手関節の屈曲（掌屈）・伸展（背屈）・橈屈・尺屈，股関節の屈曲・伸展・外転・内転・外旋・内旋，膝関節の屈曲・伸展，足関節の底屈・背屈，足部の外がえし・内がえし・外転・内転など．
- **筋力，耐久力，運動耐容能**：粗大筋力（握力，背筋力，腹筋力，肩腕力，脚筋力，運動能力），徒手筋力，ハンドヘルドダイナモメータ，等速性筋力，筋持久力など．
- **感覚**：触覚（圧覚），温度覚，痛覚，運動覚，位置覚，振動覚，立体感覚，2 点識別覚，皮膚書字覚など．
- **反射**：下顎反射，上腕二頭筋反射，腕橈骨筋反射，上腕三頭筋反射，膝蓋腱反射，内転筋反射，アキレス腱反射，角膜反射，くしゃみ反射，咽頭反射，腹壁反射，挙睾筋反射，肛門反射，足底反射，ホフマン反射，トレムナー反射，ワルテンベルク反射，バビンスキー反射，チャドック反射，マリー・フォア反射など．
- **協調性とバランス**：片脚立ち検査，ロンベルク検査，ファンクショナルリーチテスト，Timed Up and GO（TUG）test，Berg Balance Scale（BBS），測定異常，反復拮抗運動不能症，運動分解，協働収縮不能，振戦，時間測定障害など．
- **動作・歩行**：姿勢，起き上がり，立ち上がり，歩容，歩行速度など．
- **ADL，QOL**：基本的 ADL，手段的 ADL，健康関連 QOL など．

(3) 理学療法士による疾患特有の検査・測定項目

運動器系，中枢神経系，呼吸器系，循環・代謝系，小児系に大別される．

- **運動器系**：整形外科的テスト，各種運動機能・ADL 評価，バランス評価など．
- **中枢神経系**：全身状態の評価，意識障害の評価，各種反射の評価，筋緊張検査，片麻痺の運動評価，ADL・各種運動機能評価，姿勢・歩行分析，注意の機能の評価，半側空間無視の評価，言語機能の評価，失行症の評価，認知機能の評価，姿勢および頸部・体幹機能の評価，嚥下筋力（舌骨上筋）評価，舌運動評価など．
- **呼吸器系**：フィジカルアセスメント，胸郭拡張差，呼吸筋力，運動耐容能（6 分間歩行試験，シャトル・ウォーキング試験），ADL 評価，健康関連 QOL（CRQ，SGRQ），栄養障害とその評価など．
- **循環・代謝系**：身体計測（体格），バイタルサインとフィジカルアセスメント，運動負荷試験，感覚検査，身体活動量，精神症状や心理状態の評価，ADL 評価，健康関連 QOL，予後に関する指標，栄養障害とその評価など．

MEMO
- **身体所見**（physical findings）
視診，触診，打診，聴診で得た，全身的・局所的な所見の総称．
- **フィジカルアセスメント**（physical assessment）
身体所見の観察，評価．

MEMO
QOL（quality of life；生活の質）
不快に感じることを最大限に軽減し，その人が自分でこれでいいと納得できる生活の質を維持しようとする考え方．

MEMO
運動耐容能
（exercise tolerance）
どれくらいまでの運動に耐えられるのかの限界を指し，一般に運動負荷試験によって求められる．

ハンドヘルドダイナモメータ（hand-held dynamometer：HHD）
▶ Lecture 8・図 8 参照．

ホフマン反射（Hoffmann reflex）
トレムナー反射（Trömner reflex）
ワルテンベルク反射（Wartenberg reflex）
バビンスキー反射（Babinski reflex）
チャドック反射（Chaddock reflex）
マリー・フォア反射（Marie-Foix reflex）
ファンクショナルリーチテスト（functional reach test：FRT）

MEMO
協調性検査
主に小脳の病変により，ある動作に対して必要な身体の部位や筋肉を，協調して動かすことができない状態への検査．

6 分間歩行試験（6-minute walk test：6MWT）
シャトル・ウォーキング試験（shuttle walking test：SWT）
▶ Lecture 8・図 12 参照．
CRQ（Chronic Respiratory Disease Questionnaire）
SGRQ（St.George's Respiratory Questionnaire）

- 小児系：運動発達評価，各種反射の評価，筋緊張検査，姿勢・歩行分析，ADL・各種運動機能の評価，言語機能の評価，嚥下機能の評価など.
- その他

(4) 障害像の理解と問題点の抽出

種々の情報収集，医療面接，フィジカルアセスメントなどを実施し，さらに患者に適応した検査・測定結果から，治療指向的に障害像を理解し，問題点を抽出する.

障害像を理解するためには，ICIDH や ICF の概念に基づき，障害を階層化して，箇条書きに示すことが多い．また，関連図を用いることで，障害の関連性が整理しやすくなる.

(5) 目標設定

目標は，疾患の病態やその特徴に加えて，種々の情報，また，患者に適応した検査・測定結果から設定する．このときに，医療面接が重要な役割を果たし，特に主訴によって目標が大きく異なることがみられる.

主訴とは，自覚症状に加えて，患者自身の病気や障害の理解と受容に基づいた患者の声である．この主訴を，さらにニード，ホープ，デマンドに分類すると，以下のように定義される.

ニード (need)

ホープ (hope)

デマンド (demand)

- **ニード**：生活を満たすための要求，需要．客観的な必要性.
- **ホープ**：待ち望んでいるもの，希望，望み，期待．主観的な必要性.
- **デマンド**：可能であればという要望や希望，願望．主観的な必要性.

そのため，主訴を目標に反映させるためには，ニードを明確にすることが重要である.

MEMO
ニード，ホープ，デマンドの例
(大腿骨頸部骨折の場合)
ニード「一人で歩きたい」
ホープ「早く家に帰りたい」
デマンド「ゴルフがしたい」

次に，目標設定には到達時期を明示することが必要である．この場合，長期目標と短期目標に分けて検討することが多く，その達成レベルと期間を検討する.

長期目標 (long term goal)
短期目標 (short term goal)

長期目標とは，最終的な患者の状態を予測し，そこに適応した目標を設定したものである．一方，短期目標とは，当面の目標を示すことが一般的である.

長期目標と短期目標の関係は，長期目標を立て，その目標達成に向かって短期目標を設定することが多い．しかし，急性期の疾患では長期目標を設定することが困難なこともあり，先に短期目標を設定し，短期目標を積み重ねていく経過のなかで長期目標を決定する場合もある.

長期と短期の期間に関しては，長期を 2～3 か月以上，短期を 1～2 週とすることが多い．一方，患者によってこの期間は異なり，一概に期間を設定できるものではない.

(6) 治療方針・計画の立案

目標を達成するための治療方針と，その具体的な計画を立案する．治療方針とは，治療内容の目的とその流れを検討することであり，具体的な治療計画では，種類，頻度，強度，時間が重要な因子となり，状況に応じて治療を行う体位なども設定する.

また，治療方針・計画の立案では，中止基準やそのリスクを明確にしておくことが重要である.

■引用文献

1) 障害者福祉研究会編：ICF 国際生活機能分類—国際障害分類改定版．中央法規出版；2002. p.17.

■参考文献

1) Smart J：Disability, Society, and the Individual. Aspen Publication；2001.

Step up

1．ADL を ICF（国際生活機能分類）モデルでとらえる際のポイント

ADL を ICF の構成要素で検討すると，各動作の特徴とその背景が明確になりやすい．ここでは，ADL の代表的動作を ICF モデルでとらえる際のポイントを紹介する．

1）姿勢保持，起居・移動動作，床上動作

個人が生活するための基本動作となる姿勢保持，起居・移動動作，床上動作は，「活動」の項目に含まれ，その実行状況と能力を評価する．実行状況と能力に差があった場合，その要因や身体機能を把握したうえで，患者を観察・対応し，活動レベルの向上を図る．

2）歩行動作，移動動作

歩行動作に制限がある場合，「心身機能・身体構造」に不利益が生じているため，「活動」の一部である歩行が制限され，このことが「参加」にも制約をきたすと考えがちである．しかし，ICF では，「環境因子」と「個人因子」を含めた要素が相互に作用していると考えるため，「心身機能・身体構造」に起因する歩行動作の制限は，装具や歩行補助具の使用や環境の改善，介護者の存在などにより「活動」と「参加」の制限・制約を取り除くことが可能ととらえている．

移動動作は，「心身機能・身体構造」に障害や制限が生じた際にも，「参加」を可能にするための「活動」の重要な要素となる．また，「活動」は「環境因子」の一つである種々の社会福祉サービスや制度，政策とも関係している．安全で効率的な移動方法の獲得は，その人らしい生活という目的を果たすために欠かせない．単に安全に移動するという行為だけでなく，移動そのものが社会のなかで保障されていることも重要である．

3）食事動作

食事は個人の行為としてとらえれば「活動」であり，家族や仲間との会食のような「参加」の側面もある．その動作能力は「心身機能・身体構造」の状態によって決定される．また，価値観などの「個人因子」，食事の環境および使用する食事具や食器などの「環境因子」にも多大な影響を受ける．

4）更衣・整容動作

更衣・整容動作に関連する「心身機能・身体構造」としては，手順を理解する認知機能，安全性や正確性，動作の達成度をとらえる注意の機能，関節の可動性や筋力，筋持久力，協調性や巧緻性などの機能がある．そのため，これらの機能の評価が必要であり，機能面に問題がある場合，回復の予測が重要となる．「活動」は，一般的に FIM（機能的自立度評価法）を用いて評価する．FIM では，衣服を収納場所から取り出すことも準備の能力として評価に含まれる．「参加」は，患者の家庭内や社会的な役割を評価する．文化的，政治的，宗教的など広い範囲の視点からとらえ，患者に確認する．また，患者の役割により，更衣や整容動作の目標が大きく変化する．

表 1 排泄動作を ICF モデルでとらえる際のポイント

健康状態	●疾患（脳血管障害，整形外科疾患，内部障害など） ●身体の状態（ストレス，腹痛，嘔吐，発熱，睡眠状態，食事など）
心身機能・身体構造	●運動機能，感覚機能，認知機能，言語障害など ●排尿・排便機能（失禁，便秘，下痢，尿意，便意，回数，量など）
活動	●排泄の回数や間隔，昼間と夜間で要する時間 ●実際の排泄動作（トイレ，ポータブルトイレ，おむつやパッド） ●基本動作（寝返り，起き上がり，座位や立位保持） ●上肢の運動機能（排泄動作においてどのような動作が可能か） ●下肢の運動機能（立位の安定性，歩行の状態，補装具使用の有無，車椅子，歩行器，杖，介助の有無など） ●転倒 ●コミュニケーション能力
参加	●社会活動への参加，経済状況，家族との関係
環境因子	●トイレ環境（トイレの位置，トイレまでの距離，手すりの有無，障害物，照明，床の状態，プライバシーなど） ●経済面 ●サービスの利用 ●ポータブルトイレ，便器や尿器，おむつ
個人因子	●排泄に対する考え方（排泄状況に対する気持ち，困っていること，望んでいることなど） ●生活歴 ●環境歴（どのようなトイレ環境であったか）

（石浦佑一：15 レクチャーシリーズ 理学療法・作業療法テキスト ADL・実習．中山書店；2021．p.87[1]）

5) 排泄動作，入浴動作

排泄動作をICFモデルでとらえる際のポイントを表1[1]に示す．

入浴動作は，「心身機能・身体構造」「個人因子」「環境因子」「参加」と相互に影響し合う「活動」である．日々の暮らしのなかで行う入浴は「活動」であり，旅行先で温泉に入ることや仲間と銭湯に行くことは「参加」のなかに組み込まれた「活動」である．入浴は，時間や頻度，湯温など，個人の価値観や文化などの「個人因子」による影響が大きい．文化や習慣によって，湯船につかるかシャワーを浴びるかも決まる．家族がいる場合，入浴する順番も関係する．浴室内の構造や浴室までの動線，気候などを考慮すると「環境因子」も影響する．「心身機能・身体構造」では，身体機能のみならず，湯温調整やボディソープの選択，入浴全体をとおしての手順などに必要となる認知機能の影響も大きい．

2. 評価指標の信頼性，妥当性

理学療法評価に用いられる検査，測定の各指標は，信頼性と妥当性が求められる．

信頼性（reliability）とは，反復して測定したときに同じ結果が得られる程度であり，ある特性を測定する使用器具や評価者に対する一貫性を示す．

- **安定性（stability）**：同一被検者に，同一条件で，同一のテストを行った場合に，同一（傾向）の結果が出るか．
- **検査者内信頼性（intra-class reliability）**：同じ人が何度か測定したときに同じものの測定値がどの程度異なっているか．
- **検査者間信頼性（inter-class reliability）**：測定する人が違うときに同じものの測定値がどの程度異なっているか．

妥当性（validity）とは，その指標が測定しようとするものを本当に測定している程度であり，検査を行うことでその診断にどれだけ寄与できるかが，その検査の診断能力を示す．

- **感度（sensitivity）**：高い感度をもつ検査は特定の異常を除外するために有用である．
- **特異度（specificity）**：高い特異度をもつ検査は異常を検出するために有用である．
- **尤度比（ゆうどひ）（likelihood ratio）**：ある特定の検査結果により得られた確率の偏位，有病者のなかに所見が存在する確率を，無病者のなかに所見が存在する確率で割ったものであり，最も有用な診断学的特性である．
- **ROC曲線（receiver operating characteristic curve；受診者動作特性曲線）**：計測値を意味づけるために重要な指標となる．

3. 定性（質的）検査，定量検査，半定量検査

1) 定性（質的）検査

ある症状や状態を調べる場合に，それがあるかないかを調べることに加え，どのような順序や特徴で行われているかを確認する．これを，定性（質的）検査（qualitative test）という．有無に関しては，一般に（−）（+），陰性・陽性で表す．また，観察などをとおした検査は，文章で表記する場合が多い．

理学療法評価で用いられる検査，測定において，有無に関しては反射などがこれに相当する．また，観察による検査では，動作分析や歩行分析，ADL検査がこれに相当する．

2) 定量検査

定量検査（quantitative test）とは，ある症状や状態の量を，正確に測定することであり，数値で表す．

形態測定，関節可動域などがこれに相当する．

3) 半定量検査

半定量検査（semiquantitative test）とは，ある症状や状態を調べる場合に，正確な測定でなく，およその程度を診る方法であり，一般に（+）（++）（+++）などで表す．

筋緊張の評価などがこれに相当する．

■引用文献

1）石浦佑一：排泄動作．石川 朗，種村留美総編集，長尾 徹，長野 聖責任編集：15レクチャーシリーズ 理学療法・作業療法テキスト ADL・実習．中山書店；2021．p.87.

LECTURE 2 全体像の把握

到達目標

- 診療記録の見方を理解する．
- 検査データ，画像所見について理解する．
- 医療面接の意義を理解し，実施できる．
- バイタルサインと身体所見について理解し，測定や観察ができる．

この講義を理解するために

患者の評価を進めるために，最初にその全体像を把握することが重要です．その理由は，全体像を把握することにより，今後の具体的な検査や測定を実施するうえでの指標が得られるためです．

全体像を把握するためには，診療記録，診療録（カルテ）からの情報収集から始まります．それらの医療情報のなかでは，検査データ，画像所見などが重要です．そして，他職種から情報を収集し，患者への直接的な医療面接を実施します．また，医療面接は，バイタルサインの確認とフィジカルアセスメントを併行して実施することも重要です．

この講義の前に，以下の項目を学習しておきましょう．

□ 患者の全体像を把握するために，評価の目的と流れを確認しておく．
□ ICF（国際生活機能分類）の分類を復習しておく（Lecture 1 参照）．
□ 検査データ，画像所見に関連する基礎的な生理学と解剖学について復習しておく．

講義を終えて確認すること

□ 全体像を把握する目的が理解できた．
□ 診療記録の見方が理解できた．
□ 検査データ，画像所見について理解できた．
□ 医療面接の意義を理解し，実施できた．
□ バイタルサインの確認とフィジカルアセスメントができた．

講義

1．全体像把握の進め方

患者の評価を進めるために，最初に全体像を把握することが不可欠であり，今後の具体的な検査，測定を実施するうえでの指標となる．

全体像を把握するためには，診療記録からの情報収集，他部門からの情報収集，そして医療面接を実施し，併行してフィジカルアセスメントを進める．

2．診療情報

1）診療記録

診療情報とは，診療の過程で，患者の身体状況，病状，治療などについて，医療者が知りえた情報をいう[1]．また，診療記録とは，診療録（カルテ），処方箋，手術記録，看護記録，検査所見の記録，X線写真，診療情報提供書，退院した患者にかかわる入院期間中の診療経過の要約，その他の診療の過程で患者の身体状況，病状，治療などについて作成・記録または保存された書類，画像などの記録をいう（**表1**）．このうち，診療録とは，診療に関する経過を記録したものを指し，カルテとよばれることが多い．

MEMO
診療情報提供書
一般的に紹介状とよばれており，紹介先の医療機関宛に患者の情報を伝えるためのもの．

2）診療記録の見方

最初に氏名，年齢，生年月日，性別など患者の属性を確かめたうえで，傷病名を確認する．また，既往歴を含めた病歴を確認し，さらに今回の診療計画書でおおまかな治療方針を理解する．

診療録には，患者の症状，診断・処置内容などが記載されており，診療経過や合併症，リスクに関することなどを把握する．

看護記録には温度板と記述式があり，温度板には主に体温，血圧，脈拍などのバイタルサインがグラフで記載されている．また記述式には，その日の訴えや症状などの記載がある．看護記録には，患者の日々の状況を確認するために不可欠な情報が多く含まれ，毎日確認する習慣をつけることが必要である．

一方，診療経過の要約（サマリー）は，おおまかな経過を理解するうえで有効である．

ここがポイント！
残念ながら，多くの理学療法士は毎日温度板を確認しているとはいえない．しかし，リスク管理の第一歩はバイタルサインの確認である．日常的に温度板を確認する習慣をつけよう．

3．検査データの確認

臨床検査には，代表的なものとして生化学検査，内分泌学的検査，血液・凝固・線溶系検査，免疫血清検査，感染症検査，腫瘍・線維化マーカー，尿検査などがある．これらの検査データのうち，理学療法評価において，特に重要な項目を列挙する．

1）血液

赤血球数，ヘモグロビン，ヘマトクリット，白血球数を確認する．

表1　診療記録

● 入院中の傷病名の一覧	● 医師指示表
● 診療情報提供書（紹介状），依頼書	● 各種検査報告書
● 入院病歴チェックシート（既往歴，家族歴など）	● 画像所見報告書
● 入院時所見チェックシート	● 看護計画書
● 入院診療計画書	● 看護記録（温度板，記述式）
● 診療録（カルテ）	● 手術看護記録
● 患者・家族への説明書の控え	● 診療経過の要約
● 同意書	●（退院時サマリー）
● 手術記録，麻酔記録	● その他

(1) 赤血球数

基準値は，男性 410～530×10^4/μL，女性 380～480×10^4/μL．数値が低いと貧血が疑われる．

赤血球数
(red blood cell：RBC)

(2) ヘモグロビン

基準値は，男性 13.5～17 g/dL，女性 11.5～15 g/dL．赤血球の成分で，主に血液中の酸素を運搬し，数値が低いと貧血が疑われる．

ヘモグロビン
(hemoglobin：Hb)

(3) ヘマトクリット

基準値は，男性 37～48%，女性 32～42%．血液中に占める赤血球の容積率で，低い場合は貧血の疑いがある．

ヘマトクリット (hematocrit：Hct)

(4) 白血球数

基準値は，4,000～8,670/μL．体内に侵入した病原体を攻撃する細胞で，数値が高いと感染症や白血病などが疑われ，化学療法により白血球数が減少すると感染のリスクが高くなる．

白血球数
(white blood cell：WBC)

2) 血清脂質検査

総コレステロール，HDL-コレステロール，中性脂肪（トリグリセリド）などを確認する．

(1) 総コレステロール

基準値は，130～240 mg/dL．数値が高いと動脈硬化の原因となり，心筋梗塞や脳梗塞などを誘発しやすい．

総コレステロール
(total cholesterol：T-Cho, TC)

(2) HDL-コレステロール

基準値は，40 mg/dL 以上．血管内に付着する脂肪分を取り除き，動脈硬化を予防するはたらきがあり，善玉コレステロールともよばれている．

HDL-コレステロール
(high-density lipoprotein cholesterol：HDL-C)

(3) 中性脂肪（トリグリセリド）

基準値は，30～180 mg/dL．体内の脂肪の主な成分で，エネルギー源として利用される．過剰な分は，皮下脂肪や内臓脂肪となり，肥満や脂肪肝の原因になる．

トリグリセリド (triglyceride：TG)

3) 腎機能検査

尿蛋白，尿潜血，クレアチニン，尿酸などを確認する．

(1) 尿蛋白

正常では（－）．尿中に排泄される蛋白を調べ，腎炎やネフローゼなどの腎臓病の判定に用いる．激しい運動後，過労，発熱時などに陽性になることもある．

(2) 尿潜血

正常では（－）．尿中の血液を検出し，陽性の場合は腎臓病や尿路系の炎症が疑われる．

(3) クレアチニン

基準値は，0.3～1.1 mg/dL．筋肉中のエネルギー源が最終的にクレアチニンに変わって，腎臓から排出される．この数値が高い場合，腎機能障害や腎不全が疑われる．

クレアチニン (creatinine：Cr)

(4) 尿酸

基準値は，男性 3.4～7.8 mg/dL，女性 2.8～5.7 mg/dL．細胞の核の成分であるプリン体が分解してできた老廃物であり，濃度が高くなると一部が結晶化し，痛風を引き起こす．

尿酸 (uric acid：UA)

4) 肝機能検査

総蛋白，血清酵素（AST，ALT，γ-GTP，ALP），総ビリルビンなどを確認する．

(1) 総蛋白

基準値は，6.4～8.2 g/dL．血清中の蛋白質の量で，高値は慢性肝炎や肝硬変など，低値は栄養不良や重い肝臓病が疑われる．

総蛋白 (total protein：TP)

(2) 血清酵素

AST の基準値は 10〜30 U/L，ALT の基準値は 0〜35 U/L．ともに肝臓に多く含まれるアミノ酸をつくる酵素で，肝細胞が破壊されると数値が上昇する．γ-GTP の基準値は 0〜80 U/L．高値ではアルコール性肝障害が疑われる．ALP の基準値は 110〜340 U/L．骨や肝臓などに含まれている酵素で，臓器に障害があると高値になる．主に胆嚢，胆管の障害で上昇する．

(3) 総ビリルビン

基準値は，0.1〜1.2 mg/dL．老化したヘモグロビンからつくられる色素で，胆汁中に排出される．高値では，肝疾患，胆道系疾患が疑われる．

5) 糖代謝検査

空腹時血糖，ヘモグロビン A1c (HbA1c) などを確認する．

(1) 空腹時血糖

基準値は 60〜110 mg/dL．空腹時の血液中のブドウ糖の数値（血糖値）により，糖尿病をチェックする．

(2) ヘモグロビン A1c (HbA1c)

基準値は 4.3〜5.8％ (JDS)，4.6〜6.2％ (NGSP)．HbA1c は 120 日以上血液中にあるため，約 4〜8 週前の血糖の状態を調べることができ，糖尿病の診断に有効である．

6) 動脈血液ガスの評価

pH，動脈血二酸化炭素分圧 ($PaCO_2$)，動脈血酸素分圧 (PaO_2)，動脈血酸素飽和度 (SaO_2)，重炭酸イオン (HCO_3^-)，過剰塩基 (BE) などを確認する．

(1) pH

血液および細胞外液中の水素イオン濃度 (H^+) の対数の逆数を表し，身体が中性かアルカリ性か酸性か（酸塩基平衡）を判断する指標である．

pH の基準値は 7.35〜7.45 であり，pH<7.35 をアシデミア（酸血症），pH>7.45 をアルカレミア（アルカリ血症）という．また，体内の酸塩基平衡を酸性に傾かせようとする力がはたらいている状態をアシドーシス，塩基側に傾かせようとする力がはたらいている状態をアルカローシスという．

(2) 動脈血二酸化炭素分圧 ($PaCO_2$)

換気の指標であり，基準値は 35〜45 mmHg である．肺胞低換気によって $PaCO_2$ が高値になった状態を高二酸化炭素血症という．

(3) 動脈血酸素分圧 (PaO_2)

血液の血漿中に溶解している酸素であり，酸素化の指標である．基準値は吸入酸素濃度 (F_IO_2) 21％（室内空気吸入時）で 80〜100 mmHg である．PaO_2 が低値を示す状態を低酸素血症といい，60 mmHg 未満を呼吸不全としている．

(4) 動脈血酸素飽和度 (SaO_2)

血液中のヘモグロビンが酸素と結合している割合を示し，F_IO_2 21％（室内空気吸入時）で 98〜100％である．SaO_2 と PaO_2 は S 字型のヘモグロビン酸素解離曲線の関係となる（**図 2**）．そのため，SaO_2 が 90％となると PaO_2 は 60 mmHg となり，呼吸不全の境界値となる．

(5) 重炭酸イオン (HCO_3^-)

酸塩基平衡によって pH を維持するため，腎臓での調整因子であり，基準値は 22〜26 mEq/L である．

(6) 過剰塩基 (BE)

正常な $PaCO_2$ の血液を，正常な pH に戻すために追加または削減する必要のある理論的な酸の量をいい，基準値は 0±2 mEq/L である．

AST (aspartate aminotransferase；アスパラギン酸アミノトランスフェラーゼ）または GOT (glutamic oxaloacetic transaminase；グルタミン酸オキサロ酢酸トランスアミナーゼ)

ALT (alanine aminotransferase；アラニンアミノトランスフェラーゼ）または GPT (glutamic pyruvic transaminase；グルタミン酸ピルビン酸トランスアミナーゼ)

γ-GTP (γ-glutamyltransferase；γグルタミルトランスフェラーゼ)

ALP (alkaline phosphatase；アルカリホスファターゼ)

総ビリルビン (total bilirubin：T-Bil)

空腹時血糖 (fasting blood sugar：FBS)

JDS (Japan Diabetes Society)
NGSP (National Glycohemoglobin Standardization Program)

MEMO

$pH=6.1+\log(HCO_3^-)/0.03\times PaCO_2$

MEMO

酸塩基平衡

血液が pH 7.35〜7.45 に保たれていること．

ここがポイント！

SaO_2 は，臨床においてパルスオキシメータ（図 1）で測定される経皮的動脈血酸素飽和度 (SpO_2) が用いられている．

MEMO

1972 年にパルスオキシメータの原理を発見したのは，日本の研究者である青柳卓雄氏である．約 50 年の歳月の後，新型コロナウイルス感染症 (coronavirus disease 2019：COVID-19) 感染者の在宅療養にて，多く機器が使用された．

MEMO

mEq (milliequivalent；ミリグラム当量）は，電解質の量を表す単位．

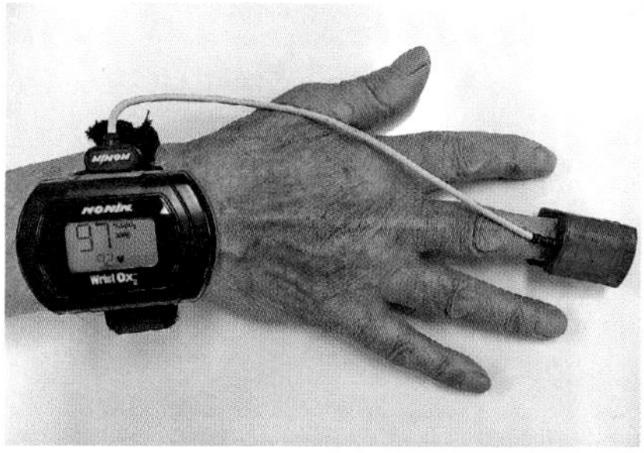

図１　パルスオキシメータ

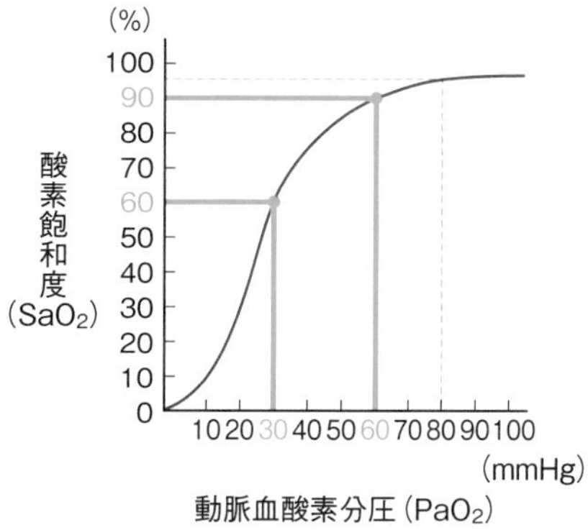

図２　ヘモグロビン酸素解離曲線

4．画像所見の確認

体内の病変に関する情報を，目に見える画像として映し出し診断することを画像診断という．一般的なX線検査，マンモグラフィー検査（乳房専用X線撮影検査），CT検査，MRI検査，RI検査（シンチグラフィー検査），超音波検査（エコー検査），PET検査などがある．これらのうち，理学療法評価で重要なX線検査，CT検査，MRI検査について解説する．

RI (radioisotope)
PET (positron emission tomography)

1）X線検査

照射されたX線が人体を通しフィルムに達する過程で，X線の通しやすさが組織によって異なる性質を利用し，陰影の濃度差で判別する．陰影の濃度は，X線減弱度の大きいものから，①骨，②筋，心臓，血液，水，③脂肪，④空気の4つに大別でき，X線減弱度の大きい骨，心臓や筋は白く写り，空気を含んだ肺は黒く写る．骨折・骨病変のX線（**図3**），胸部X線（**図4**）が代表的である．

濃度（density）

2）CT検査

身体にX線を照射し，通過したX線量の差をデータとして集め，コンピュータで処理することにより身体の内部を画像化し，診断する．CTを用いると，単純X線画像に比べ，臓器や組織ごとの違いを判断することが可能であり，さらに横断面での画像が得られる利点がある．頭部CT（**図5**），胸部CT（**図6**）が代表的である．

CT（computed tomography；コンピュータ断層撮影）

ここがポイント！
近年は，CT画像を用いて大腿四頭筋や大腰筋などの骨格筋量評価が行われている．

3）MRI検査

強力な磁石でできた筒の中に患者が入り，核磁気共鳴現象を利用して身体の臓器や血管を撮影する．X線を使用しないため，放射線被曝がなく，コンピュータを用いているため後処理がしやすい．頭部MRI（**図7**），脊椎MRI（**図8**）が代表的である．

MRI（magnetic resonance imaging；磁気共鳴影像法）

MEMO
超音波検査（エコー検査）
身体の中に超音波を送信し，臓器や組織からの反射波を映像化する検査．近年，理学療法においても積極的に導入され，触診や体表解剖などの評価や治療の補助として活用されている．

5．他職種からの情報

全体像を把握するうえで，他職種からの情報収集は有益であり，また，これから実施する医療面接や検査・測定結果を解釈するうえでも不可欠である．

対象は，主治医，看護師，作業療法士，言語聴覚士，管理栄養士，薬剤師，医療ソーシャルワーカー（MSW）などであるが，施設や患者の状況によって異なる．

医療ソーシャルワーカー（medical social worker：MSW）

主治医に確認する情報としては，診断名，原因，病態，画像所見，予後，治療方針，薬剤，リスクなどである．このなかで，病態と予後，治療方針は，理学療法士としての介入に大きくかかわっており，重要な項目である．看護師からの情報収集は，看護方針や病棟でのADL（日常生活活動）に関することが中心となり，問診と対応さ

ADL（activities of daily living；日常生活活動）

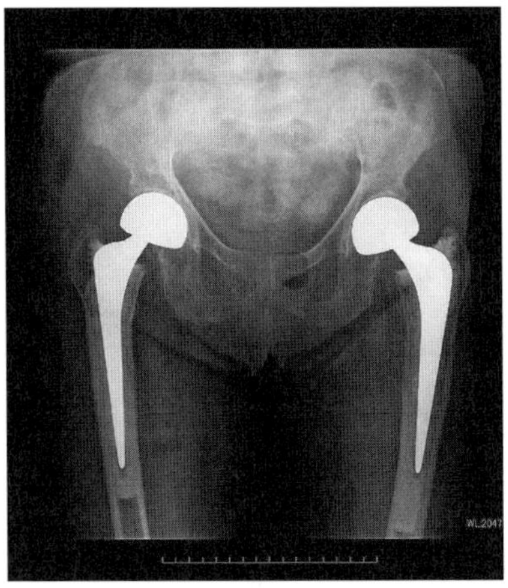
図３　骨折・骨病変の X 線画像

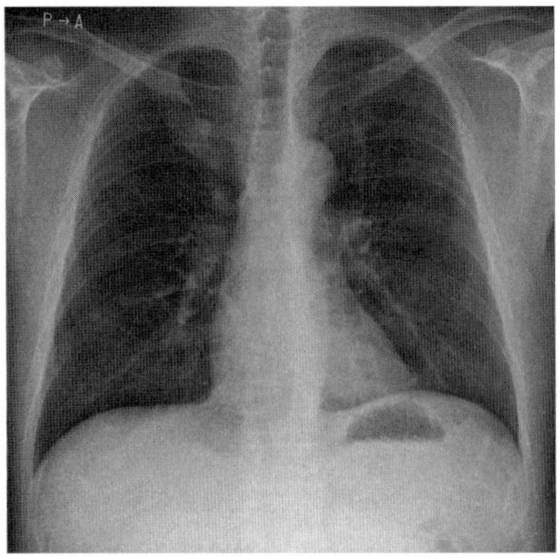
図４　胸部 X 線画像

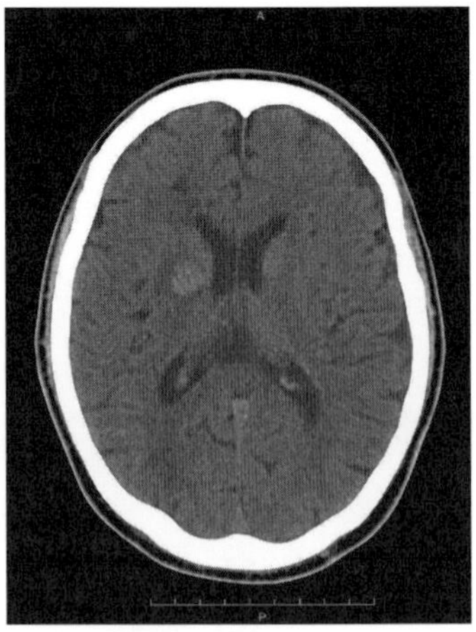
図５　頭部 CT 画像

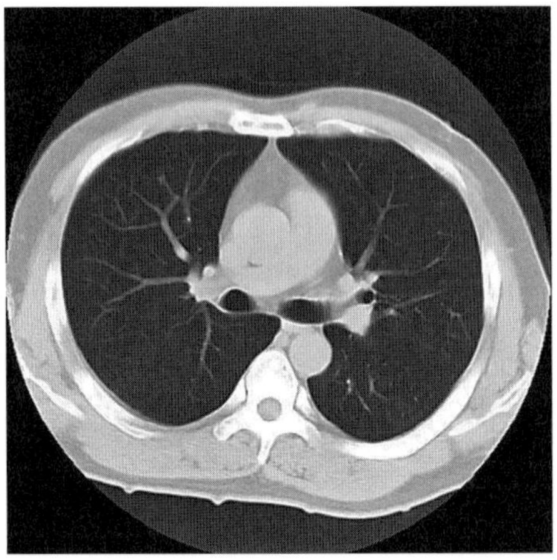
図６　胸部 CT 画像

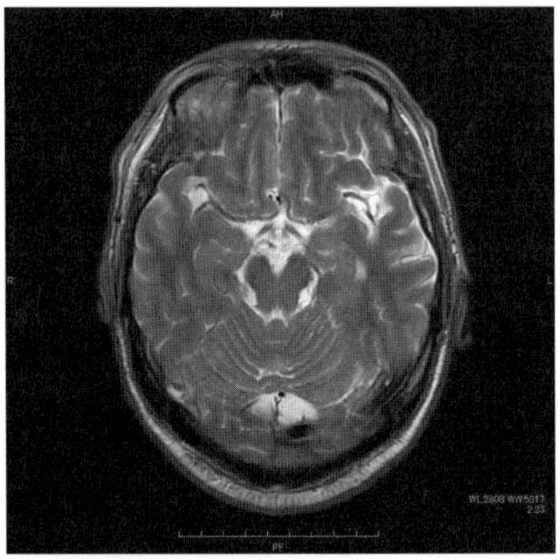
図７　頭部 MRI 画像

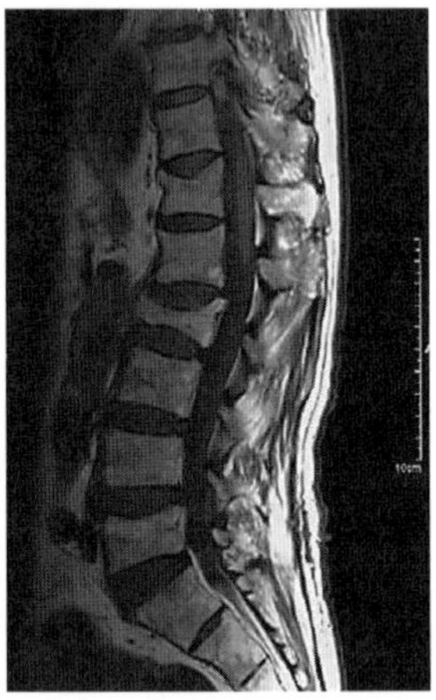
図８　脊椎 MRI 画像

表２　部門別情報収集項目

医師	リスク管理，リハビリテーション中止基準の有無，全般的な目標など
看護師	病棟での様子，夜間の状況やリハビリテーション以外の時間の過ごし方，他患者とのコミュニケーションの有無，ADL，目標など
作業療法士	上肢機能の目標，ADL 目標，趣味嗜好，問題点とそれに対するアプローチ，目標など
言語聴覚士	嚥下や言語機能，問題点とそれに対するアプローチ，目標など
MSW	経済状況や身体障害者手帳・介護保険の申請の有無，家族状況，問題点など
栄養士	食形態やカロリー，禁食，制限，目標体重など
家族	入院前 ADL など

せて情報収集する．作業療法士，言語聴覚士には，患者への介入状況を確認する．その他に，MSW からは，患者の家族や経済面など，社会的背景を可能な範囲で確認する．また，身体障害者手帳の申請など，社会資源に関する情報も収集する（**表２**）．

ここがポイント！
入院前の ADL は目標設定の際に重要な情報となる．本人から聴取できない場合は，家族から情報を得る．

6. 医療面接

1）医療面接

医療面接とは，患者と医療者間において，良好な関係をつくりあげるために行われるすべてのコミュニケーションを指す．

以前は，問診や病歴聴取とよばれた．多くが一問一答形式で，「はい」「いいえ」で回答を求める直接的な質問（クローズドクエスチョン）が主であり，医療者の都合が優先され，評価に必要な情報のみを聞き出していることが多くみられた．その場合，患者の心配，不安，疑問などが十分に確認できない．したがって，患者とのコミュニケーションのなかから信頼関係を築き，的確な情報を得て評価を進めることが，医療面接である．

2）医療面接の目的と進め方

医療面接の主な目的は，情報収集，患者・医療者間の信頼関係の構築，患者の教育と動機づけに分類される．

情報収集では，**表3**に示す項目の内容について確認する．しかし，単に項目を埋めるために，最初からクローズドクエスチョンを用いないようにする．挨拶と自己紹介，面接の目的の確認と同意を得た後，「今日はどうなさいましたか？」などのオープンクエスチョンから始め，患者の幅広い訴えを集める．そこで話される内容は，主訴と現病歴に関することが多い．

徐々に信頼関係をつくりながら，何のために聞く必要があるのかを説明したうえで，既往歴，家族歴，患者背景なども確認する．また，情報収集で漏れていることは，クローズドクエスチョンで確認する．

医療面接の最後には，今後の理学療法介入の説明と同意を得る．それによって，患者の教育と動機づけが行われる．

表3 情報収集項目

- 主訴
- 自覚症状
- 現病歴
- 既往歴
- 家族歴
- 患者背景

7. バイタルサインの測定とフィジカルアセスメント

1）バイタルサインと身体所見の関係

バイタルサイン
(vital sign；生命徴候)
フィジカルアセスメント
(physical assessment)
身体所見（physical findings）

バイタルサインとは，生物が生きている状態を示す指標であり，生命徴候ともよぶ．意識レベル，脈拍，呼吸，体温，血圧が主要な指標となる．

フィジカルアセスメントとは，視診，触診，打診，聴診で得た，全身的・局所的な所見の総称である身体所見から，患者の症状を分析することであり，身体観察ともよばれる．

急性の症状は，主にバイタルサインへ反映され，慢性の症状は，主に身体所見に現れる．慢性期は代償されてバイタルサインは戻り，それに伴う身体の変化が生じているものが身体所見として観察される．

2）バイタルサイン

(1) 意識レベル

意識レベル
(level of consciousness)

意識レベルの評価には，GCS（**表4**）かJCS（**表5**）を用いる．JCSは3-3-9度方式ともよばれ，日本で一般的に使用されている．

(2) 脈拍数

脈拍数（pulse rate）

示指，中指，薬指の3指を，通常，橈骨動脈に沿って軽く当てて測定する．基本は1分測定するが，場合によっては15秒や30秒で測定し，1分値の記録に直す．不整脈の有無についても確認する．基準値は，新生児120～160回/分，乳児120～140回/分，学童児85～90回/分，成人60～80回/分，高齢者60～70回/分である．

頻脈は成人100回/分以上，徐脈は成人50回/分以下である．

(3) 呼吸数

呼吸数（respiratory rate）

臥位にて測定することが多く，膝を軽く立て，腹部の動きで確認する．患者が意識すると，正確に測定できないため，脈拍数測定に継続して実施するなど，患者に悟られないようにする．基本は1分測定であり，15秒など短時間では誤差が大きくなるため，可能な限り30秒以上で測定する．

基準値は新生児40～60回/分，乳児30～40回/分，幼児25～30回/分，学童児18～22回/分，成人14～18回/分である．

頻呼吸は成人25回/分以上，徐呼吸は成人9回/分以下である．

ここがポイント！
安静時と比較して呼吸数が増加する理由には，高二酸化炭素血症，低酸素血症，運動による代謝促進，pHのアシデミアなどが考えられる．

ここがポイント！
GCS（Glasgow Coma Scale）合計点が13点以下であった場合，頭部CT検査などで頭蓋内病変の有無を調べ，GCS 8点以下は緊急度が高いと判断する．

ここがポイント！
JCS（Japan Coma Scale）意識レベルを大きく「I．刺激を与えなくても覚醒している状態」「II．刺激を与えれば覚醒する状態」「III．刺激を与えても覚醒しない状態」の3つに分け，それぞれに対してさらに細かく3段階の状態が決められ，意識清明の0を含み10段階の評価となる．

ここがポイント！
「I-3」や「II-20」あるいは「III-300」との記載は間違いであり，正しくは「JCS 1」「JCS 20」「JCS 300」と記載する．

表4 GCS（Glasgow Coma Scale）

開眼（eye opening，E）
4．自発的に開眼している
3．呼びかけにより開眼する
2．痛み刺激を与えると開眼する
1．痛み刺激を与えても開眼しない
最良言語反応（best verbal response，V）
5．見当識あり（自分の名前，場所，日付など）
4．会話の内容が混乱している（見当識障害）
3．単語は話すが，会話として成立しない
2．理解不明の音声のみ
1．発声なし
最良運動反応（best motor response，M）
6．命令に応じて四肢を動かす
5．痛み刺激が加えられた部位に手足を持っていく
4．痛み刺激に対し，逃避するように四肢を屈曲する
3．痛み刺激に対して両上肢が異常屈曲する（除皮質硬直）
2．痛み刺激に対して四肢が異常伸展する（除脳硬直）
1．四肢の運動がみられない

表5 JCS（Japan Coma Scale）

I．刺激を与えなくても覚醒している状態（1桁の数字で表現）
1．だいたい意識清明だが，今ひとつはっきりしない
2．見当識障害がみられる
3．自分の名前，生年月日が言えない
II．刺激を与えれば覚醒する状態（2桁の数字で表現）
10．普通の呼びかけで容易に開眼する
20．大きな声または体を揺さぶることにより開眼する
30．痛み刺激を加えつつ呼びかけを繰り返すことでかろうじて開眼する
III．刺激を与えても覚醒しない状態（3桁の数字で表現）
100．痛み刺激に対し，払いのけるような動作をする
200．痛み刺激に対し，少し手足を動かしたり，顔をしかめる
300．痛み刺激に反応しない

注 R：Restlessness（不穏），I：Incontinence（失禁），A：Apallic state（失外套状態）または Akinetic mutism（無動性無言症）

表6 成人における血圧値の分類

分類	診察室血圧（mmHg）			家庭血圧（mmHg）		
	収縮期血圧		拡張期血圧	収縮期血圧		拡張期血圧
正常血圧	<120	かつ	<80	<115	かつ	<75
正常高値血圧	120〜129	かつ	<80	115〜124	かつ	<75
高値血圧	130〜139	かつ/または	80〜89	125〜134	かつ/または	75〜84
I度高血圧	140〜159	かつ/または	90〜99	135〜144	かつ/または	85〜89
II度高血圧	160〜179	かつ/または	100〜109	145〜159	かつ/または	90〜99
III度高血圧	≧180	かつ/または	≧110	≧160	かつ/または	≧100
（孤立性）収縮期高血圧	≧140	かつ	<90	≧135	かつ	<85

（日本高血圧学会高血圧治療ガイドライン作成委員会編：高血圧治療ガイドライン2019[2]）

体温（body temperature）

血圧（blood pressure：BP）

ここがポイント！
日本では，家庭血圧による高血圧診断がより一般化していることから，「高血圧治療ガイドライン2019」において，家庭血圧値についても正常血圧，正常高値血圧，高値血圧が定められた．

気をつけよう！
すでに高血圧の診断がつき，降圧薬を内服している場合がある．そのため，降圧薬の使用の有無も必ず確認する．

チアノーゼ（cyanosis）

(4) 体温

通常，腋窩にて測定する．腋窩体温の正常値は36.0〜37.0℃であり，体温の上昇は感染に伴った全身の炎症を主に反映している．その生理学的意義は，体内に侵入した細菌類の増殖至適温度域よりも体温を上げ，それらの増殖を抑え，免疫系の活性化を促すことである．また，体温が1℃上昇すると，脈拍数が約20回/分増加することに注意する．

(5) 血圧

正常血圧は，診察室血圧値120/80 mmHg未満，家庭血圧値115/75 mmHg未満となり，高値血圧は，診察室血圧値140/90 mmHg以上，家庭血圧値135/85 mmHg以上である（**表6**）[2]．

3) フィジカルアセスメント

(1) 視診

目で見て患者を観察することである．入室してくる様子や歩き方から始まり，表情，体型，四肢・体幹の形状や変形，浮腫，栄養状態，チアノーゼ，皮膚の色と乾燥度などを診る．

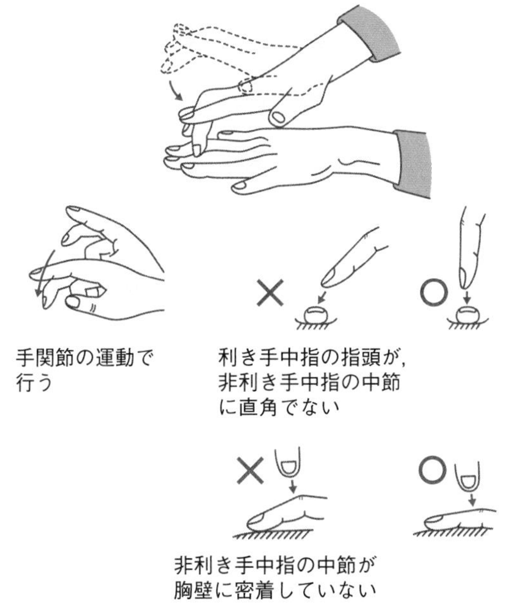

図9　打診

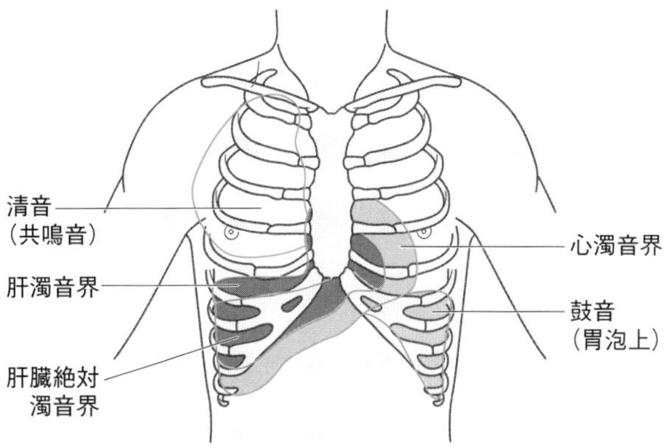

図10　部位による打診音の違い

視診のポイントは，最初から細部を観察するのではなく，身体全体，表情など，おおまかなところから開始する．さらに，視診で気がついた点を，次の触診で再確認する．

(2) 触診

実際に手で触って患者を確認することである．熱感や冷感などの皮膚温，硬さや弾力，腫瘤の有無，圧痛の有無などを診る．

骨・関節や筋の触診は運動器系疾患の診断に，また筋緊張の確認は中枢神経系疾患の診断に不可欠である．一方，動脈の拍動の触診は全身の血管病変のスクリーニングとして有用であり，胸郭でブツブツとした振動のラトリングを確認すると，痰の貯留が予測できる．

(3) 打診

胸部や腹部，四肢，体幹を叩打することで，内部の状態を推察し，叩打痛を確認する．

胸部の打診は指指打診法を用い，胸郭の空気含量を推測して病態を判断する．方法は，①非利き手中指の第1・2指節を，肋骨に平行に肋間に密着させ，②利き手の中指の指先を用いて，非利き手の遠位指節間関節を1～2回叩き，③右鎖骨上から左右対称に，順次下方に進み，④胸骨左右縁から背側に向かって横隔膜の位置を確認する，となる（**図9**）．

打診にて，清音（共鳴音），鼓音，濁音の違いにより，心臓と肝臓の位置と肺の境界や，横隔膜の高さと呼吸時の動きが推察できる（**図10**）．

(4) 聴診

聴診器（ステート）で音を聞いて異常がないかを確認することである．心音，肺音，腸管蠕動音などを聴取する．胸部上方から下方へと，前面，側面，背面を左右対称に聴診を進めていく（**図11**）[3]．

肺音の聴診は，換気に伴い肺内で発生する音を聴診器を用いて聴取し，音調や発生部位，呼気と吸気の呼吸位相などから，その所見を病態学的に判断する．肺音は，正常呼吸音と副雑音に分類され，副雑音はさらに細かく分類される（**図12**）[4]．

MEMO
筋緊張とは，安静時の筋の緊張および他動的に筋を動かそうとした場合に生じる抵抗を指す．

ラトリング（rattling）

ここがポイント！
肺には空気が入っているため，胸部を打診すると「ポコポコ」という鼓音がする錯覚を起こす．しかし，肺には空気に加えて血液が含まれているため，正常な胸部の打診では清音が生じる．

ここがポイント！
断続（性ラ）音は吸気時に聴診でき，主に末梢の気管支か肺胞の病変による．連続（性ラ）音は吸気・呼気時に聴診でき，主に中枢の気管支の病変により生じる．

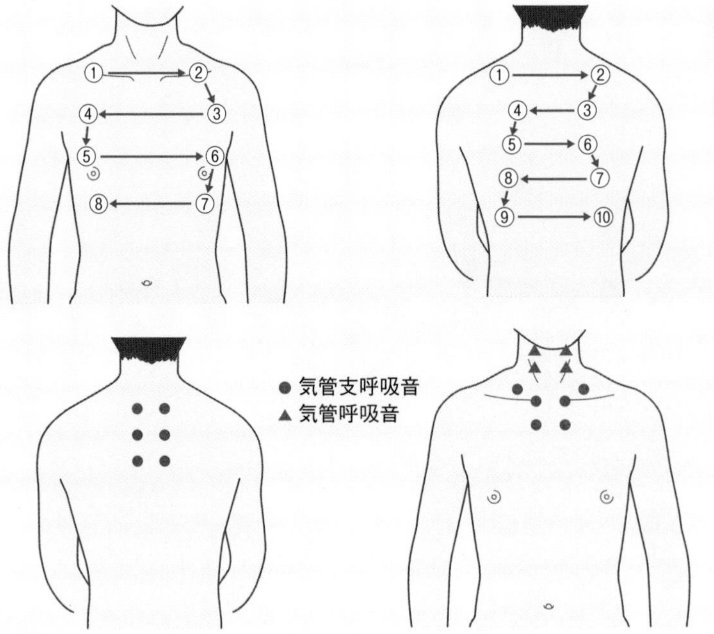

図 11　聴診部位
(高橋仁美ほか編著：フィジカルアセスメント徹底ガイド 呼吸. 中山書店；2009. p.51[3] をもとに作成)

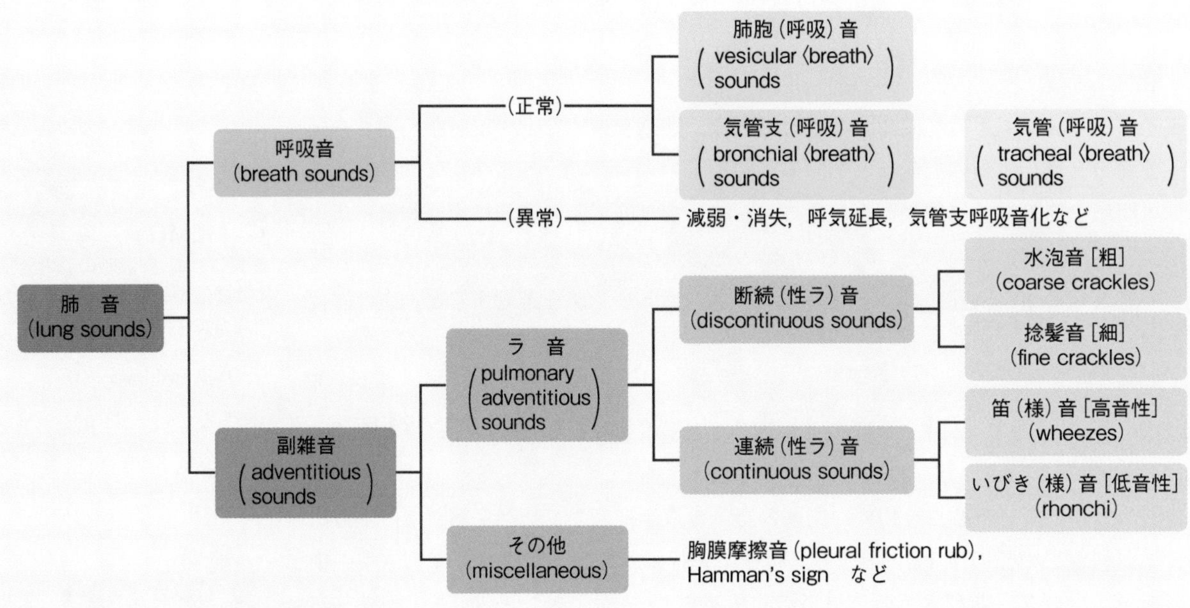

図 12　肺音の分類 (国際肺音学会による)
(三上理一郎. 日本医師会雑誌 1985；94〈12〉：2050-4[4])

■引用文献

1) 日本医師会：診療情報の提供に関する指針. 第 2 版. 日本医師会雑誌 2002；128 (10)：付録.
2) 日本高血圧学会高血圧治療ガイドライン作成委員会編：血圧測定と臨床評価. 高血圧治療ガイドライン 2019. 日本高血圧学会；2019.
3) 高橋仁美：聴診. 高橋仁美, 佐藤一洋編著：フィジカルアセスメント徹底ガイド 呼吸. 中山書店；2009. p.51.
4) 三上理一郎：ラ音の分類と命名. 日本医師会雑誌 1985；94 (12)：2050-4.

Step up

1．手術記録の見方

1）手術記録

手術記録（operation record）は，術者が術後に記載し，患者氏名，属性，術者，助手，麻酔科医，術前診断，術後診断，病理診断，手術術式，手術時間，麻酔時間，出血量，輸血量，術中操作，所見などが含まれている．

手術後，患者に対し理学療法を実施するうえで，リスク管理の面より手術記録から情報を得ることは不可欠である．一方，手術に関する情報は，手術記録からだけでは不十分であり，術前指示書，手術患者連絡書（申し送り書），麻酔記録，術中看護記録，術後指示書なども重要である．特に，術直後からの理学療法では，理学療法士と術者や担当看護師間において，術中経過に関する申し送りと確認が前提となるが，加えて麻酔記録，術中看護記録から情報を得ることが必要となる．

また，理学療法を実施するうえで，リスク管理と術後理学療法プログラム（後療法プログラム）の決定に手術記録が直接関与する．整形外科疾患の関節置換術後の患者例では，主治医から情報を得る場合，その根拠は術中の脱臼肢位，角度，筋の処理方法などの所見による．

2）手術記録の見方

手術記録中の術中経過・操作，所見に関し，特に以下の項目について確認することが重要である．また，整形外科疾患における手術では，併せてX線写真も確認する．

一般に手術は，現疾患，病態，年齢などにより術式は異なる．したがって，術中経過のなかでも，手術手技・操作の確認が，理学療法上のリスク管理と後療法プログラムに直接結びつく．一般外科の悪性腫瘍摘出術の場合には，進入方法，切除方法，リンパ節郭清などを確認し，整形外科疾患の場合には，進入方法，人工関節などの特殊使用材料・機器，セメントの有無，筋・骨処理法，さらに脱臼肢位・角度などの確認が重要となる．

手術記録中の術中経過・操作，所見の確認ポイントは以下のとおりである．

- 麻酔：全身麻酔，腰椎麻酔，硬膜外麻酔，仙骨麻酔，静脈麻酔，局所麻酔，浸潤麻酔など．
- 体位：背臥位，左右半腹臥位，腹臥位，ジャックナイフ位，左右側臥位，砕石位など．
- 切開，開頭，開腹，開胸など．
- 切開・開頭・開腹・開胸時所見．
- 手術手技・操作：進入方法，切除方法，リンパ節郭清，筋・骨処理法，脱臼肢位・角度，特殊使用材料・機器，ドレナージ，ドレーン（挿入部，径）など．
- 病理提出物．
- 縫合，閉頭，閉腹，閉胸など．
- その他．

2．家屋調査のポイント

1）家屋調査

患者が自宅で生活をするうえで，種々の環境を整える必要があり，そのため患者宅への訪問調査を実施する．その内容は，自宅の構造や自宅での患者の動作を確認し，さらに自宅周囲の環境を確認する．そして，自宅復帰に向けた今後の理学療法の介入内容を再検討し，自宅退院に向け住宅改修や環境調整の必要性を提案し，サービスの利用を検討・確認する．家屋調査には，リハビリテーションスタッフの他，看護師，医療相談員，ケアマネジャー，工務店のスタッフ，地域包括支援センターの職員，保健師などがかかわる．

2）住宅改修の流れ

①方針を検討するまでの確認事項

- 患者：年齢・性別，家族構成（患者の役割），理解力・障害の受容，身障者手帳の有無，自宅での基本動作能力（物につかまるなどの確認），歩行能力（物につかまる，杖の使用の確認），ADL（自助具などの使用の確認），住宅改修の目的とニードなど．

- 家族：介護者，キーパーソン，経済面，障害（疾患）についての理解，住宅改修の目的とニードなど．
- 障害（疾患）：特徴，病歴，予後（治癒，進行性，症状の固定など）．

②家屋調査の確認事項

- 周辺環境．
- 家屋状況：持ち家・借家，一戸建・集合住宅，構造，築年数など．
- 実地調査：図面，実測など．

③社会福祉（公的融資・給付）などに関する確認事項

- 経済面．
- 物品面（日常生活用具）など．

④方針を決定するまでに必要なこと

- 福祉機器，日常生活用具などの紹介．
- バリアフリー住宅，ハンディキャップ対応住宅の見学．
- 工務店などの見積もり．

⑤方針の決定

⑥改修工事中の確認事項

- 改造内容，工期などの確認．
- 患者の身体状況の確認．

⑦改修工事後の確認事項

- 患者：使用状況（短期，長期），使用感（満足度など）．
- 家族：使用状況（短期，長期），使用感（満足度など）．
- 改造費用など．

3）家屋調査の実際

家屋調査には，デジタルカメラ，方眼紙，メジャーなどを持参する．あらかじめ，家屋の図面を家族に用意してもらうと，調査が容易となる．

家屋の周辺環境，玄関・居間・寝室・トイレ・浴室などの各段差や大きさを実測する．日本家屋は，一般的に畳のサイズが基本となっている．畳には縦横比が2：1になっている長方形の1畳サイズと，これを横半分にした正方形の半畳サイズの2種類があり，大きさは3尺×6尺（910 mm×1,820 mm）のものが基本となる．したがって，1 cmの方眼紙に記録する場合は，1/90のスケールで記入すると，2マスが1畳となる．

4）自宅の平面図を描いてみよう

家屋調査の報告書をまとめる練習として，事前に自宅の平面図を方眼紙に1/90のスケールで記入してみるとよい．トイレや浴室のサイズをイメージすることが重要である（図1）．

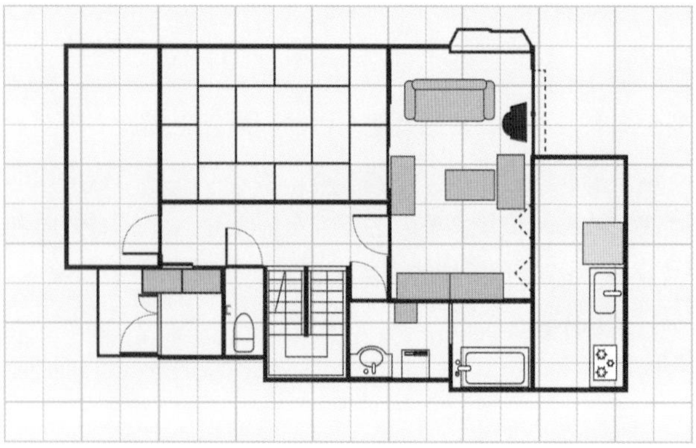

図1　方眼紙の記入例

LECTURE 3 統合と解釈

到達目標

- 理学療法における評価の手順を理解する.
- トップダウンとボトムアップの概念を理解する.
- 臨床思考過程の基本的な流れを理解する.
- 運動器系疾患において具体的な ICF（国際生活機能分類）での問題点を理解する.
- 中枢神経系疾患において具体的な ICF での問題点を理解する.

この講義を理解するために

理学療法評価は，処方箋を受け取った時点から原則，開始されます．また，その手順には，トップダウンとボトムアップの過程があります．それぞれの概念を理解することが必要で，初めての臨床実習における評価から，実際の臨床現場における評価まで，手順は大きく異なることはありません．経験を重ね知識と技術を習得し，より効率的な評価を行うことが必要です.

一方，理学療法評価の展開において，臨床思考過程の理解が重要です．最初に，臨床思考過程の基本的な流れを理解しましょう．そのうえで，臨床思考過程に基づく ICF での問題点の整理を，運動器系疾患と中枢神経系疾患において具体的な例により学習します.

この講義の前に，以下の項目を学習しておきましょう.

- □ 理学療法における評価の意義と目的を確認しておく（Lecture 1 参照）.
- □ 評価の構成要素と評価の展開について復習しておく（Lecture 1 参照）.
- □ ICF による障害モデルを確認しておく（Lecture 1 参照）.

講義を終えて確認すること

- □ 理学療法における評価の手順が理解できた.
- □ トップダウンとボトムアップの概念が理解できた.
- □ 臨床思考過程の基本的な流れが理解できた.
- □ 具体的な症例において，ICF での統合と解釈ができた.

LECTURE 3

講義

1．評価の手順と過程

1）評価の手順

理学療法評価は，処方箋を受け取った時点から原則，開始される．そして，その手順には，トップダウンとボトムアップがある（**図1**）．これらは，評価の順序づけの違いによる考え方である．しかし，このトップダウンとボトムアップのどちらであっても共通することは，処方箋を受け取った時点で，最初にその診断名から今後の評価の進め方と内容を検討することである．

トップダウン（top-down）
ボトムアップ（bottom-up）

2）トップダウン

トップダウンでの評価と介入は，第1に，問診と観察により問題と考える動作を選定し，その動作を観察・分析することで，その動作に関連している原因を推察する．第2に，その推察した原因が的確であるかを検査，測定により確認し，問題点を明確にする．第3として，明らかになった問題点に対して実際の理学療法介入を行う過程である．

評価を短時間で実施し，評価を進めながら種々の治療的介入を行える利点があるが，問診や動作観察が的確でなければ，問題となる動作を選出することが困難であり，さらに問題点を明確にすることは難しい．

試してみよう
次の症例を想定し，トップダウンによる評価の手順を考えてみよう．
- 80歳，男性，右大腿骨頸部骨折，骨接合術実施，術後3日目．

3）ボトムアップ

ボトムアップでの評価と介入は，第1に，診断名と問診から必要と推察される検査，測定を選定する．第2に，その検査，測定を実際に行い，その結果の統合と解釈を行い，問題点を明確にし，その関連を検討する．第3として，明らかになった問題点に対して実際の理学療法介入を行う過程である．

多くの場合，検査・測定項目に漏れがなく，問題点を明確にしやすいことが利点であるが，評価に時間を要し，問題点が明らかになった時点で治療的介入を行うため，効率が悪いこともある．

試してみよう
次の症例を想定し，ボトムアップによる評価の手順を考えてみよう．
- 80歳，男性，右大腿骨頸部骨折，骨接合術実施，術後3日目．

4）理学療法士としての評価

理学療法士が，実際の臨床場面においてボトムアップで評価を行うことはまれであり，多くの場合はトップダウンで評価と介入を行っている．しかし，最初からトップダウンで評価を実施することは難しい．

初めての臨床実習などにおいては，診断名から評価の手順とその内容を検討し，箇条書きにしてまとめる過程が必要となる．この過程で多くの時間を要し，さらに検討

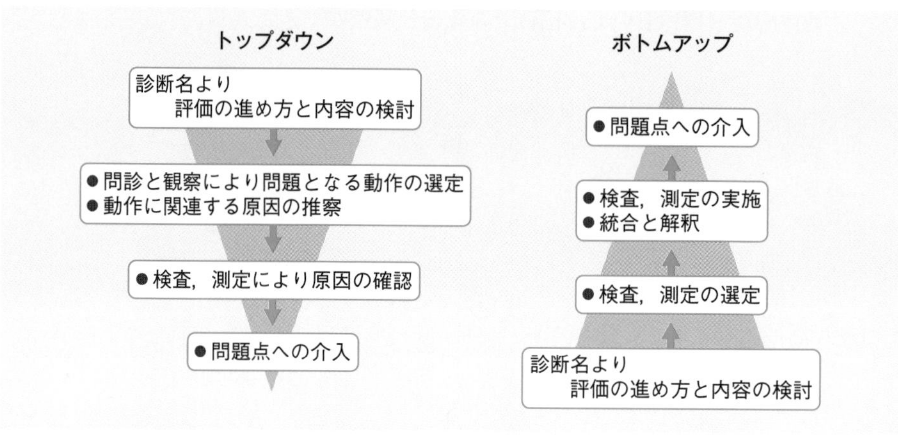

図1　トップダウンとボトムアップによる評価の手順

した検査・測定項目すべてを実施するだけで，膨大な時間を要していることがある．患者の負担などを考慮し，短時間で効率よく評価を進めることが必要となる．

2. 理学療法評価の実際

1) 臨床思考過程

臨床医学において，患者の訴えや症状から病態を推測し，必要に応じた情報収集と検査，測定，それらを統合して最良の介入方法を考える過程の呼称は，医師や看護師，理学療法士などの専門職種間や領域によって若干異なる．臨床推論（クリニカルリーズニング）や，臨床意思決定，臨床判断などの用語もある．

これに対し，内山[1]は，学生が臨床実習において，主体的に対象者（患者）や臨床実習指導者との関係を考慮した効果的な学習を進める拠りどころとして，「臨床思考過程」を提唱し，その基本的な流れを8段階に分類した（**図2**）．

2) 評価の意義

臨床思考過程の8段階において，評価や治療的介入は次のようにとらえることができる．

- **初期評価**：第1～5段階
- **治療的介入**：第5～7段階
- **再評価**：第7段階
- **最終評価**：第8段階

実際の臨床場面においては，これらの評価と治療的介入を明確に分類することはできない．トップダウンとボトムアップの過程によれば，臨床実習などでは臨床思考過

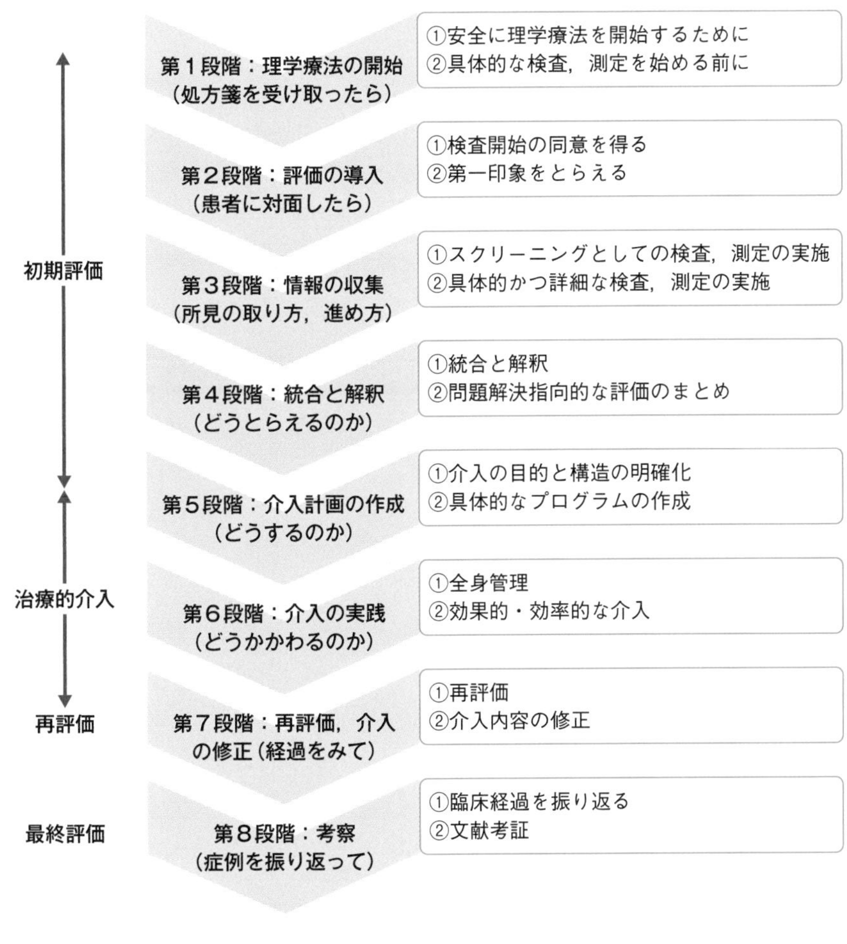

図2 臨床思考過程の基本的な流れ

ここがポイント！
理学療法評価はボトムアップからトップダウンへと，多くの経験と知識をもとに移行しなくてはならない．診断名から多くのことを予想し，必要と思われる情報と検査・測定項目の優先順位を考え，治療的介入も含め多くのことを併行しながら行うことが，不可欠となる．

LECTURE 3

クリニカルリーズニング
(clinical reasoning)
臨床意思決定
(clinical decision-making)
臨床判断
(clinical judgment)

MEMO
文献考証
関連した論文などを根拠として，実際の経過を再考すること．

程の8段階の第1～5段階が初期評価となり，経験の浅い場合の多くはボトムアップで対応する．次に治療的介入から再評価の第5～7段階は，トップダウンの評価が中心となってくる．

3）評価の展開

臨床思考過程の8段階において，初期評価の第1～5段階での評価の展開を示す．

（1）第1段階：理学療法の開始（処方箋を受け取ったら）

①安全に理学療法を開始するために，処方内容の理解，診断の告知と理解，全身状態の把握，リスクの確認などを，主治医，看護師，カルテなどからの必要な情報収集により実施する．

②具体的な検査，測定を始める前に，病態を理解し，予測される症状や障害に対する検査・測定項目を選択する．そのためには，病巣の理解，治療経過の理解，おおまかな重症度を把握する．

（2）第2段階：評価の導入（患者に対面したら）

①検査開始の同意を得るために，自己紹介し，行為を説明したうえで患者の理解のもと同意を得る．

②第一印象をとらえるために，主訴・体調の確認，言語的および非言語的な反応の確認，全身状態の把握，自然な動作の観察を行う．

（3）第3段階：情報の収集（所見の取り方，進め方）

①スクリーニングとしての検査，測定の実施目的は，個々の検査，測定を実施する前に全体像をとらえることであり，主訴・ニードの傾聴，姿勢・動作の観察，高次脳機能の概要の確認，おおまかな能力の把握を行う．

②具体的かつ詳細な検査，測定の実施は，スクリーニングで整理した症状や障害に基づき，機能・能力の正確な計測，動作の分析，ADL（日常生活活動）などの調査を行い，ニードを共有する．

（4）第4段階：統合と解釈（どうとらえるのか）

①統合と解釈とは，医療面接，観察，検査・測定，調査の結果をまとめる過程であり，各検査結果の解釈，検査項目間の関係の理解，症候障害学的な理解，さらにICF（国際生活機能分類）による整理を行う．

②問題解決指向的に評価をまとめる．統合と解釈によって得られた全体像をもとに，主な課題と長期目標の設定，目標の構造化を問題解決指向的に行う．

（5）第5段階：介入計画の作成（どうするのか）

①介入の目的と構造を明確にする．そのためには，介入の基本方針を決定し，エビデンスに基づくプログラムを選択し，主治医へ確認し関係職種と調整する．

②具体的なプログラムを作成する．医療者間で大枠が共有された内容を具体化するために，基本事項の決定，安全管理の徹底，介入する環境を整備し，各項目の詳細を検討する．

3. ICFでの問題点の整理

運動器系疾患と中枢神経系疾患において，代表的な症例を想定し，ボトムアップからのICFによる問題点の整理を提示する．

1）運動器系疾患での具体例

（1）処方内容（20XX年Y月Z日）

- 患者氏名：□□□□
- 年齢：81歳
- 性別：女性

ここがポイント！
臨床思考過程において，初めて評価を実施する場合，多くは膨大な時間を要することがみられるが，経験と知識，技術の蓄積によって初期評価の時点よりトップダウンで対応し，短時間で治療的介入と併行しながら評価を進める．

MEMO
診断の告知
患者に対し，病気や障害に関する診断などを説明し知らせること．

ADL（activities of daily living；日常生活活動）

MEMO
症候障害学
身体的・精神的に生じた病的変化に対する，障害の視点からの学問．

ICF
（International Classification of Functioning, Disability and Health；国際生活機能分類）
▶ Lecture 1参照．

- 診断名：左大腿骨頸部内側骨折
- 現病歴：自宅トイレにて転倒し受傷．痛みが強く，当日救急外来を受診．上記診断にて入院．本日（受傷後3日目）人工骨頭置換術施行．
- 術式：後側方侵入法により，バイポーラー型人工骨頭置換術．
- 禁忌：左股関節の過屈曲，脱臼肢位（股関節の屈曲・内転・内旋の複合肢位）．

（2）一般的情報（20XX年Y月Z+1日）

- 身長：147.5 cm，体重：40.5 kg，BMI：18.6.
- 既往歴：2年前に自宅居間で転倒．右橈骨遠位端骨折（コーレス骨折）受傷．3週間ギプス固定．その後，理学療法を実施し，関節可動域制限などはなし．
- 趣味嗜好：カラオケ，飲酒（－），喫煙（－）．
- 主訴：「左股関節が痛い」
- ニード：「一人で歩きたい」
- ホープ：「早く家に帰りたい」

（3）社会的情報（20XX年Y月Z+1日）

- 家族構成：息子夫婦，孫との4人暮らし．夫は3年前に他界．息子の妻は専業主婦．
- 居住環境：郊外1戸建て．居住スペースは1階．トイレ，浴室に手すり設置ずみ．
- 受傷前の生活：身辺動作はほぼ自立．2年前のコーレス骨折までは，友達とカラオケなどに行っていたが，最近は自宅で過ごすことが多くなっていた．

（4）他部門からの情報（20XX年Y月Z+1日）

- 整形外科主治医：X線画像所見からガーデンステージⅢ．術後2日目から車椅子移動開始，4～5日程度で部分荷重による歩行練習予定，約3週間～1か月で退院を予定している．
- 病棟看護師：トイレへの移動，入浴以外は病棟内ADLはほぼ自立．食事は全量摂取．理解力は良好である．
- 医療ソーシャルワーカー：キーパーソンは息子．経済的にも問題なし．自宅退院前に家屋調査実施予定．

（5）理学療法における検査，測定など（20XX年Y月Z+2～3日：理学療法室にて実施）

- 全体像：車椅子で来室．軽度やせ型．コミュニケーション良好で認知症などはみられない．理学療法に対し，意欲的である．
- バイタルサイン：血圧124/82 mmHg，脈拍数72回/分，呼吸数16回/分，SpO_2（経皮的動脈血酸素飽和度）98%.
- 視診，触診：大腿周径に左右差あり（右＜左）．左腸骨稜から大転子部に術創部あり．左大腿部に浮腫，術創部周囲に熱感あり．
- 感覚：触覚，創部周囲軽度低下．関節覚，異常なし．
- 疼痛：安静時痛なし．運動時痛，創部にあり．
- 関節可動域：股関節の屈曲125°/95°・伸展（側臥位にて実施）15°/10°，他関節はスクリーニングにて正常と判断．
- 徒手筋力検査（MMT）：股関節の屈曲4/3・伸展（側臥位にて実施）2/2・外転4/3，膝の屈曲4/3・伸展4/3，足関節の背屈5/4・底屈5/2，体幹の屈曲2．上肢はスクリーニングにて正常と判断．
- 周径（右/左）：大腿周径膝蓋骨上縁5 cm上25.0/27.0 cm，上縁10 cm上26.5/28.5 cm，上縁15 cm上27.0/29.5 cm，下腿周径23.0/23.5 cm.
- 基本動作：ベッド上起き上がり可能，車椅子の乗り移りは近位監視，平行棒内左下肢免荷での立ち上がり可能．歩行未実施．
- 動作分析：ベッド上起き上がりは右側臥位から右肘支持，手支持で端座位となる．

バイポーラー（bipolar）型

コーレス骨折（Colles' fracture）

LECTURE 3

ここがポイント！
主訴，ニード，ホープ，デマンドを混在させないで整理する．
▶ Lecture 1 参照.

ガーデンステージ（Garden stage）

ここがポイント！
家屋調査の主な目的は，退院後に安全に生活できる環境かを確認し，身体能力に合わせた福祉用具の選定や，住宅改修などのアドバイスを実施することである．
▶ Lecture 2・Step up 参照.

徒手筋力検査（manual muscle testing：MMT）

平行棒内立ち上がりは，体幹の前傾から両上肢支持で立位となり，立位後は体幹は右に傾斜.

バーセルインデックス (Barthel index)

- ADL：車椅子での院内移動自立．歩行，入浴未実施．ズボンの着脱要介助．バーセルインデックス 70 点.

(6) 統合と解釈

左大腿骨頸部内側骨折，バイポーラー型人工骨頭置換術の 81 歳，女性．受傷前 ADL はほぼ自立しており，認知症などの症状もみられないことから，術後 2 日目から車椅子移動開始，4～5 日程度で部分荷重による歩行練習予定，約 3 週間～1 か月で自宅退院を目指した介入を検討.

現在，術後の創部疼痛と浮腫が残存し，関節可動域制限と筋力低下につながり，ADL 制限も関与していると予測される．また，脱臼肢位への注意も重要で，ADL 制限の因子にもなっている．術後の経過を観察しながら，徐々に部分荷重，歩行練習へと進める．2 週間の短期目標を院内歩行の自立，4 週間の長期目標を自宅復帰とした.

(7) 問題点の整理

機能障害 (impairments)

a. 機能障害

#1　左股関節の運動時痛

#2　左股関節の可動域制限

#3　左下肢の筋力低下

#4　体幹の筋力低下

活動制限 (activity limitations)

b. 活動制限

#1　基本動作能力の低下 (立ち上がり，移動)

#2　歩行能力の低下

#3　脱臼のリスクによる肢位制限

#4　ADL 制限 (トイレへの移動，入浴未実施，ズボンの着脱要介助)

参加制約 (participation restrictions)

c. 参加制約

#1　活動範囲の狭小化

#2　自宅退院困難

(8) 理学療法目標

- 短期目標 (2 週間)：院内歩行の自立
- 長期目標 (4 週間)：自宅復帰

2) 中枢神経系疾患での具体例

(1) 処方内容 (20XX 年 Y 月 Z 日)

- 患者氏名：○○○○
- 年齢：68 歳
- 性別：女性
- 診断名：右被殻出血，左半身不全麻痺
- 現病歴：20XX 年 Y－1 月 Z 日，自宅にて食事中バランスを崩し椅子から転倒，救急車にて近医の脳外科に搬送．GCS 14 (E3V5M6)，JCS 1．右被殻に約 2 cm 大の血腫があり，右被殻出血と診断．保存的治療を受けた後，本日リハビリテーション目的にて当院へ転院.

GCS (Glasgow Coma Scale)
▶ Lecture 2・表 4 参照.
JCS (Japan Coma Scale)
▶ Lecture 2・表 5 参照.

- リスク管理：運動中の血圧上限 160/100 mmHg，脈拍上限 120 回/分.

(2) 一般的情報 (20XX 年 Y 月 Z＋1 日)

- 身長：151.0 cm，体重：44.5 kg，BMI：19.5.
- 既往歴：12 年前に高血圧の診断，内服にて治療.
- 趣味嗜好：手芸，飲酒 (－)，喫煙 (－).

- 主訴：「左が思うように動かない」
- ニード：「一人で歩きたい」
- ホープ：「退院し，また手芸がしたい」

(3) 社会的情報 (20XX年Y月Z+1日)

- 家族構成：夫 (73歳)，次男との3人暮らし．日中は夫と2人．
- 居住環境：マンション5階，エレベーターあり．
- 受傷前の生活：専業主婦，身辺動作はすべて自立．

(4) 他部門からの情報 (20XX年Y月Z+1日)

- リハビリテーション科主治医：血圧に注意してプログラムを実施．血圧は服薬にてコントロール中．3か月にて自宅退院を目標とする．
- 病棟看護師：移動は車椅子，入浴と食事の配膳に介助を要する．同室者との関係は良好．
- 作業療法士：明らかな高次脳機能障害はみられないが，軽度注意力の低下がみられる．ADLは歩行と入浴を除き，ほぼ自立から見守りレベル．専業主婦としての家庭復帰を目標としている．
- 言語聴覚士：言語障害なし．摂食嚥下障害なし．
- 医療ソーシャルワーカー：キーパーソンは夫．年金生活で，経済的な問題なし．主婦としての家庭復帰を切望している．近日中に，家屋調査予定．

(5) 理学療法における検査，測定など (20XX年Y月Z+1〜2日：理学療法室にて実施)

- 全体像：車椅子自走にて来室．理解力良好で，話し好き．理学療法に対し積極的な印象．
- バイタルサイン：血圧128/86 mmHg，脈拍数78回/分，呼吸数18回/分，SpO_2 98%．
- 脳血管障害後片麻痺総合評価：NIHSS 4点，SIAS 58点，ブルンストロームステージ上肢stage Ⅲ，手指stage Ⅲ，下肢stage Ⅴ．
- 感覚：表在感覚；触覚 上肢5/5，下肢5/5で，ともに左右差なし，深部感覚；位置感覚 上肢5/5，下肢5/5で，ともに左右差なし，関節覚 上肢5/5，下肢5/5で，ともに左右差なし．
- 筋力：右上下肢MMT 5，左上肢共同運動で測定困難，左下肢MMT 4レベル．
- 関節可動域：右上下肢正常，左肩関節の屈曲130° (疼痛あり)・外転120° (疼痛あり)，その他の制限なし．
- 筋緊張：左大胸筋，上腕二頭筋の筋緊張亢進．
- 反射：ホフマン反射陰性，バビンスキー反射陰性．
- 協調性：踵膝テスト陰性．
- 基本動作：ベッド上起き上がり可能，車椅子の乗り移り自立．
- ADL：FIM 103点，バーセルインデックス75点．歩行，階段昇降にて減点．食事，整容などは，右片手動作で自立．入浴一部介助．
- 歩行：平行棒内可能，T字杖歩行は近位監視．
- 姿勢分析：座位姿勢で体幹の右側屈，左肘関節の屈曲，両股関節の外転．立位姿勢で胸椎後彎，腰椎前彎，骨盤前傾．
- 動作分析：立ち上がり動作は体幹の前方への体重移動不十分，右側に傾きながら左下肢の支持不十分で，右下肢の支持にて立位となる．歩行動作は，平行棒内で右上肢支持，左肘関節屈曲位，左骨盤帯後傾位，左膝関節軽度屈曲位で振り出し不十分．

ここがポイント！
家屋調査を行う場合は簡単な図面を用意しよう．
▶ Lecture 2・Step up 参照．

NIHSS (National Institutes of Health Stroke Scale)

SIAS (Stroke Impairment Assessment Set)

MEMO
ブルンストロームステージ (Brunnstrom recovery stage)
上肢stage Ⅲ：座位で肩・肘の同時屈曲，同時伸展．
手指stage Ⅲ：全指同時握り，鈎形握り (握りだけ)，伸展は反射だけで，随意的な手指伸展不能．
下肢stage Ⅴ：立位で股伸展位，またはそれに近い肢位，免荷した状態で膝の屈曲分離運動，立位，膝伸展位で，足を少し前に踏み出して足関節の背屈分離運動．

ホフマン反射 (Hoffmann reflex)
バビンスキー反射 (Babinski reflex)

FIM (functional independence measure；機能的自立度評価法)

LECTURE 3

MEMO
応用歩行
坂道や不整地での歩行，敷居をまたぐなど，障害物がある場合の歩行，物を持っての歩行など.

(6) 統合と解釈

右被殻出血，左半身不全麻痺の発症後1か月目の68歳，女性．ADLは移動を除き，右片手動作でほぼ自立している．左上肢は肩関節に疼痛があり，疼痛の軽減を図りながら補助手レベルまでの機能改善を目標とする．一方，下肢の麻痺は軽度であり，早期にT字杖歩行を院内自立させ，退院に向けた応用歩行の獲得が必要である．したがって，2週間の短期目標をT字杖による院内歩行の自立とし，専業主婦であることを考慮して3か月の長期目標を買い物動作を含めた屋外歩行自立と自宅復帰とした.

(7) 問題点の整理

a. 機能障害

#1　左上下肢の運動麻痺

#2　左肩関節の疼痛と関節可動域制限

#3　左下肢の支持性の低下

#4　体幹支持性の低下

b. 活動制限

#1　院内T字杖歩行困難

#2　応用歩行未実施

#3　基本動作能力の低下

#4　ADL制限（入浴動作）

c. 参加制約

#1　主婦としての家庭復帰困難

#2　活動範囲の狭小化

(8) 理学療法目標

- 短期目標（2週間）：T字杖による院内歩行の自立
- 長期目標（3か月）：自宅復帰，屋外歩行自立

4. 記録

評価も含め，患者の経過を診療録に日々記録する．その場合，後に診療録を見て変化を容易に理解できること，また他の医療者が見ても理解できることが前提となる．そのため，内容は簡潔に，さらに共通の医学用語を使用することは当然であり，書式も統一されていることが望ましい.

問題指向型システム（problem oriented system：POS）

現在，診療録は問題指向型システムを用い，記録形式はSOAPが多く導入されている．SOAPは診療録の内容を，次のように問題指向的な分類をして記載する.

- S（subjective）：主観的情報．主に患者から得た情報であり，症状や経過
- O（objective）：客観的情報．検査・測定結果
- A（assessment）：評価（統合と解釈）
- P（plan）：治療計画・方針，内容

SOAPにおいて，Sには家族など患者以外からの情報も含める．また，Oは事実の記述であり，AはSとOに基づいた判断となる．Pには患者への説明内容も含まれる.

ここがポイント！
問題指向型は，「患者の視点に立ってその患者の問題を解決する」ことである．同じ理学療法を実施した患者であっても抱える問題は必ずしも一致しない.

■引用文献

1）内山 靖：総論．石川 朗，内山 靖，新田 收編：臨床実習フィールドガイド．南江堂；2004. p.11-22.

Step up

1．オリエンテーションとインフォームド・コンセント

1) オリエンテーション

医療機関において，患者に対するオリエンテーション（orientation）とは，病院という日常と異なった環境に患者を順応させるための説明であり，病院やリハビリテーションのしくみや概要，決めごと，リハビリテーションや理学療法の進め方などについて話し，理解を求めることである．

オリエンテーションの主な目的は，患者の不安と緊張を取り除き，今後の理学療法が円滑に進むように，理学療法士と患者の関係を構築することである．したがって，初めて患者と接するときには，自己紹介が最も重要となる．

自己紹介では，名前に加え，理学療法士としての立場，その職務内容についても十分に説明する．理学療法士数は，以前と比べ飛躍的に増加しているが，多くの患者は初めて理学療法士と接するため，仕事の内容や，リハビリテーションにおける役割などの説明も重要となる．

患者の多くは，疾病や外傷によってさまざまな障害をもっているため，今後のことに関して不安を抱いている．そのことをよく理解したうえでオリエンテーションを行い，最初の段階でよい関係を築き上げることが必要である．

2) インフォームド・コンセント

インフォームド・コンセント（informed consent）とは，元来，正しい情報を得たうえでの合意を意味し，この概念が，医療においても導入されてきた．医療におけるインフォームド・コンセントとは，投薬，手術，検査などの医療行為や治験などの対象者（患者や被験者）が，治療や臨床試験の内容についてよく説明を受け十分理解したうえで，対象者が自らの自由意思に基づいて医療者と方針において合意することである．この場合，対象者が説明を受けたうえで治療を拒否することもインフォームド・コンセントに含まれる．医療者の説明内容は，対象となる行為の名称，内容，期待されている結果だけでなく，代替治療，副作用や成功率，費用，予後までも含んだ正確な情報である．また，対象者側も納得するまで質問し，説明を求めなければならない．

理学療法においては，理学療法士がこれから実施する予定の検査，測定，治療行為などを患者や場合によっては家族に説明し，患者はその内容についてよく説明を受け十分理解したうえで，患者自らの自由意思に基づいて理学療法士と今後の方針において合意することである．理学療法士が行う説明内容は，理学療法に関連する行為の名称と内容，また期待されている結果や最終的な予後予測も含まれる．そのため，理学療法におけるインフォームド・コンセントでは，医師をはじめ他の職種との意見調整が不可欠であり，理学療法士単独で判断し，説明できないことも多いので注意する．また，インフォームド・コンセントは一度で終わることはなく，何度も繰り返される．

日本理学療法士協会の倫理委員会が刊行している「理学療法士の職業倫理ガイドライン」[1)]では，インフォームド・コンセントに関し，表1[1)]のように記載されている．

表1 インフォームド・コンセント（説明と同意）

1) 患者および対象者の請求に対し，あるいは請求が無くても必要により，患者および対象者と家族へ，状況を説明する義務がある
2) 説明においては，医師およびチームメンバー（スタッフ）と協調して連携のうえ，診療や指導の方針と説明の範囲を確認しておかなければならない
3) 医師から判断を任されている事項については，患者および対象者に協力を求めることで責務に対する働きかけを行い，患者および対象者の同意を得なければならない
4) 判断能力のある患者や対象者が求める範囲が説明義務となるが，患者や対象者には「知らされない権利」もあることを承知しておく

（日本理学療法士協会：理学療法士の職業倫理ガイドライン[1)]）

2．理学療法士と倫理

1) 倫理綱領

日本理学療法士協会は，理学療法士の社会的な信頼の確立と，職能団体として公益に資することを目的として，「倫理綱領」を定めている[2)]．

LECTURE 3

- 理学療法士は，すべての人の尊厳と権利を尊重する．
- 理学療法士は，国籍，人種，民族，宗教，文化，思想，信条，家柄，社会的地位，年齢，性別などにかかわらず，すべての人に平等に接する．
- 理学療法士は，対象者に接する際には誠意と謙虚さを備え，責任をもって最善を尽くす．
- 理学療法士は，業務上知り得た個人情報についての秘密を遵守し，情報の発信や公開には細心の注意を払う．
- 理学療法士は，専門職として生涯にわたり研鑽を重ね，関係職種とも連携して質の高い理学療法を提供する．
- 理学療法士は，後進の育成，理学療法の発展ならびに普及・啓発に寄与する．
- 理学療法士は，不当な要求・収受は行わない．
- 理学療法士は，国際社会の保健・医療・福祉の向上のために，自己の知識・技術・経験を可能な限り提供する．
- 理学療法士は，国の動向や国際情勢を鑑み，関係機関とも連携して理学療法の適用に務める．

2）医療倫理

医療現場においてインフォームド・コンセントや患者の権利などの意識の変化が生まれ，それに伴って倫理的問題が生じている．そこで，医療現場での正しい判断の筋道や，医療者の行為の正しさを問う判断基準として医療倫理が存在する．医療倫理においては，その根拠となる自律尊重原則，善行原則，無危害原則，正義原則という4つの原則がある．それぞれ，医学的に解釈すると次のようになる．

- **自律尊重原則**：インフォームド・コンセントの根幹であり，患者が自分で決定できるよう，重要な情報の提供，疑問へのていねいな説明を行い，患者の決定を尊重する．
- **善行原則**：患者に対して最善をなすことであり，患者の最善の利益とは，医療専門職の考える患者にとっての最善の利益を指すのではなく，その患者の考える最善の利益をも考慮する．
- **無危害原則**：患者に対し，危害を引き起こすことを避けることであり，リスク管理がこれにあたる．
- **正義原則**：正当な持ち分を公平に各人に与えるとの概念から，限られた医療資源を患者に対し公平に導入することである．

3）守秘義務

医療における守秘義務とは，医療者・患者関係において知り得た患者に関する秘密を他に漏洩してはならないという医療者の義務のことである．2005年4月から「個人情報保護法」が施行され，医療機関においても同様の対応が必要となったが，医療においては以前より法的に厳しい守秘義務が定められている．

日本理学療法士協会による「理学療法士の業務指針」[3]では，守秘義務に関し，表2[3]のように記載されている．

表2　守秘義務

● 理学療法士の守秘義務は「理学療法士および作業療法士法第16条」および「刑法第134条」に定められる
● その義務を果たすべき期間は退職後および免許取り消し・理学療法士としての登録抹消後においても継続する
● 理学療法士は，対象者に関わる情報が安全・確実に保護されるよう，業務関係者・実習生・委託先をも含め十分に管理し情報の流出を防ぐ
● 理学療法士は，対象者の氏名や住所および生年月日などの個人を特定する情報について，その意図のあるなしに関わらず漏洩が無いよう特段の配慮が必要である
● 近年，特定の姿勢や動作，歩容等が個人情報とされるようになり，治療上収集した類似情報についても十分な管理が必要である
● 理学療法士の守秘義務は，医療法の範疇にとどまらず，地域活動等に関与する関係者の個人情報等にもあてはまる

（日本理学療法士協会：理学療法士の業務指針．2022[3]）

■引用文献

1）日本理学療法士協会：理学療法士の職業倫理ガイドライン．
http://www.japanpt.or.jp/03_jpta/about_jpta/04_pdf/02-gyomu-03rinrigude.pdf
2）日本理学療法士協会：倫理綱領．2018．https://www.japanpt.or.jp/upload/japanpt/obj/files/about/rinrikouryo.pdf
3）日本理学療法士協会：理学療法士の業務指針．2022．https://www.japanpt.or.jp/about/disclosure/PT_Business_guidelines.pdf

LECTURE 4

形態測定

到達目標

- 形態測定の意義，項目，手順を理解する．
- 測定に必要なランドマークを触診できる．
- 形態測定を適切に実施する．

この講義を理解するために

身体の各部の大きさ，長さ，太さ，重さなどを，測定器具を用いて測ることを，形態測定といいます．形態測定とは，身体各部の形態（大きさ，長さ，太さ，重さなど）を，測定器具により図ることです．身体の発育や栄養状態，体格の判定，四肢の長さ（四肢長）や太さ（四肢周径）の比較，筋の萎縮や肥大の比較，浮腫の程度の把握，義肢や装具の製作，車椅子の処方・作製に不可欠な測定です．

この講義では，最初に形態測定の意義と分類について学習します．そして，臨床で行われる代表的な形態測定として，身長，体重，四肢長，周径の意義と具体的な測定方法を学びます．そのうえで，それらを実際に行い，適切に実施できる技術を身につけます．

この講義の前に，以下の項目を学習しておきましょう．

- □ 全身の骨と関節の名称，各関節の構造を学習しておく．
- □ 切断肢ならびに義肢について基本的な内容を学習しておく．

講義を終えて確認すること

- □ 形態測定の意義，項目，手順が理解できた．
- □ 測定に必要なランドマークを触診できた．
- □ 形態測定を健常者に適切に実施できた．

講義

1. 総論：形態測定

形態測定（anthropometric measurement）

MEMO
測定器具の種類
- メジャー（巻尺；図 1）
- 身長計
- 体重計など

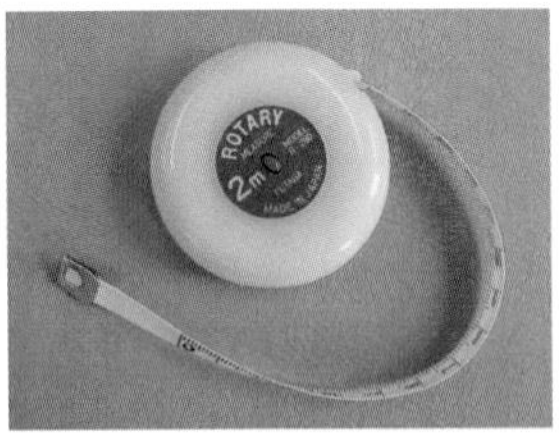

図 1　メジャー（巻尺）

形態測定とは，身体各部の形態（大きさ，長さ，太さ，重さなど）を，測定器具により測ることである．身体の発育や栄養状態，体格の判定，四肢の長さ（四肢長）や太さ（四肢周径）の比較，筋の萎縮や肥大の比較，浮腫の程度の把握，義肢や装具の製作，車椅子の処方・作製に不可欠な測定である．

1）分類

形態測定は，長育，幅育，量育，周育に分類される．その他，身長と体重から算出する体格指数がある．

- **長育**：身体の長軸に沿った測定値で，身長，座高，上肢長，上腕長，前腕長，手長，下肢長，大腿長，下腿長，足長，指極長がある．
- **幅育**：身体の長軸と直角に交わる方向の測定値で，肩幅，胸幅，胸厚，腰幅，足幅，手幅がある．
- **量育**：身体の量的測定値で，体重，皮脂厚がある．
- **周育**：身体の周囲を測定するもので，頭囲，頸囲，胸囲，腹囲，腰囲，殿囲，上腕囲，前腕囲，大腿囲，下腿囲などがある．

2）目的

- 体格など形態を把握する（標準値や参考値との比較）．
- 経時的変化を確認する（因子の考察）．
- 左右を比較する．
- 介入前後に測定することで効果を判定する．
- 形態異常が運動に与える影響を考察する．

3）注意事項

形態測定にあたって共通する注意事項は，以下のとおりである．

- 同一種目については，1 人の検査者が測定する．
- 運動負荷や日内変動の影響を考慮して，同一時刻に測定する．
- 測定部は原則として露出させる．冬季は室温を調整し，またプライバシーに配慮する．
- 測定する前に，測定の目的を被検者に十分に説明する．

2. 身長

最も基本的な長育の発育指標であり，身体的作業能力と関係する．測定値は他の測定値と関連し，体格や栄養指数などを算出する際の基本となる．

1）測定方法

①身長計またはメジャー（**図 1**）を準備する．
②被検者は，裸足で，30～40° 前方開角位で，あごを引いた自然な直立姿勢をとる．頭は耳眼水平位に保つ．
③膝を伸ばし，踵，殿部，背部の 3 点を尺柱につけた姿勢で，床面から頭頂点までの垂直距離を測定する．
④単位は「cm」で，0.1 cm まで記録する．

MEMO
耳眼水平位
眼高点（眼のくぼみの下縁）と，耳珠点（耳角の上縁）を結ぶ線が水平となる肢位をいう．

2）測定上の注意点

- 日内変動がある（1～2 cm）ため，測定時刻は午前 10 時頃がよい．
- 身長計がない場合は，壁を背にした直立位をとり，頭頂に直角定規を当て，床からの距離をメジャーで測定する．

MEMO
測定時刻は，中央値に近い値が得られる午前 10 時頃とする．

- 起立不能な人の場合は，背臥位にてメジャーで測定する．
- 両下肢切断者の場合は，術前に身長を計測しておき，義足作製時の参考とする．
- 高齢者では，身長は骨粗鬆症や椎骨，椎間板の退行変性により若い頃よりも短縮する．
- 乳児の場合は，乳児用身長計を用いて，背臥位で解剖学的基本肢位をとり，頭頂から足底までの直線距離を測る．
- 小児の場合は，成長曲線を参考にする．

ここがポイント！
両下肢切断者においては，義肢長を術前の身長より若干短くすることが多い．

3. 体重

身体の発育を総括した指標であり，栄養状態，小児の発育状態，部分荷重練習時の測定などに利用する．

1）測定方法

①体重計を準備する．
②被検者は，体重計の秤台（はかりだい）の中央部に静かに立ち，普通の呼吸を行い，身体を動揺させないように静止姿勢をとる．
③針が静止したところで数値を読み取る．原則として裸で測定するが，必要なら衣服の重さを別に測定し，測定値を補正する．
※部分荷重練習時には着衣のまま測る．
④単位は「kg」で，0.1 kg まで記録する．

2）測定上の注意点

- 日内変動があるため，測定時刻は午前 10 時頃がよい．
- 測定の約 1 時間前は飲食を避け，排尿，排便後に測定する．
- 裸体の場合，プライバシーや室温に配慮する．
- 測定前に体重計の検定をする．精密な値を得たい場合，デジタル式の高精度（最小目盛り 20 g）の機器を使用する．
- 体重計に乗ることができない場合は，車椅子のままで測定できる体重計を用いて，測定後，車椅子の重さを差し引く．
- 乳児の場合は，乳児用の体重計を用い，単位は「g」とする．
- 小児の場合は，成長曲線を参考にする．

LECTURE 4

4. 体格指数

体格指数は，身長と体重から算出する．BMI，ブローカ法，ケトレー指数，カウプ指数，丹治（たんじ）指数などがある．

BMI は，臨床で最も用いられている．「体重 (kg)/身長 (m)^2」で算出する．BMI の判定は，18.5 未満（低体重），18.5～25.0 未満（普通体重），25.0～30.0 未満（肥満 1 度），30.0～35.0 未満（肥満 2 度），35.0～40.0 未満（肥満 3 度），40.0 以上（肥満 4 度）とする．BMI は体脂肪率と相関が高く，標準（理想）体重とされる「22」は，日本人で最も生活習慣病の発症や死亡率が低いとされている．

BMI (body mass index；肥満指数，体格指数)
ブローカ (Broca) 法
ケトレー指数 (Quetelet index)
カウプ指数 (Kaup index)

気をつけよう！
BMI の計算では，身長の単位が「m」となっている点に注意する．

5. 四肢長

1）目的

四肢長は，左右の上肢および下肢の長さである（**図 2**）．四肢長を測定することによって，左右の比較，全体的なバランス，骨折の転位や偽関節の有無，骨盤の傾きや腰椎の前彎・側彎，関節拘縮の有無，四肢切断における断端長，脚長差の有無などの身体情報を得ることができる．

MEMO
骨折の転位
骨折に際し，骨端間の移動が生じること．

LECTURE 4

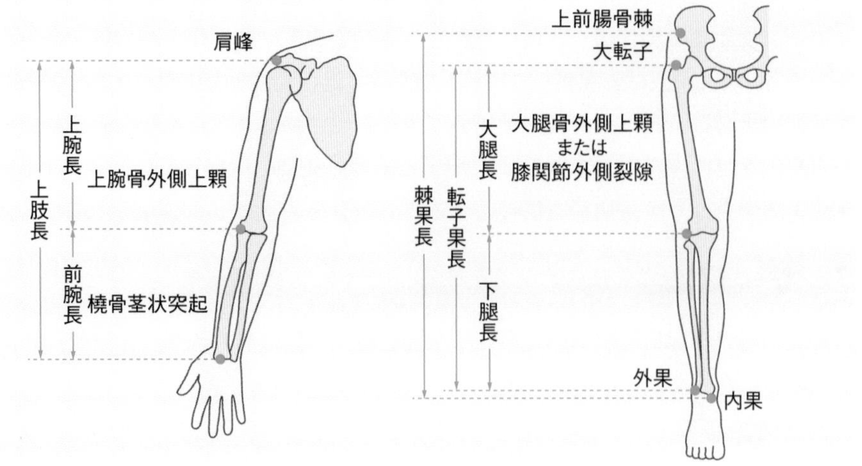

図 2　四肢長とランドマーク

ここがポイント！
一般に上肢長や下肢長（棘果長，転子果長）の長さを四肢長とよび，上腕長や下腿長など肢節ごとの長さを肢節長とよぶ．

2) ランドマーク

四肢長は，以下のランドマークを基準に測定する（**図 3**）．

ランドマークは，皮膚の上から確実に触れることができる，主に骨の突起，骨端，切痕など動かないものが用いられる．

MEMO
ランドマーク（landmark）
指標，測定点のこと．メルクマール（merkmal）とよぶこともある．

(1) 肩峰（図 3a）

上腕骨頭の上方で，やや段差のある上に硬い骨の突起として触れる．触診がしにくいときは，肩甲棘から外側にたどっていき，前方にカーブした部位が肩峰角である．そこから前方に触診していくと内側にカーブする部位があり，そこが前端となる．肩峰の前後径は 5 cm 程度あるため，前後中央下端をランドマークとする．なお，肩峰外側端は肩甲骨の位置で変化するため，肩峰角をランドマークとするとよい．

(2) 上腕骨外側上顆（図 3b）

肘頭の外側に位置している．肘伸展位では筋が覆い隠すため，肘屈曲位で触診する．その後，最外側部を触診した状態でゆっくりと肘を伸展し，覆った筋の上でいったん指を離し，再び同じ位置を筋の上から触診して確認する．

(3) 橈骨茎状突起（図 3c）

前腕遠位外側に位置し，橈骨外側下端部で鈍い突起として触れる．橈骨末端の隆起部ではなく，橈骨の最下端をランドマークとする．

上前腸骨棘（anterior superior iliac spine：ASIS）

(4) 上前腸骨棘（図 3d）

腸骨の最前方に位置する．骨盤の形状から下方へ触診していき，最初に触れた部位をランドマークとする．

(5) 大転子（図 3e）

母指を上前腸骨棘の上に置いて，他の指を後方に移す．大腿外側上部で下から上に触診していくと大転子に触れる．股関節を軽く屈曲・伸展，もしくは内旋・外旋するとわかりやすい．大転子の後側は触診しやすいが，大転子の前側部と外側部は，中殿筋と大腿筋膜張筋で覆われていて触診しづらい．

(6) 大腿骨外側上顆（図 3f）

大腿外側を下方に触診していくと，骨の突起に触れる．膝関節を軽く屈曲するとわかりやすくなるので，その最先端部をランドマークとする．

試してみよう
骨格標本と見比べながら，ランドマークを確実に触診できるように，健常者を対象に学習しておく．

(7) 膝関節外側裂隙（図 3g）

座位をとらせた後，膝を 30° 屈曲すると，前方部分（膝蓋骨下端部）で大腿骨顆と脛骨顆の間隙が最も大きくなる．この部位を触診した後，間隙に沿って関節面外側部

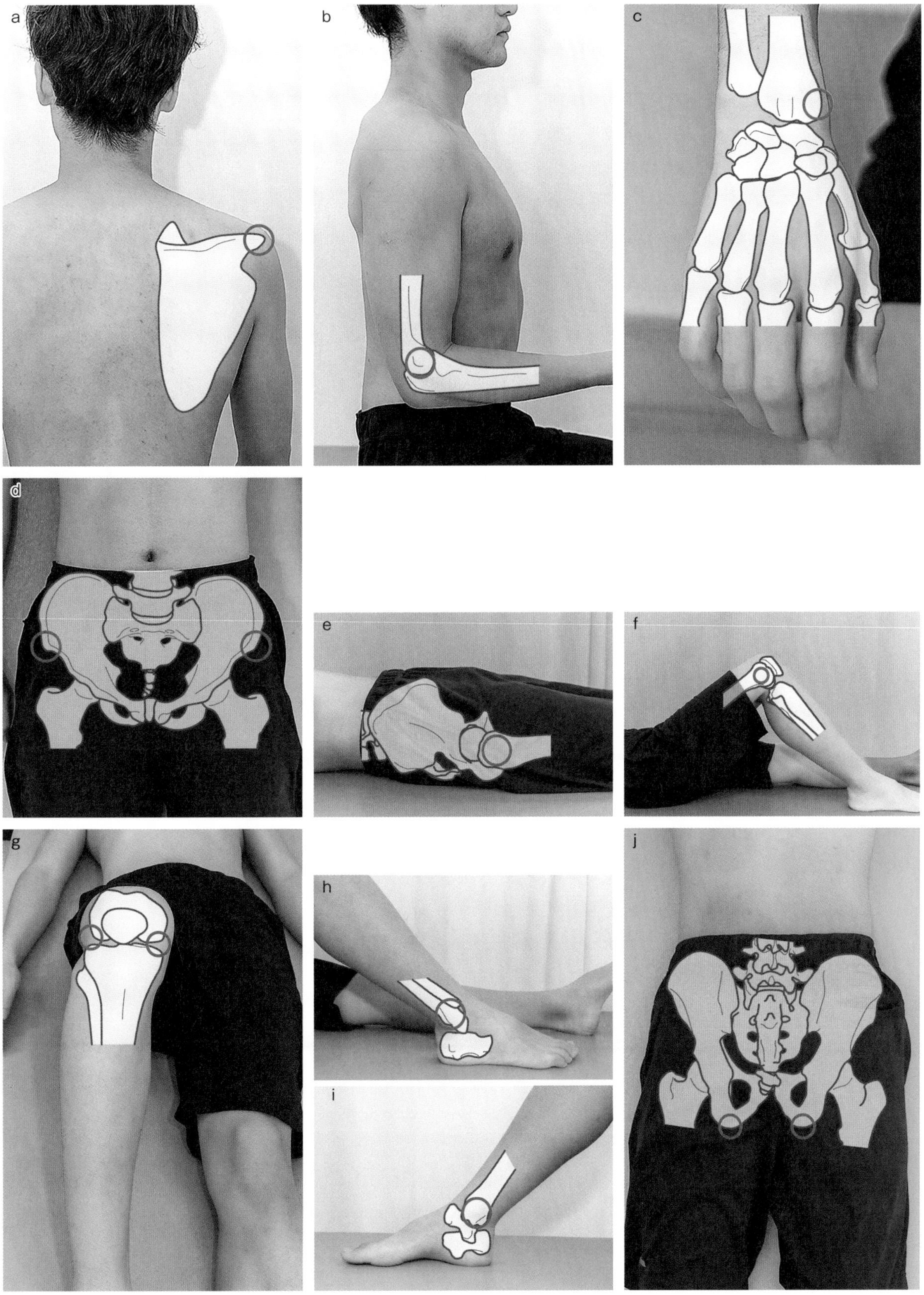

図3　ランドマーク

a：肩峰，b：上腕骨外側上顆，c：橈骨茎状突起，d：上前腸骨棘，e：大転子，f：大腿骨外側上顆，g：膝関節外側裂隙，h：外果，i：内果，j：坐骨結節．

（前後径の中点）を探しランドマークとする．なお，測定時は膝伸展位であるため，一度立位をとらせて皮膚のずれを確認した後，ランドマークを再度確認する．

(8) 外果（図 3h）

腓骨下端部の四角形に膨隆した部分である．測定誤差を生じさせないために，中央よりも上端や下端をランドマークとすることもある．

(9) 内果（図 3i）

脛骨下端部の最も膨隆した部位である．測定誤差を生じさせないために，中央よりも上端や下端をランドマークとすることもある．

(10) 坐骨結節（図 3j）

最初に座位をとらせ，体重を支持する部分の感覚を被検者に確認させる．次に立位をとらせ，体幹を前屈，骨盤を前傾させる．後方に移動した坐骨結節は容易に触診できるため，被検者にその部位の感覚を確認させるとよい．なお，測定時には直立位をとらせる．

3) 測定方法と測定上の注意点

①メジャーを準備する．

②事前にランドマークを確認し，必要なら水性ボールペンなどでマークを付ける．

※ランドマークそのものに厚みがあるため，自身で上端，中央，下端など常に基準を一定にして測定の再現性を向上させる．

③メジャーをランドマークに直接当て，メジャーによじれや緩みがないように直線距離を測定する．

※メジャーは，先端部分（0 cm）を一方のランドマークに置いて検査者の母指を押しつける．次に，もう一方のランドマーク上に母指の爪先がくるようにしてメジャーの反対側を当てることで，測定上の誤差を減らすことができる．

④ 3 回計測し，その平均値を記録する．

⑤単位は「cm」で，原則として 0.1 cm 単位で記録するが，臨床では誤差を考慮して 0.5 cm 単位で記録する場合もある．

⑥可能な限り異常姿勢や代償動作を矯正した肢位とし，経時的に比較できるように，測定肢位も記録する．

※病的症状のない 1.0〜1.5 cm の左右差は正常範囲とされる場合もある．

> **ここがポイント！**
> 0.5 cm 単位で記録する場合，測定値は四捨五入ではなく，二捨三入や七捨八入を用いる．

(1) 上肢長

背臥位または座位で測定する．上肢を体側に下垂し，肘関節伸展，前腕回外，手関節中間位（解剖学的肢位）とする．肩峰から橈骨茎状突起まで（あるいは肩峰から第 3 指先端まで）の長さを測定する（**図 4a**）．肩関節の内旋，肘関節の屈曲・伸展の程度によって，測定値が変化するため注意する．

(2) 上腕長

測定肢位は上肢長と同じで，肩峰から上腕骨外側上顆までの長さを測定する（**図 4b**）．肩関節の内旋によって測定値が変化するため注意する．

> **ここがポイント！**
> 四肢長は，最短距離を測定することが原則である．例えば，肘関節に屈曲拘縮のある患者の上肢長を測定する場合，上腕長と前腕長の合計値を上肢長としない．これにより，対側の肘関節に拘縮がない場合，左右差が生じることになる．

(3) 前腕長

測定肢位は上肢長と同じで，上腕骨外側上顆から橈骨茎状突起までの長さを測定する（**図 4c**）．前腕の回内によって測定値が変化するため注意する．

(4) 手長

手指を伸展位とし，橈骨茎状突起と尺骨茎状突起を結ぶ線の中点から第 3 指先端までの長さを測定する．

(5) 下肢長

背臥位で測定する．下肢長には，棘果長と転子果長の 2 種類がある．下肢長の計測

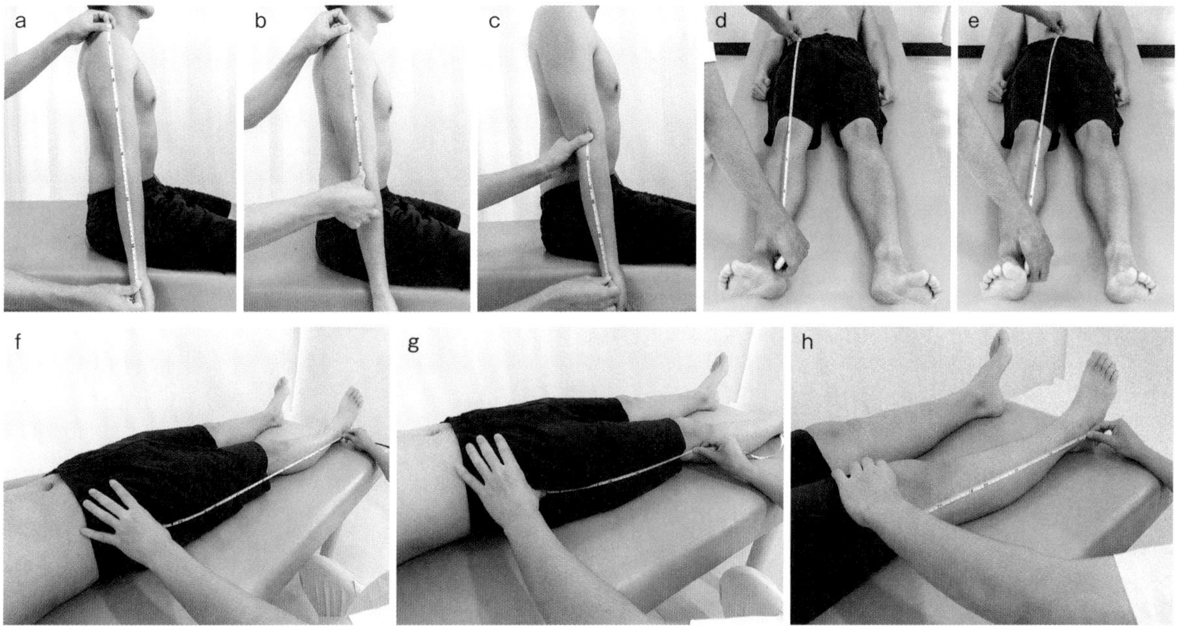

図 4 四肢長の測定
a：上肢長，b：上腕長，c：前腕長，d：棘果長，e：臍果長，f：転子果長，g. 大腿長，h：下腿長.

▶ 01

において，大腿周径（後述）の左右差が大きいと誤差が大きくなる．その場合，上前腸骨棘から外果までの長さか，転子果長を測定する．

a. 棘果長

背臥位で骨盤を水平，下肢を伸展，股関節を内旋・外旋中間位とする．上前腸骨棘から内果までの長さを測定する（**図 4d**）．股関節の内旋・外旋・内転・外転によって測定値が変化するため注意する．

棘果長で左右差がないにもかかわらず，骨盤傾斜，股関節内転，屈曲拘縮により，脚長差があるようにみえることがある．このような場合，臍から内果まで（臍果長；**図 4e**），もしくは剣状突起から内果までの測定で左右差が確認できる．これを「見かけの脚長差」という．

棘果長（spina malleolar distance：SMD）

ここがポイント！
棘果長に左右差があり，転子果長に左右差がない場合は，大腿骨頭の位置の異常，大腿骨頸部骨折，大腿骨頭角の異常（内反股，外反股），股関節の内転拘縮など，大転子から上前腸骨棘のあいだである股関節に原因があると考える．
一方，棘果長，転子果長ともに左右差がある場合は，膝関節の屈曲拘縮が原因となる（対側を正常とした場合）．

b. 転子果長

測定肢位は棘果長と同じで，大転子から外果までの長さを測定する（**図 4f**）．股関節の内旋・外旋によって測定値が変化するため注意する．

転子果長（trochanter malleolar distance：TMD）

ここがポイント！
どの程度の脚長差が跛行を起こすかについて諸説あるが，通常は 3 cm 以上とする．

(6) 大腿長

測定肢位は下肢長と同じで，大転子から大腿骨外側上顆まで，あるいは大転子から膝関節外側裂隙までの長さを測定する（**図 4g**）．股関節の内転・外転によって測定値が変化するため注意する．

気をつけよう！
上肢長と同様に，大腿長と下腿長の合計値が転子果長でないことに注意する．

(7) 下腿長

測定肢位は下肢長と同じで，大腿骨外側上顆から外果まで，あるいは膝関節外側裂隙から外果までの長さを測定する（**図 4h**）．

(8) 足長

足関節を底屈・背屈中間位とし，踵後端から第 2 趾あるいは最も長い足趾までの長さを測定する．

(9) 指極長

指極長は身長にほぼ比例し，両下肢切断者など，身長測定のできない場合の身長の推定に役立つ．

気をつけよう！
最近の若者は，身長よりも指極長のほうが長い傾向がある．

立位または臥位で両上肢を伸展し，肩関節を 90° 外転した位置で，両第 3 指先端の距離を指極測定器あるいはメジャーを用いて計測する．

指極測定器がない場合，検査者が 2 人でメジャーを用いて測定する方法や，一側の第 3 指を壁に当てて対側の第 3 指までの距離を測る方法，壁に方眼紙などで印を付けておく方法などがとられる．1 人で測定する場合は，一方の第 3 指先端から胸骨上部の頸切痕まで測定し，再度，頸切痕から他方の第 3 指先端まで測定する．

6. 断端長

断端長は，義肢装着に有効な断端の長さを知るために必要であり，以下の測定項目がある（**図 5**）．

- **上肢実用長**：上肢切断者における義手製作に必要とされる数値で，義手のフックまたはハンド型の母指先端までの長さである．健側上肢の腋窩下縁から母指先端までの長さを測定する．
- **上腕断端長（図 5a）**：腋窩下縁から断端先端までの長さを測定する．断端長が健側の 30％未満を肩関節離断，30～50％を短断端，31～90％を標準断端，91％以上を肘関節離断とよぶ．
- **前腕断端長（図 5b）**：上腕骨外側上顆から断端先端までの長さを測定する．断端長が健側の 35％未満を極短断端，35～55％を短断端，56～100％を長断端とよぶ．
- **下肢実用長**：義足製作において義足長を決定するのに用いられる．健側の坐骨結節から足底あるいは床面までの長さを測定する．
- **大腿断端長（図 5c）**：坐骨結節から断端先端までの長さを測定する．成人の場合，小転子の直下の切断で坐骨結節と同じレベルを転子下切断，坐骨結節から 5 cm 以下の切断を極短断端，坐骨結節から 5～10 cm の切断を短断端とよぶ．
- **下腿断端長（図 5d）**：以前は膝関節裂隙から断端先端までの長さを測定していたが，現在は膝蓋腱中央点から断端先端までの長さを測定する．膝関節外側裂隙から 3.5 cm 以下を短断端，15 cm までを標準断端，15 cm 以上を長断端とよぶ．

膝蓋腱中央点（mid patellar tendon：MPT）

7. 周径

1) 目的

周径は，四肢の肥厚や体幹の太さを数値で表したものである（**図 6**）．周径を測定することにより，身体の栄養状態（肥満度を含む），筋萎縮の程度または筋線維の発達状態，四肢の腫脹の状態，切断肢の成熟度，呼吸機能状態などの身体情報を得ることができる．

2) 測定方法と測定上の注意点

①メジャーを準備する．

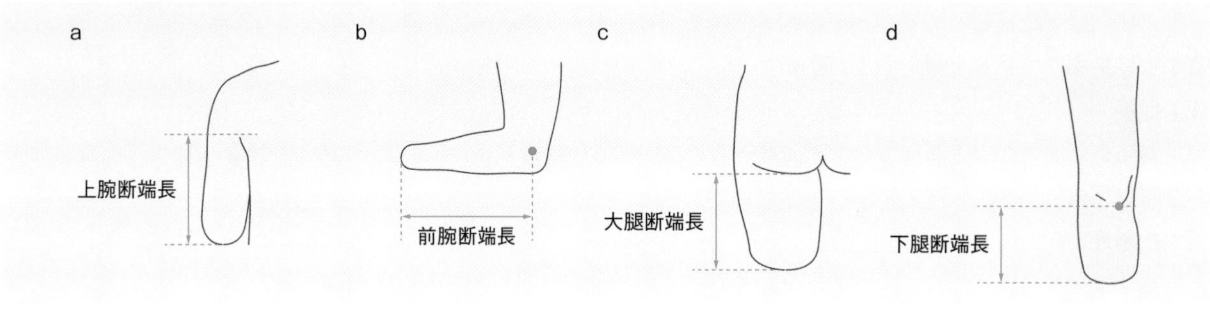

図 5　断端長

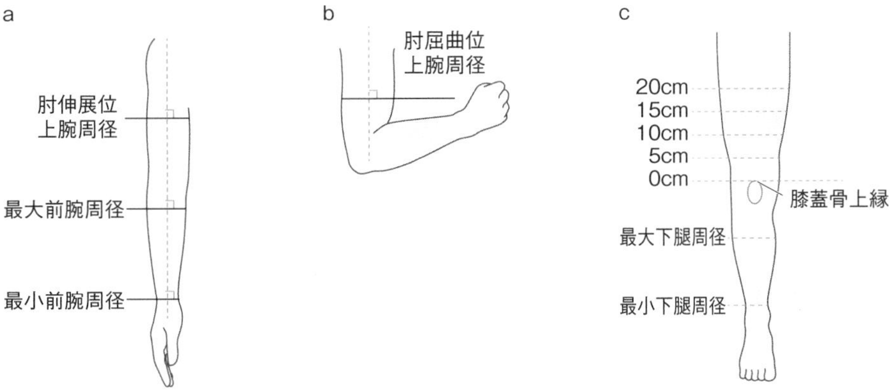

図 6　四肢周径

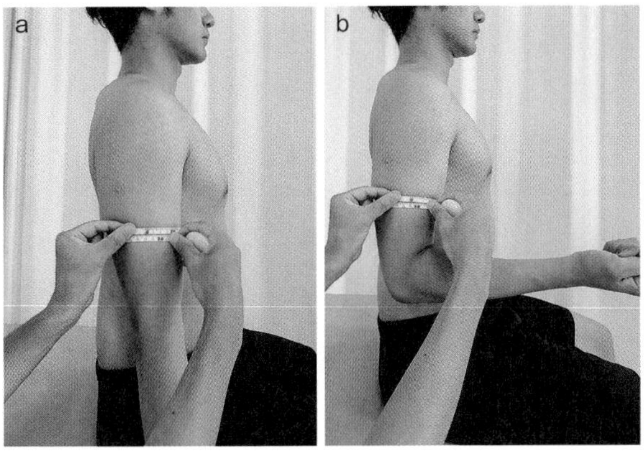

図 7　上腕周径の測定
a：肘伸展位上腕周径，b：肘屈曲位上腕周径．

▶ 02
（図 7〜10）

②メジャーを長軸に対して直角に当てる．

※メジャーを締める強さは，測定する部位を一度メジャーで軽く締めてから緩めることで，一定の張力になりやすい．また，軽く締めたときにできた皮膚のしわがもとに戻った状態を参考にしてもよい．

※メジャーの目盛りは，上部に印刷されているため，メジャーの 0 点の下部と測定点の上部を接触させた状態で測定することで，誤差が減る．

③3 回計測し，その平均値を記録する．

④単位は「cm」で，原則として 0.1 cm 単位で記録するが，臨床では誤差を考慮して 0.5 cm 単位で記録する場合もある．

※病的症状のない 1.0〜1.5 cm の左右差は正常範囲とされる場合もある．

※下腿骨折や循環障害などで浮腫が生じた患者の場合，例えば，外果から 3 cm 遠位など，指標を決めて測定することで，毎回同じ部位の周径を測定することができる．

ここがポイント！
0.5 cm 単位で記録する場合，測定値は四捨五入ではなく，二捨三入や七捨八入を用いる．

（1）上腕周径（図 7）

座位または背臥位で測定する．上腕周径には，肘伸展位上腕周径と肘屈曲位上腕周径がある．肘伸展位上腕周径と肘屈曲位上腕周径との差が少ないときは筋萎縮を疑う．

a．肘伸展位上腕周径

掌側面を前面に向け，肘および指を伸展した体側下垂位とする．上肢の筋を弛緩させ，上腕二頭筋の最大膨隆部を測定する（**図 7a**）．

検査者は，側方から計測部位を確認するとよい．このとき，三角筋や上腕三頭筋の最大膨隆部の測定とならないようにする．

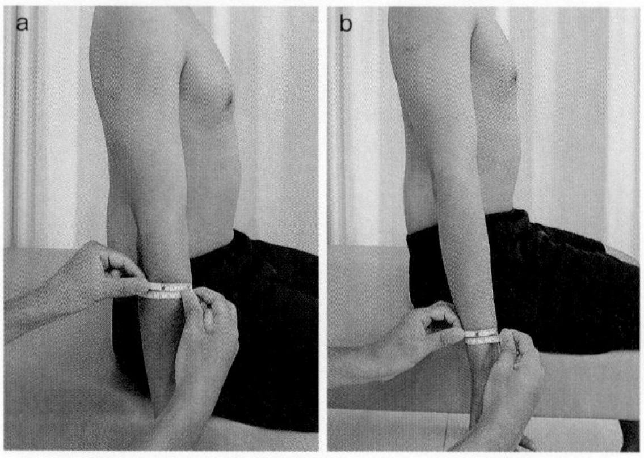

図８　前腕周径の測定
a：最大前腕周径，b：最小前腕周径.

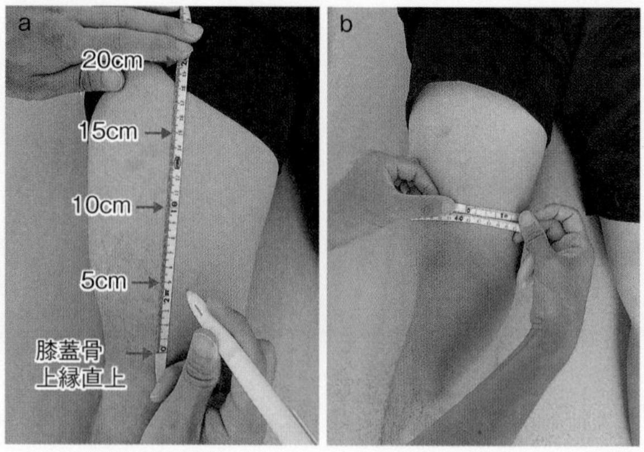

図９　大腿周径の測定
a：測定部位，b：膝蓋骨上縁から５cm 上方での測定.

LECTURE 4

ここがポイント！
膝蓋骨上縁直上は膝関節の腫脹の程度を，膝蓋骨上縁から5〜10 cm は内側広筋の萎縮を，膝蓋骨上縁から10〜15 cm は外側広筋の萎縮を，膝蓋骨上縁から15〜20 cm は大腿部全体の萎縮を反映する.

b. 肘屈曲位上腕周径

肘伸展位上腕周径測定の後にメジャーをやや緩めてから，肘を力強く屈曲させ，その上腕二頭筋が最大に膨隆した部分を測定する（**図 7b**）.

(2) 前腕周径（**図 8**）

座位または背臥位で測定する．前腕周径には，最大前腕周径と最小前腕周径がある.

a. 最大前腕周径

前腕の最も太い部位で，前腕の最大膨隆部を測定する（**図 8a**）.

b. 最小前腕周径

前腕の最も細い部位を測定する（**図 8b**）．一般的には，橈骨茎状突起と尺骨茎状突起の直上部となることが多い.

(3) 大腿周径（**図 9**）

背臥位で測定する．下肢をやや開排位にして，膝関節は伸展位とし，膝蓋骨上縁直上，膝蓋骨上縁から 5 cm 上方，10 cm 上方，15 cm 上方，20 cm 上方を測定する.

(4) 下腿周径（**図 10**）

背臥位で測定する．下腿周径には，最大下腿周径と最小下腿周径がある.

a. 最大下腿周径

測定肢位は大腿周径と同じで，下腿の最大膨隆部を測定する．また，膝伸展位ではなく，屈曲位で測定することで圧迫の影響を少なくできる（**図 10a**）.

足部の慢性症状としての浮腫や，症状が長期化した場合の下腿周囲筋の萎縮を反映する.

b. 最小下腿周径

内果と外果の直上で最も細い部位を測定する．また，膝伸展位ではなく，屈曲位で測定することで圧迫の影響を少なくできる（**図 10b**）.

足部の慢性症状としての浮腫や，足関節の急性外傷後などの腫脹を反映する.

(5) 胸郭拡張差

背臥位または座位で，腋窩高（**図 11a**），剣状突起高（**図 11b**），第 10 肋骨高（**図 11c**）の各部位における最大吸気時と，最大呼気時の周径を測定し，その差「吸息時周径－呼息時周径」を求める．肩を反らせたり胸を張ったりせず，自然な姿勢で計測する.

検査者は，前方から計測部位を確認するとよい．また，背臥位や座位だけでなく，立位で測定することで姿勢の影響を考察することもある.

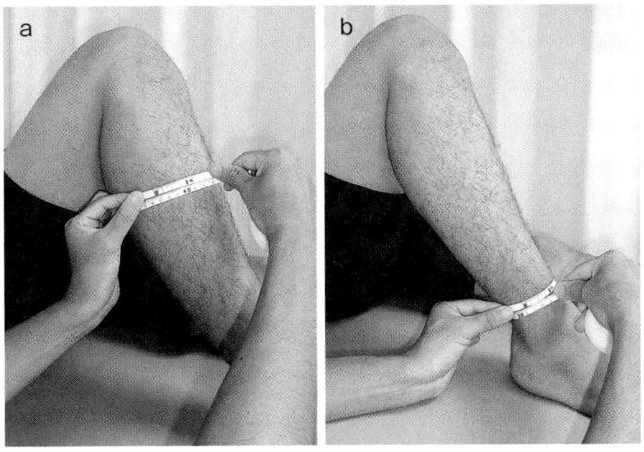

図 10 下腿周径の測定
a：最大下腿周径，b：最小下腿周径.

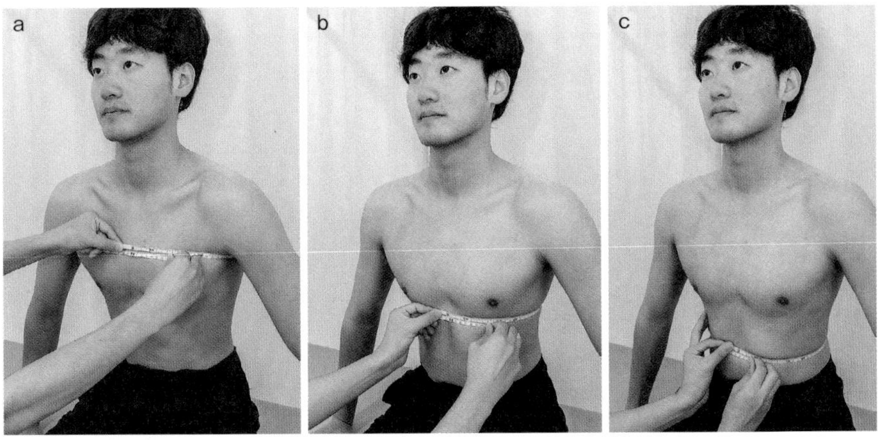

図 11 胸郭拡張差
a：腋窩高，b：剣状突起高，c：第 10 肋骨高.

ここがポイント！
腋窩高での拡張差は，健常中高年者では2.5～3.0 cm以上，剣状突起高での拡張差は，健常中高年者では3.0～4.0 cm以上，健常成人では5.0 cm以上，第 10 肋骨高での拡張差は，健常中高年者では 3.0～5.0 cm 以上が指標とされている.

8. 断端周径

切断端の周径は，断端の浮腫，成熟状態や義肢のソケットとの適合状態を知るために測定する．1 週に 1 回程度測定する．測定部位は以下のとおりである．断端の測定にあたっては，測定間隔に従って印を付けるとよい．なお，断端周径の場合，長断端であれば測定の間隔は粗くなり（3 cm あるいは 5 cm など），短断端であれば測定間隔は細かくなる（1 cm や 2 cm など）場合もある.

- **上腕切断者の上腕周径**：腋窩下縁から断端先端までを 2.5 cm 間隔で測定する.
- **前腕切断者の前腕周径**：上腕骨外側上顆から断端先端までを 2.5 cm 間隔で測定する.
- **大腿切断者の大腿周径**：坐骨結節から断端先端までを 5 cm 間隔で測定する.
- **下腿切断者の下腿周径**：膝蓋腱中央点または膝関節外側裂隙から，断端先端までを 5 cm 間隔で測定する.

■参考文献

1）伊藤俊一監，隈元庸夫，久保田健太編：PT・OT のための測定評価．形態測定・感覚検査・反射検査．第 2 版．三輪書店：2014.
2）奈良 勲，内山 靖編：図解 理学療法検査・測定ガイド．第 2 版．文光堂：2009.

Step up

1. ウエスト/ヒップ比

腹囲と殿囲から算出し，身体の中で体脂肪がどの部分に分布しているかを示す値である．

腹囲は，第 12 肋骨先端と腸骨稜の中間を通る水平線で，安静呼吸の呼気の終わりで最も細くなったときに測定する．殿囲は，殿部の最大突出部で上前腸骨棘と大転子のあいだで，メジャーが水平になるようにして測定する．ともに単位は「cm」とし，0.1 cm まで記録する．

計算式は，「腹囲（ウエスト周囲長）(cm)/殿囲（ヒップ周囲長）(cm)」である．肥満の分類の基準にも用いられ，男性 1.0 以上，女性 0.9 以上が内臓脂肪型肥満（リンゴ型肥満），男性 1.0 未満，女性 0.9 未満が皮下脂肪型肥満（洋ナシ型肥満）とされる．

内臓脂肪型肥満は，腹部に脂肪が多いタイプで，上半身に多くの脂肪がつくため，リンゴ型肥満とよばれる．中年以降の男性に多くみられるが，閉経後の女性にも多い．このタイプの肥満では，糖尿病，高血圧，脂質異常症などの生活習慣病が発生しやすいとされる．

皮下脂肪型肥満は，皮下組織に脂肪が多いタイプで，殿部や大腿部を中心に下半身に多くの脂肪がつくため，洋ナシ型肥満とよばれる．女性に多くみられる．この部分につく脂肪は，妊娠や出産のときのエネルギー源ともなるため，過度な減量は健康的ではないともされる．

なお，腹囲が男性 85 cm，女性 90 cm 以上になると，内臓脂肪蓄積の可能性が高くなるとされている．メタボリックシンドロームの診断基準を表 1 に示す．

表 1　メタボリックシンドロームの診断基準

腹囲が，男性 85 cm 以上，女性 90 cm 以上に加え，以下の 2 つ以上を満たすものをメタボリックシンドロームとする
①収縮期血圧 130 mmHg 以上，かつ/または，拡張期血圧 85 mmHg 以上
②空腹時血糖値 110 mg/dL 以上
③中性脂肪 150 mg/dL 以上，かつ/または，HDL コレステロール 40 mg/dL 未満

2. 皮脂厚測定

スキンホールド式皮脂厚計やキャリパー（caliper；皮脂厚計）を用いる．2 点法と 3 点法があり，前者では上腕三頭筋と肩甲下部の皮下脂肪厚を，後者ではこれらに加えて腹部の皮下脂肪厚を測定する．上腕三頭筋では，上腕背部の肩峰と肘頭の中間点で，つまむ方向は上腕長軸に平行の位置とする．肩甲下部では，肩甲骨内側縁に沿って肩甲骨下角の下を測定点とする．腹部では，臍の横で，つまむ方向は縦とする．測定点に皮脂厚計のつまみを当てて，数回測定し，数値がほぼ同じであることを確認してから単位は「mm」で読み取る．2 点法の場合，簡易的に表 2 の計算方法により，上腕三頭筋皮下脂肪厚と肩甲下部の皮下脂肪厚の加算値から身体密度を計算し，体重に占める脂肪の割合である体脂肪率を求める．

体脂肪率の判定は，男性 15% 未満・女性 20% 未満は「低い」，男性 15～20% 未満・女性 20～25% 未満は「適性」，男性 20～25% 未満・女性 25～30% 未満は「やや高い」，男性 25% 以上・女性 30% 以上は「高い」とする．

見た目のやせと肥満が，体脂肪率と相関しない場合もあるので，体格指数の結果とあわせて判断する．なお，最近では体脂肪計が普及し，簡便に体脂肪が測定できるようになっている．

表 2　身体密度と体脂肪率の計算方法

身体密度の計算方法
成人男性：身体密度 (g/cm^3) ＝1.0913 − 0.00116×（上腕三頭筋皮下脂肪厚<mm>＋肩甲下部皮下脂肪厚<mm>）
成人女性：身体密度 (g/cm^3) ＝1.0897 − 0.00133×（上腕三頭筋皮下脂肪厚<mm>＋肩甲下部皮下脂肪厚<mm>）
体脂肪率の計算方法
体脂肪率（%）＝（4.570/身体密度 − 4.142）×100

LECTURE 5

関節可動域測定（1）
基本と原則

到達目標

- 関節可動域測定の意義と目的を理解する．
- 『関節可動域表示ならびに測定法』を理解する．
- 関節可動域測定の原則を理解する．
- 関節可動域の測定方法を理解する．

LECTURE 5

この講義を理解するために

関節が動きうる範囲である関節可動域を理解することは，理学療法全般において必要とされます．そして，関節可動域を測定することは，障害の程度を評価する手段として最も基本的で，かつ重要なものです．

この講義では，関節可動域測定の意義と目的を学び，そのうえで，関節可動域測定の基本である『関節可動域表示ならびに測定法』を学習します．関節可動域を適切に測定するためには，正確に測定するだけでなく，その結果を正しく解釈できるようになる必要があります．そのためには，関節可動域測定の原則を理解したうえで，正しい手順を身につけなければなりません．

この講義の前に，以下の項目を学習しておきましょう．

□ 全身の関節の名称と各関節の構造を学習しておく．

□ 全身の関節運動を学習しておく．

講義を終えて確認すること

□ 自動的関節可動域と他動的関節可動域の特徴を説明できる．

□ 関節可動域測定の目的が理解できた．

□ 『関節可動域表示ならびに測定法』について理解できた．

□ 基本軸，移動軸，測定肢位および注意点，参考可動域角度を述べることができる．

□ 関節可動域測定の原則が理解できた．

□ 関節可動域測定の手順が理解できた．

LECTURE 5

講義

1. 総論：関節可動域測定

関節可動域
(range of motion：ROM)

1) 関節可動域 (ROM)

四肢および体幹の関節が自動的または他動的に矢状面，前額面，水平面内で，動きうる範囲である．

自動的関節可動域
(active range of motion)

自動的関節可動域 (自動 ROM) は，被検者が自分の力で関節を動かした際の ROM である．被検者の意思，筋力，筋収縮力，協調性，拮抗筋の影響を受けるが，疼痛や関節可動域制限 (ROM 制限) による日常生活の諸動作を推測するための有用な情報となり，実際の身体状況を把握できる．

他動的関節可動域
(passive range of motion)

一方，他動的関節可動域 (他動 ROM) は，被検者の関節を測定者などが他動的に動かした際の ROM である．関節の異常や，関節包，靱帯，筋などの軟部組織の伸張性についての情報を得ることができる．

関節可動域測定
(range of motion test：ROM-T)

2) 関節可動域測定 (ROM-T)

関節の最大可動範囲を測定し，その測定値でそれらの関節の可動域 (運動範囲) を表現する方法であり，骨と関節に加え，筋・神経系に障害を有する人の障害の程度を評価する手段として，最も基本的かつ重要なものである．

自動的関節可動域測定
(active range of motion test)
他動的関節可動域測定
(passive range of motion test)

ROM-T には，自動的関節可動域測定 (自動 ROM-T) と他動的関節可動域測定 (他動 ROM-T) がある．一般的に，臨床では他動 ROM を測定するが，疾患によっては自動 ROM を優先することや，自動 ROM と他動 ROM を比較する場合がある．

3) 関節可動域測定 (ROM-T) の目的

ADL (activities of daily living；日常生活活動)

ROM 制限は，ADL (日常生活活動) に多くの支障をきたす．被検者の現時点での状態を知り，介入による経時的な改善度を知るために，ROM を知ることが重要であり，以下の点が目的となる．

- 関節の運動範囲を判定する．
- 障害の程度を把握する．
- 関節の動きを阻害している因子を特定する．
- 介入効果を判定する．
- 前回の測定値と比較することで，現在の介入が適切であるか判定する．
- 定期的に測定し，その経過を検討することで，予後を予測する．
- ROM が改善することで，被検者のモチベーションを引き出すという心理的効果がある．
- 筋力測定の判定材料となる．
- 記録を学術的資料として活用できる．

4) 測定器具

ゴニオメータ (goniometer；角度計)

(1) ゴニオメータ (角度計)

ROM を測定する器具には，一般的にゴニオメータがある (**図 1**)．さまざまな形状のものが市販されているが，大きく万能型と特殊型に分けられる．万能型には，金属製とプラスチック製のものがあり，2 本の腕木 (固定軸と移動軸) をもち，一方 (固定軸) に丸形もしくは半円形の分度計がついた形状をしている．分度計は左右から 0～180° の目盛りが付けられていて，左右どちらからも読み取ることができるようになっている．特殊型は，特定の関節を測定するために使用されるもので，指関節の測定用としての三関節角度計などがある．

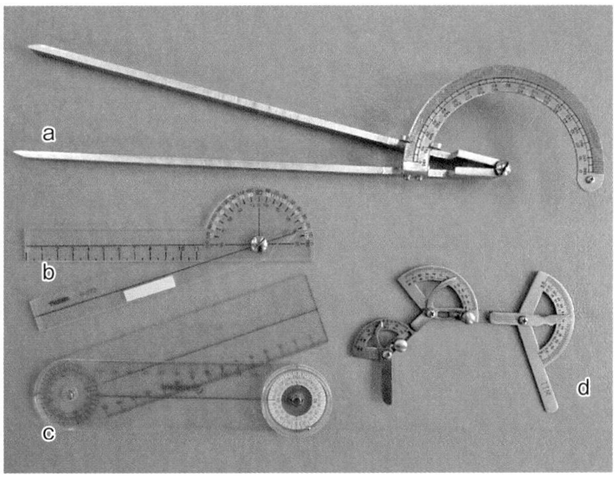

図 1 ゴニオメータ（角度計）
a：万能型（金属製），b，c：万能型（プラスチック製），d：特殊型（三関節角度計）．

LECTURE 5

(2) メジャー（巻尺）

2 点間の直線もしくは曲線上の距離を測定し，関節の可動範囲として表記する場合に用いる．特に，複合した関節の動き（肩関節，脊椎など）を簡便に測ることができ，臨床上，有用な値として利用される．

メジャー（巻尺）
▶ Lecture 4・図 1 参照．

2. 関節可動域表示ならびに測定法

ROM は，角度を数量的に表示する．その出発肢位（基本的肢位）の角度のとり方によってさまざまな表示法があったが，日本整形外科学会と日本リハビリテーション医学会により 1995 年 2 月に改訂された『関節可動域表示ならびに測定法』（以下，基本法）が標準的に使用されるようになった．2022 年 4 月に日本整形外科学会，日本リハビリテーション医学会，日本足の外科学会により国際的な定義と異なっていた足関節の運動を含むいくつかの問題点が見直され，改訂されている（**表 1**）[1)]．

覚えよう！
関節可動域の基準は，『関節可動域表示ならびに測定法』である．各関節における関節可動域測定法（基本軸，移動軸，測定肢位および注意点，参考可動域角度）は必ず覚えよう．

表 1 関節可動域表示ならびに測定法

Ⅱ．上肢測定

部位名	運動方向	参考可動域角度	基本軸	移動軸	測定肢位および注意点	参考図
肩甲帯 shoulder girdle	屈曲 flexion	0〜20	両側の肩峰を結ぶ線	頭頂と肩峰を結ぶ線		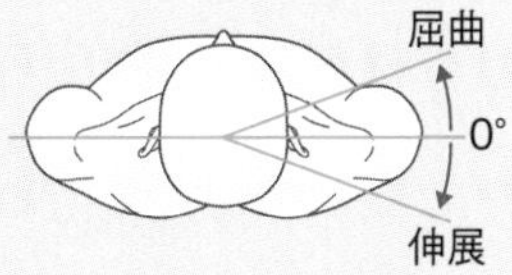
	伸展 extension	0〜20				
	挙上 elevation	0〜20	両側の肩峰を結ぶ線	肩峰と胸骨上縁を結ぶ線	背面から測定する	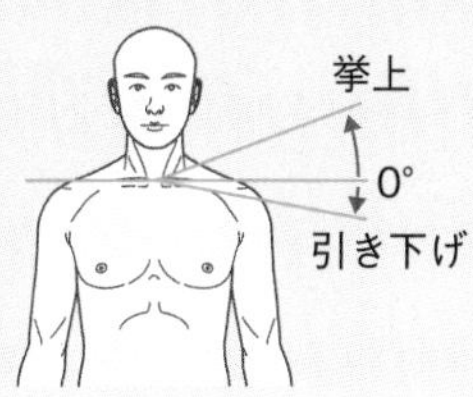
	引き下げ（下制） depression	0〜10				

表 1　関節可動域表示ならびに測定法（つづき）

肩 shoulder （肩甲帯の動きを含む）	屈曲（前方挙上） forward flexion	0～180	肩峰を通る床への垂直線（立位または座位）	上腕骨	前腕は中間位とする 体幹が動かないように固定する 脊柱が前後屈しないように注意する	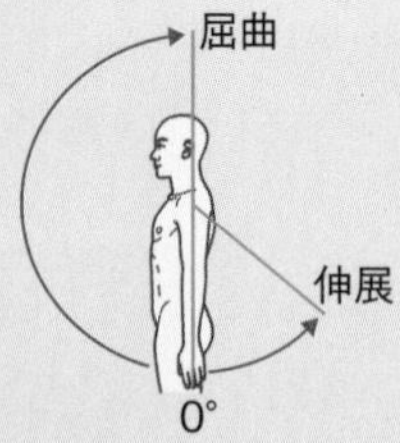
	伸展（後方挙上） backward extension	0～50				
	外転（側方挙上） abduction	0～180	肩峰を通る床への垂直線（立位または座位）	上腕骨	体幹の側屈が起こらないように 90° 以上になったら前腕を回外することを原則とする ⇨［VI. その他の検査法］参照	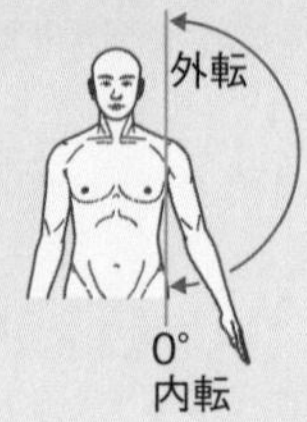
	内転 adduction	0				
	外旋 external rotation	0～60	肘を通る前額面への垂直線	尺骨	上腕を体幹に接して，肘関節を前方に 90° に屈曲した肢位で行う 前腕は中間位とする ⇨［VI. その他の検査法］参照	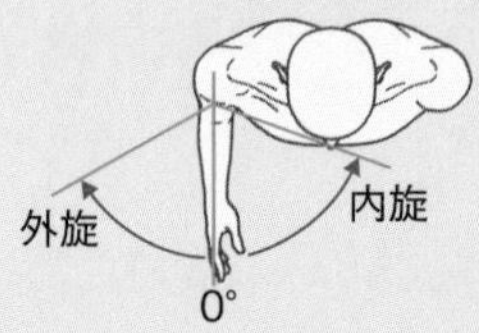
	内旋 internal rotation	0～80				
	水平屈曲 horizontal flexion (horizontal adduction)	0～135	肩峰を通る矢状面への垂直線	上腕骨	肩関節を 90° 外転位とする	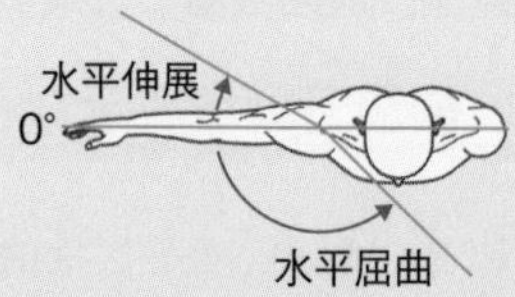
	水平伸展 horizontal extension (horizontal abduction)	0～30				
肘 elbow	屈曲 flexion	0～145	上腕骨	橈骨	前腕は回外位とする	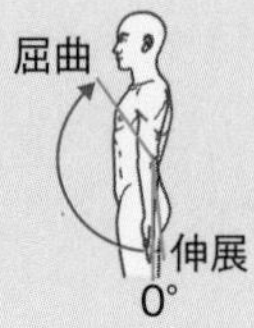
	伸展 extension	0～5				
前腕 forearm	回内 pronation	0～90	上腕骨	手指を伸展した手掌面	肩の回旋が入らないように肘を 90° に屈曲する	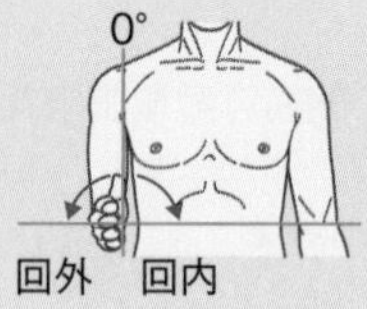
	回外 supination	0～90				
手 wrist	屈曲（掌屈） flexion (palmar flexion)	0～90	橈骨	第 2 中手骨	前腕は中間位とする	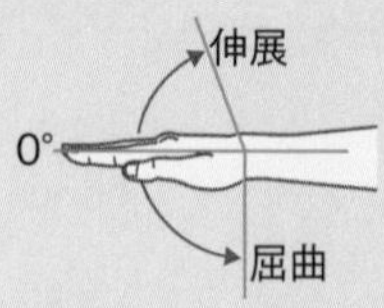
	伸展（背屈） extension (dorsiflexion)	0～70				
	橈屈 radial deviation	0～25	前腕の中央線	第 3 中手骨	前腕を回内位で行う	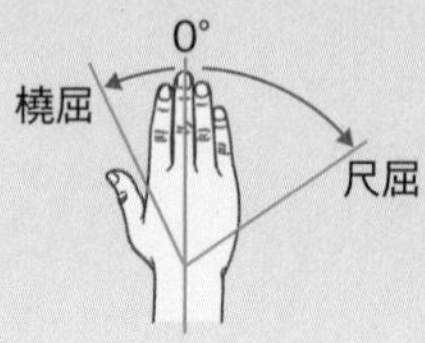
	尺屈 ulnar deviation	0～55				

表 1 関節可動域表示ならびに測定法（つづき）

Ⅲ. 手指測定

部位名	運動方向	参考可動域角度	基本軸	移動軸	測定肢位および注意点	参考図
母指 thumb	橈側外転 radial abduction	0～60	示指 （橈骨の延長上）	母指	運動は手掌面とする 以下の手指の運動は，原則として手指の背側に角度計をあてる	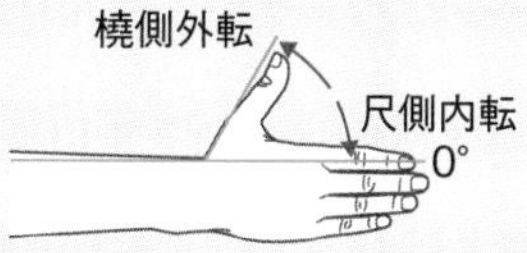
	尺側内転 ulnar adduction	0				
	掌側外転 palmar abduction	0～90			運動は手掌面に直角な面とする	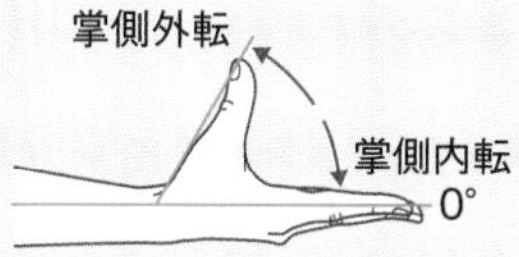
	掌側内転 palmar adduction	0				
	屈曲（MCP） flexion	0～60	第 1 中手骨	第 1 基節骨		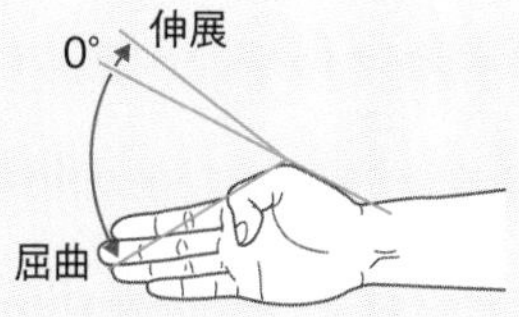
	伸展（MCP） extension	0～10				
	屈曲（IP） flexion	0～80	第 1 基節骨	第 1 末節骨		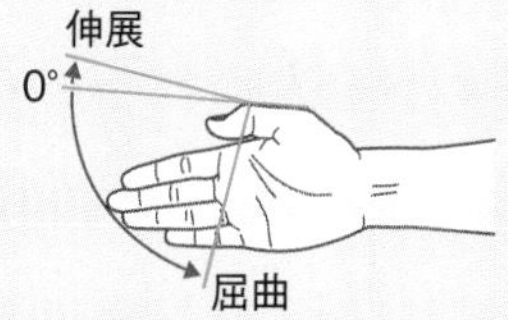
	伸展（IP） extension	0～10				
指 finger	屈曲（MCP） flexion	0～90	第 2～5 中手骨	第 2～5 基節骨	⇨［Ⅵ. その他の検査法］ 参照	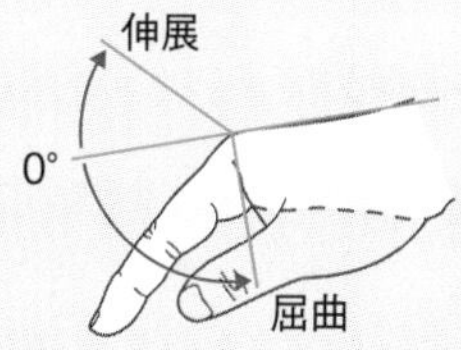
	伸展（MCP） extension	0～45				
	屈曲（PIP） flexion	0～100	第 2～5 基節骨	第 2～5 中節骨		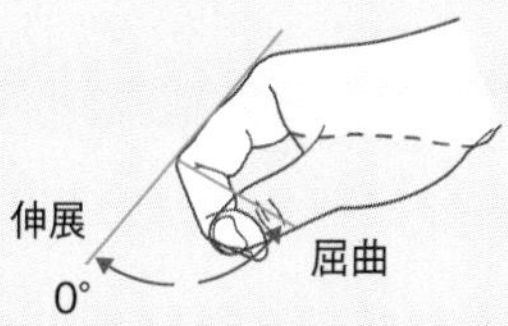
	伸展（PIP） extension	0				
	屈曲（DIP） flexion	0～80	第 2～5 中節骨	第 2～5 末節骨	DIP は 10° の過伸展をとりうる	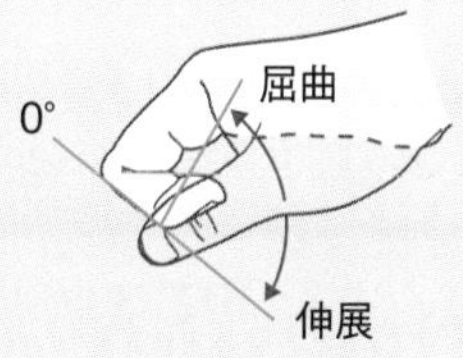
	伸展（DIP） extension	0				
	外転 abduction		第 3 中手骨 延長線	第 2，4，5 指軸	中指の運動は橈側外転，尺側外転とする ⇨［Ⅵ. その他の検査法］ 参照	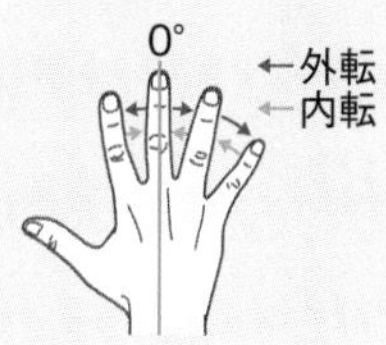
	内転 adduction					

表 1　関節可動域表示ならびに測定法（つづき）

Ⅳ．下肢測定

部位名	運動方向	参考可動域角度	基本軸	移動軸	測定肢位および注意点	参考図
股 hip	屈曲 flexion	0～125	体幹と平行な線	大腿骨（大転子と大腿骨外顆の中心を結ぶ線）	骨盤と脊柱を十分に固定する 屈曲は背臥位，膝屈曲位で行う 伸展は腹臥位，膝伸展位で行う	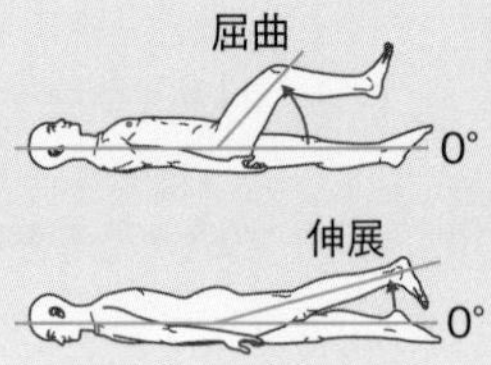
	伸展 extension	0～15				
	外転 abduction	0～45	両側の上前腸骨棘を結ぶ線への垂直線	大腿中央線（上前腸骨棘より膝蓋骨中心を結ぶ線）	背臥位で骨盤を固定する 下肢は外旋しないようにする 内転の場合は，反対側の下肢を屈曲挙上してその下を通して内転させる	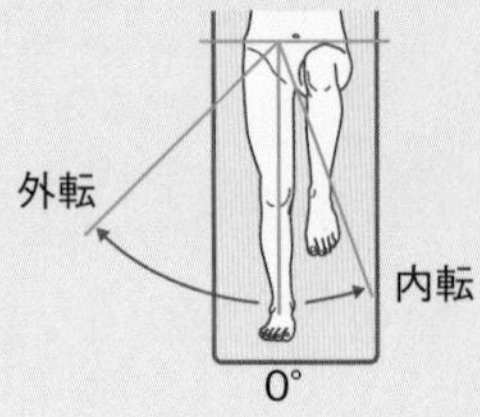
	内転 adduction	0～20				
	外旋 external rotation	0～45	膝蓋骨より下ろした垂直線	下腿中央線（膝蓋骨中心より足関節内外果中央を結ぶ線）	背臥位で，股関節と膝関節を 90° 屈曲位にして行う 骨盤の代償を少なくする	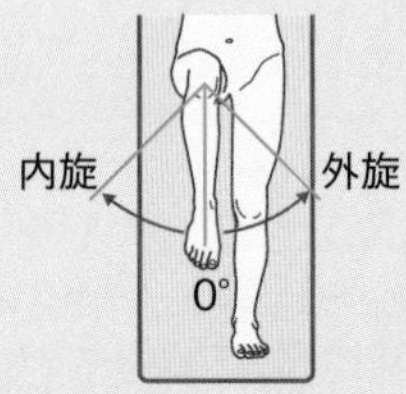
	内旋 internal rotation	0～45				
膝 knee	屈曲 flexion	0～130	大腿骨	腓骨（腓骨頭と外果を結ぶ線）	屈曲は股関節を屈曲位で行う	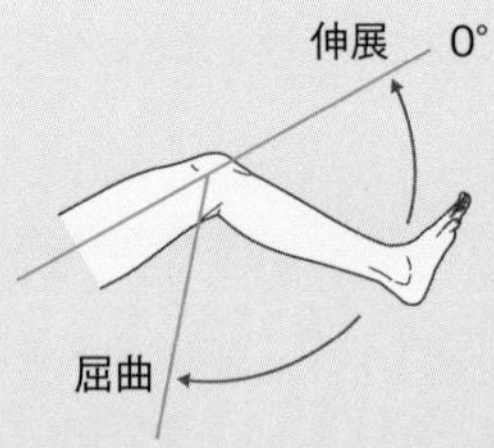
	伸展 extension	0				
足関節・足部 foot and ankle	外転 abduction	0～10	第 2 中足骨長軸	第 2 中足骨長軸	膝関節を屈曲位，足関節を 0 度で行う	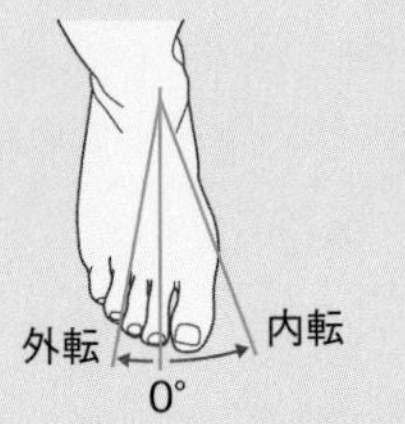
	内転 adduction	0～20				
	背屈 dorsiflexion	0～20	矢状面における腓骨長軸への垂直線	足底面	膝関節を屈曲位で行う	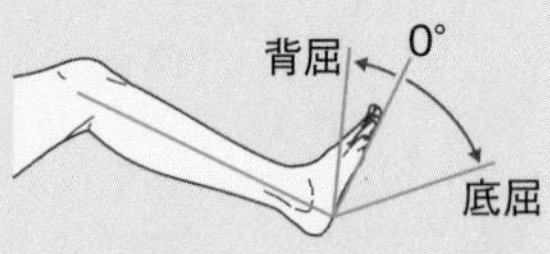
	底屈 plantar flexion	0～45				
	内がえし inversion	0～30	前額面における下腿軸への垂直線	足底面	膝関節を屈曲位，足関節を 0 度で行う	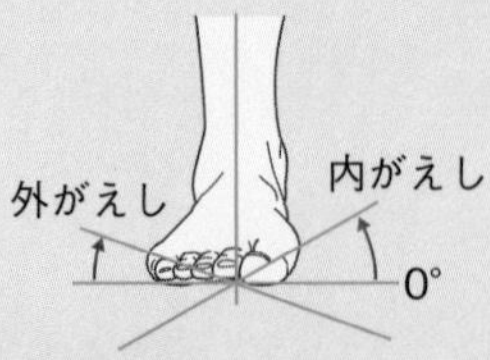
	外がえし eversion	0～20				
第 1 趾，母趾 great toe, big toe	屈曲（MTP）flexion	0～35	第 1 中足骨	第 1 基節骨	以下の第 1 趾，母趾，趾の運動は，原則として趾の背側に角度計をあてる	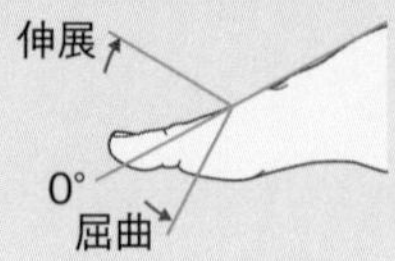
	伸展（MTP）extension	0～60				
	屈曲（IP）flexion	0～60	第 1 基節骨	第 1 末節骨		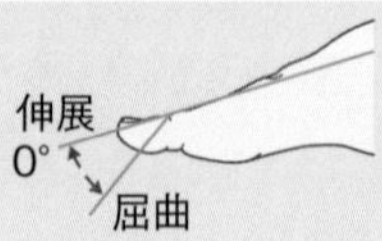
	伸展（IP）extension	0				

表 1 関節可動域表示ならびに測定法（つづき）

趾 toe, lesser toe	屈曲（MTP） flexion	0〜35	第 2〜5 中足骨	第 2〜5 基節骨		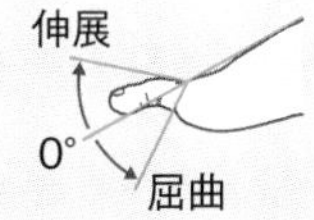
	伸展（MTP） extension	0〜40				
	屈曲（PIP） flexion	0〜35	第 2〜5 基節骨	第 2〜5 中節骨		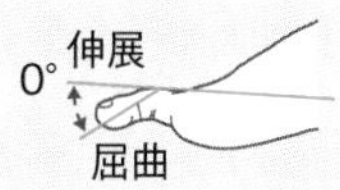
	伸展（PIP） extension	0				
	屈曲（DIP） flexion	0〜50	第 2〜5 中節骨	第 2〜5 末節骨		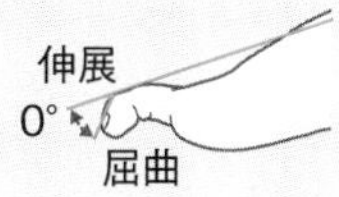
	伸展（DIP） extenshion	0				

V．体幹測定

部位名	運動方向	参考可動域角度	基本軸	移動軸	測定肢位および注意点	参考図
頸部 cervical spine	屈曲（前屈） flexion	0〜60	肩峰を通る床への垂直線	外耳孔と頭頂を結ぶ線	頭部体幹の側面で行う 原則として腰かけ座位とする	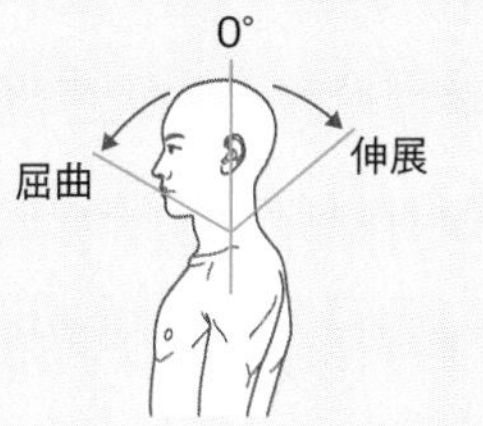
	伸展（後屈） extension	0〜50				
	回旋 rotation 左回旋	0〜60	両側の肩峰を結ぶ線への垂直線	鼻梁と後頭結節を結ぶ線	腰かけ座位で行う	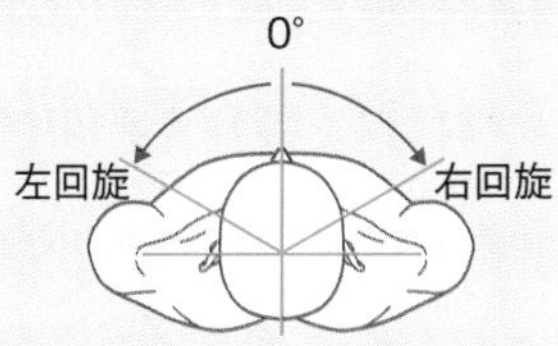
	右回旋	0〜60				
	側屈 lateral bending 左側屈	0〜50	第 7 頸椎棘突起と第 1 仙椎の棘突起を結ぶ線	頭頂と第 7 頸椎棘突起を結ぶ線	体幹の背面で行う 腰かけ座位とする	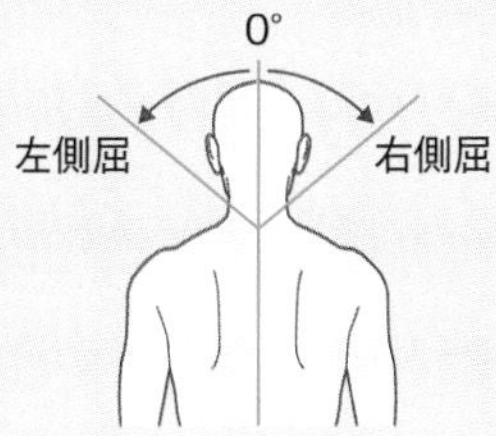
	右側屈	0〜50				
胸腰部 thoracic and lumbar spines	屈曲（前屈） flexion	0〜45	仙骨後面	第 1 胸椎棘突起と第 5 腰椎棘突起を結ぶ線	体幹側面より行う 立位，腰かけ座位または側臥位で行う 股関節の運動が入らないように行う ⇨［VI. その他の検査法］参照	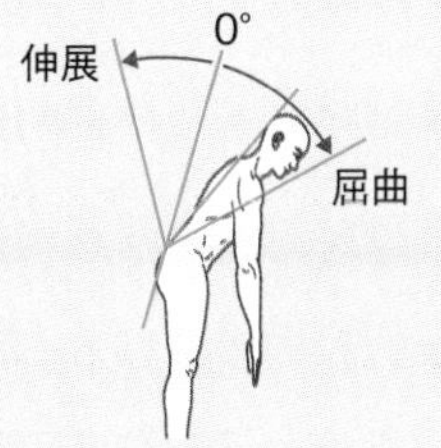
	伸展（後屈） extension	0〜30				
	回旋 rotation 左回旋	0〜40	両側の上後腸骨棘を結ぶ線	両側の肩峰を結ぶ線	座位で骨盤を固定して行う	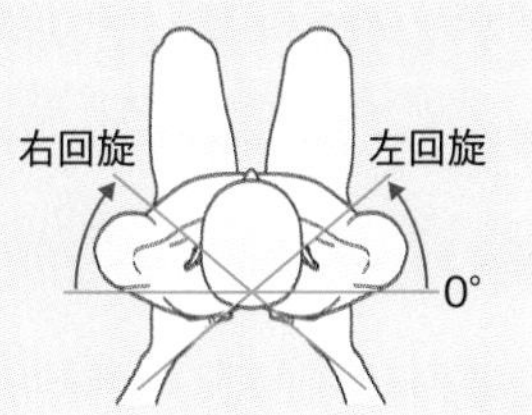
	右回旋	0〜40				
	側屈 lateral bending 左側屈	0〜50	ヤコビー（Jacoby）線の中点にたてた垂直線	第 1 胸椎棘突起と第 5 腰椎棘突起を結ぶ線	体幹の背面で行う 腰かけ座位または立位で行う	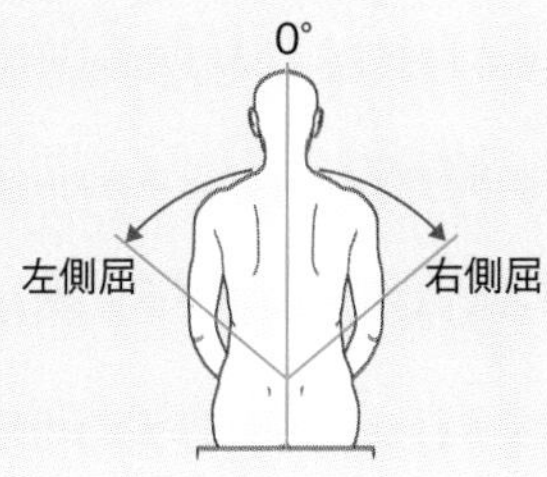
	右側屈	0〜50				

LECTURE 5

表 1　関節可動域表示ならびに測定法（つづき）

Ⅵ．その他の検査法

部位名	運動方向	参考可動域角度	基本軸	移動軸	測定肢位および注意点	参考図
肩 shoulder（肩甲骨の動きを含む）	外旋 external rotation	0〜90	肘を通る前額面への垂直線	尺骨	前腕は中間位とする 肩関節は 90° 外転し，かつ肘関節は 90° 屈曲した肢位で行う	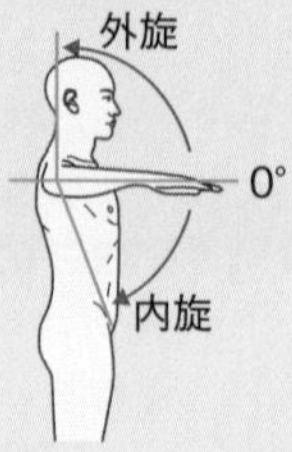
	内旋 internal rotation	0〜70				
	内転 adduction	0〜75	肩峰を通る床への垂直線	上腕骨	20° または 45° 肩関節屈曲位で行う 立位で行う	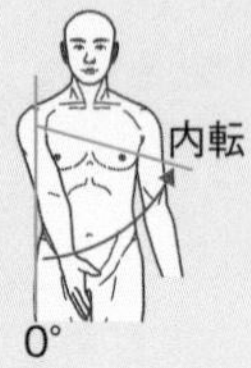
母指 thumb	対立 opposition				母指先端と小指基部（または先端）との距離（cm）で表示する	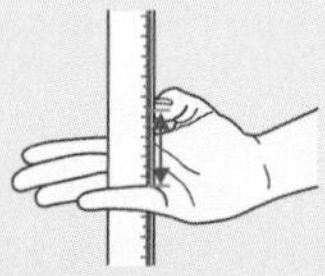
指 finger	外転 abduction		第 3 中手骨延長線	2，4，5 指軸	中指先端と 2，4，5 指先端との距離（cm）で表示する	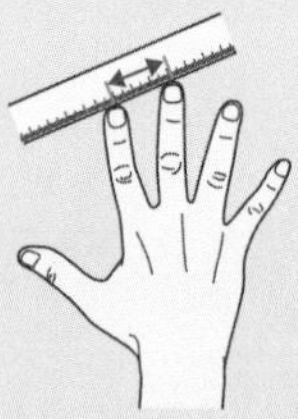
	内転 adduction					
	屈曲 flexion				指尖と近位手掌皮線（proximal palmar crease）または遠位手掌皮線（distal palmar crease）との距離（cm）で表示する	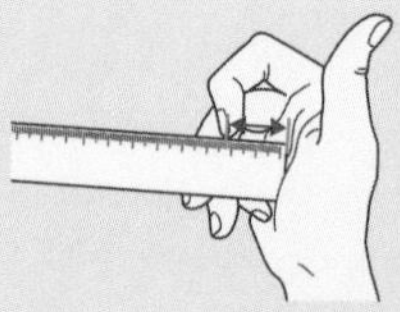
胸腰部 thoracic and lumbar spines	屈曲 flexion				最大屈曲は，指先と床との間の距離（cm）で表示する	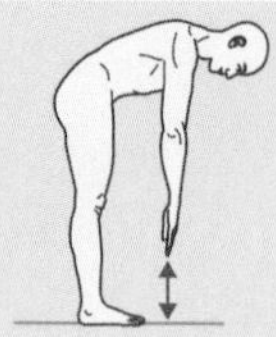

Ⅶ．顎関節計測

顎関節 temporo-mandibular joint	開口位で上顎の正中線で上歯と下歯の先端との間の距離（cm）で表示する 左右偏位（lateral deviation）は上顎の正中線を軸として下歯列の動きの距離を左右とも cm で表示する 参考値は上下第 1 切歯列対向縁線間の距離 5.0 cm，左右偏位は 1.0 cm である

（Jpn J Rehabil Med 2021；58〈10〉：1188-200[1]，日本足の外科学会雑誌 2021；42：S372-85，日整会誌 2022；96：75-86）

MEMO

「Ⅰ．関節可動域表示ならびに測定法の原則」は，巻末資料・表 1 を参照．

3．関節可動域測定（ROM-T）の原則

1）自動的関節可動域（自動 ROM）と他動的関節可動域（他動 ROM）

- ROM は，自動 ROM でも他動 ROM でも測定できるが，原則として他動 ROM による測定値を記録する．自動 ROM を用いる場合は，測定値を（　）で囲んで記録

するか,「自動」または「active」などと記録する.

- 他動ROMのみでなく，自動ROMとの角度差などの有無も検討する.

2）測定方法

①基本軸を固定する.

※基本軸，移動軸は，四肢や体幹において外見上わかりやすい部位を選んで設定されており，運動学上のものとは必ずしも一致しない．また，指および趾では角度計の当てやすさを考慮するものの，背側に角度計を当てることが原則である.

②基本軸と移動軸の交点をゴニオメータの中心に合わせる．関節の運動に応じて，ゴニオメータの中心を移動させてもよい．また，移動軸を平行移動させてもよい.

※ゴニオメータの腕木の長さは，測定部位の長さに合うものを使用する.

③一側のみではなく，両側を測定し，左右差を検討する.

④測定結果は，誤差を考慮し，通常は5°刻みで測定し，それ以下は四捨五入する.

3）基本肢位

Neutral Zero Positionを採用しているので，Neutral Zero Starting Positionに修正を加えた両側の足部長軸を平行にした直立位での肢位であり，おおむね解剖学的肢位と一致する．ただし，肩関節の水平屈曲・水平伸展については肩関節外転90°の肢位，肩関節の外旋・内旋については肩関節外転0°で肘関節90°屈曲位，前腕の回外・回内については手掌面が矢状面にある肢位，股関節の外旋・内旋については股関節と膝関節屈曲90°の肢位をそれぞれ基本肢位とする.

4）測定値

基本肢位を「0°」として表記する．股関節の可動域が屈曲位20～70°であるならば，この表記は「股関節の関節可動域は屈曲20°から70°（または屈曲20°～70°）」か「股関節の関節可動域は屈曲は70°，伸展は－20°」の2通りとなる.

ROMは個人差が大きく，基本法の参考可動域角度が正常値というわけではない.

5）測定肢位

基本法の「測定肢位および注意点」の記載に従うが，記載のないものは肢位を限定しない．変形，拘縮などで所定の肢位がとれない場合は，測定肢位がわかるように明記すれば異なる肢位を用いてもよい．異なる肢位を用いて測定する場合は，「背臥位」「座位」など具体的に肢位を記録する.

6）多関節筋が関与する場合

原則として，その影響を除いた肢位で測定する．股関節屈曲の測定では，膝関節を屈曲しハムストリングをゆるめた肢位で行う．なお，筋や腱の短縮を評価する目的で多関節筋を緊張させた肢位を用いて測定する場合は，その測定値を＜　＞で囲んで記録するが,「膝伸展位」などと具体的に記録する.

4．関節可動域（ROM）の測定方法と注意点

1）測定方法

（1）前準備

①医師からの情報，カルテからの情報，画像所見などを確認する．関節運動により症状（疼痛，神経症状など）が悪化する，または悪化する可能性が考えられる場合は，ROM-Tが禁忌となることがある.

②問診および障害となっている関節運動を観察・分析し，測定すべき評価項目を決定する.

③測定する順序を肢位別に計画する（肢位の変換はできるかぎり少なくする）.

④ゴニオメータ，タオル，記録用紙を準備する.

MEMO

基本的立位姿勢

顔は正面を向き，両上肢は体幹に沿って下垂し，前腕の橈骨縁は前方を向き，下肢は平行して，足指が前方を向いた直立位で，四肢が同一前額面に位置している肢位をNeutral Zero Positionという．関節のすべての運動は，定義されたゼロの出発点の位置（Neutral Zero Starting Position）から測定される．1936年，CaveとRobertsによって発表された原則である.

気をつけよう！

臨床においては，環境や被検者の状態により基本肢位をとれない場合がある．その場合は，必ずその肢位を詳細に記録する．特に経過観察においては，初期評価時とその後の評価を比較するために，同じ肢位で測定する.

ここがポイント！

『関節可動域表示ならびに測定法』の膝の屈曲の参考可動域角度は0～130°であるが，正座に必要な可動域は150°であり，健康な日本人はおおむね参考可動域角度よりも大きい屈曲可動域を有している.

ここがポイント！

股関節の外旋，膝関節の屈曲を除く四肢の関節のほとんどの運動方向は，15歳以降に減少する傾向がある[2,3].

ここがポイント！

60歳以上の高齢者でROM制限が比較的大きいものは，肩関節の屈曲・外転・外旋・内旋，肘関節の伸展，手関節の掌屈，股関節の外転，足関節の底屈である[2,3].

(2) オリエンテーション

①被検者に安楽な姿勢をとらせる.

※初対面の場合や疼痛が強い場合は，被検者がリラックスできるように十分なオリエンテーションが必要である.

②自己紹介と評価目的，体位変換，触診，測定部位の露出について説明する.

③ ROM-T の目的と方法を説明する.

④ゴニオメータの説明と実演をする.

⑤測定肢位の説明と実演をする.

⑥被検者が理解したことを確認し，了解を得る.

(3) 測定

基本法に従う.

①正確を期するためと測定部位の状態（腫脹，発赤，変形など）を観察するために，できるかぎり測定部位を露出する.

※プライバシーや室温に配慮する.

②左右差のある疾患では，非障害側を最初に測定する.

※不安感を軽減でき，障害側の比較基準となる．また，被検者の運動レベルが把握でき，その後の測定での動きの理解にもつながる.

③障害側の測定では，自動 ROM，他動 ROM の順に行う.

※自動 ROM を確認することで筋力の程度，疼痛の有無と出現角度，おおよその可動範囲を知ることができる.

※他動 ROM を行う際に筋緊張が高い場合は，リラクセーションをはかってから，ゆっくりと関節運動を行い測定する.

④開始肢位にゴニオメータを当て目盛りを読み記録する.

⑤関節を他動的にゆっくりと最終域まで動かし，ゴニオメータを当てその値を記録する．その際，エンドフィールも確認する．疼痛のあるときには，どの範囲で疼痛が生じるか記録する.

※角度を読み取る際には，ゴニオメータの目盛りと目線は，できるかぎり同じ高さにする.

※測定している部位だけでなく，被検者の表情やしぐさなども確認する.

⑥逃避的な動きがある場合は，先に疼痛の評価を行う.

(4) 記録

記録用紙にはさまざまなものがあるが，同一紙に数回の測定値が記録でき，前後の比較ができる形式がよい．記録に含まれるべき基本的項目は，以下のとおりである.

- 被検者の氏名・年齢・性別，測定者の氏名，測定日と時間，測定場所.
- 使用したゴニオメータの種類.
- 基本的肢位か否か，またはその説明と測定方法.
- 測定は，数値のみを記入し，単位「°」は記入しない.
- 自動 ROM もしくは他動 ROM 中に疼痛のない正常な ROM があれば，ROM は「正常」「N」または「正常範囲」「WNL」と記録する.
- 被検者が訴えた主観的情報（不快感，疼痛など）と，測定中に測定者が観察した客観的情報（防御的筋スパズム，軋轢音（あつれきおん）など）.
- 疼痛などが測定値に影響を与える場合は，「痛み」「pain」などと記録し，その部位と程度も記録する．測定値の数字の末尾に「p」と付記してもよい.

ここがポイント！
測定肢位
立位，座位，背臥位，腹臥位，側臥位がある．1 回の測定時間で複数の関節や動きを測定するときは，被検者が不必要な動きをしないですむように，同一の肢位で可能なすべての測定を行えるように計画を立てる.

気をつけよう！
被検者の身体に触れる際には，指先に力を入れないよう注意する．接触面を広くすることで不安感が軽減し，リラックスできることが多い．防御性筋収縮が起こらないようにゆっくりと関節を動かす.

気をつけよう！
ゴニオメータの当て方
被検者の身体に軽く触れる程度でよい．関節の運動を妨げたり，圧迫したりしない.

エンドフィール（end feel；最終域感，運動終末感，終末抵抗感）
▶ Lecture 6・Step up 参照.

N（norma；正常）
WNL（within normal limit；正常範囲）

p（pain；疼痛）

LECTURE 5

2）測定上の注意事項

（1）代償動作

主に固定が不十分なことに起因し，目的とする（＝測定しようとする）関節以外の関節運動が同時に起こることである．代償動作を観察や触診から見分ける．代償動作を含めた測定結果は，ROM を過剰に見積もることにつながる．

（2）関節可動域（ROM）を決定する条件

生理的範囲において円滑な関節運動ができるためには，関節の構造（関節軟骨，関節包，靱帯など）に異常がないこと，関節周囲の軟部組織に異常（筋の短縮など）がないこと，関節運動に関与する動筋の筋力が十分であること，拮抗筋が十分な伸張性を有すること，関節運動で疼痛を生じないことが必要である．

日常生活との関係を考える場合は，自動 ROM が有用な情報となりうる．測定する関節の可動域の程度を把握するだけでなく，測定する関節の可動性と隣接する関節との関係についても検討する．日常動作に必要な ROM を考慮しながら，ROM 制限が動作に及ぼす影響を明らかにし，運動・動作指導の方法について検討する．

（3）関節可動域（ROM）の異常

ROM の異常には，ROM が制限される場合と過剰になる場合がある．年齢，性別，肢位，個体による変動が大きいことを考慮する．エンドフィール，参考可動域との比較，左右差の比較を行う．

確定診断後の ROM-T においては，疾患の理解をふまえて ROM 制限が原疾患によるものか，不動などの廃用によるものか，さらに，いずれの要因が多く占めているのか注意深く検討する．また，疾患特有の ROM 制限や関節の不安定性に起因する異常な可動性についても評価する．

（4）関節可動域（ROM）制限の因子

ROM 制限は，いくつかの因子が複合して起こることが多く，それらは，関節構造に起因するものと，機能的因子に起因するものに大別される．関節構造に起因するものには，脱臼，骨棘，関節内遊離体，関節強直などがある．機能的因子に起因するものには，皮膚，筋，腱，関節包などの関節周囲の軟部組織による短縮，関節拘縮，中枢神経疾患による痙性，固縮や疼痛によるものなどがある．これらをふまえ，画像所見や筋力測定など他の結果をもとに，ROM の異常の原因を総合的に判断する．

■引用文献

1）日本リハビリテーション医学会，日本整形外科学会，日本足の外科学会：関節可動域表示ならびに測定法改訂について（2022 年 4 月改訂）．Jpn J Rehabil Med 2021；58（10）：1188-200.
2）渡辺英夫：健康日本人における四肢関節可動域について―年齢による変化．日整会誌 1979；53（3）：275-91.
3）岡部とし子，渡辺英夫，天野敏夫：各年代における健康人の関節可動域について―性別による変化．総合リハ 1980；8（1）：41-56.

■参考文献

1）福田 修監，伊藤俊一，星 文彦編：PT・OT のための測定評価．ROM 測定．第 2 版．三輪書店；2010.
2）Norkin CC, White DJ 著，木村哲彦監訳：関節可動域測定法―可動域測定の手引き．改訂第 2 版．協同医書出版社；2002.

代償動作（ごまかし運動；trick motion）

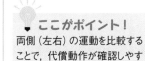

ここがポイント！
両側（左右）の運動を比較することで，代償動作が確認しやすくなる．

日常動作と関節可動域（ROM）
▶ Lecture 7・Step up 参照．

強直
▶ Step up 参照．
拘縮
▶ Step up 参照．

LECTURE 5

Step up

1. 拘縮と強直

従来，関節可動域（ROM）制限は拘縮（contracture）と強直（ankylosis）に分類され，前者は皮膚，皮下組織，筋，神経などの関節周囲に存在する関節構成体以外の軟部組織の変化（関節包外の病変）により，後者は関節端，関節軟骨，関節包，靱帯などの関節構成体そのものの変化（関節包内の病変）により生じる運動障害と定義されていた．しかし，先天性の骨癒合症や軟骨破壊後の骨性強直などの例外を除いては，関節周囲軟部組織と関節構成体の変化が合併している場合が多く，拘縮と強直を厳密に区別することは困難である．現在では，他動的関節可動域（他動ROM）がほとんど，もしくは完全に消失した状態を強直とよび，それ以外を拘縮とするのが一般的である．

2. 拘縮の分類

拘縮は，先天性内反足などの先天性拘縮と，後天的な原因で発生する後天性拘縮に区分される．後天性拘縮については，Hoffaの分類が使用されている．Hoffaの分類は古典的であり，拘縮の病態や発生機序の解明が進んできている現在では問題点もあるが，これに代わるべき分類法が確立されていないため，以下に紹介する．

1）皮膚性拘縮

皮膚の火傷，創傷，炎症などによる瘢痕性拘縮が大部分である．

2）結合組織性拘縮

皮下組織，靱帯，腱などの結合組織の収縮によるものである．

3）筋性拘縮

筋の短縮，萎縮が原因とされ，関節が特定の肢位で長期間固定されて生じた拘縮である．筋の疾患，損傷の後に瘢痕を形成して生じる拘縮，筋の阻血で生じるVolkmann拘縮（阻血性拘縮）も含む．

4）神経性拘縮

拘縮の原因が神経疾患に由来するものをいい，①疼痛を回避するために反射性および逃避性に強制肢位を長くとる場合に生じる反射性拘縮，②中枢神経系の疾患や損傷により痙性麻痺をきたし，筋緊張亢進のために生じる拘縮とされる痙性拘縮，③脊髄，末梢神経系の損傷や疾病によって弛緩性麻痺をきたし，拘縮を起こしたものである弛緩性麻痺性拘縮の3つがある．

5）関節性拘縮

関節構成体の軟部組織すなわち，滑膜，関節包，靱帯などが炎症や損傷によって収縮したものとされる．これらの組織は結合組織であるため，結合組織性拘縮にも分類できる．

3. 強直の分類

拘縮と同様に，強直も先天性骨癒合症のような先天性強直と，後天的な原因で発生する後天性強直に区分される．後天性強直は，結合組織の問題によって生じた線維性強直と，軟骨破壊後の骨性強直に分類される．

1）線維性強直

関節の対向面の一部または全部が結合組織で癒合した状態をいい，一部の場合，多少は他動ROMが残っていることもある．原因はさまざまであるが，その多くは拘縮が進行した結果，生じる．線維性強直における結合組織の変化は非可逆的と考えられ，観血的治療以外に改善は見込めない．

2）骨性強直

関節リウマチなどで軟骨が破壊された後に発生することがあり，関節の対向面が骨組織で結合され，両骨端間の骨梁は連続して1本の骨のようになる状態をいう．

■参考文献

1）沖田 実：関節可動域制限とは．沖田 実編：関節可動域制限─病態の理解と治療の考え方．三輪書店；2008．p.2-17.
2）安藤徳彦：関節拘縮の発生機序．上田 敏，千野直一，大川嗣雄編：リハビリテーション基礎医学．第2版．医学書院；1994．p.213-22.

LECTURE 6

関節可動域測定（2）

上肢・手指

到達目標

- 『関節可動域表示ならびに測定法』を実施する際の注意点を理解する．
- 臨床に即した上肢・手指の関節可動域測定を適切に実施する．
- 代償動作を理解する．
- エンドフィールを理解する．

この講義を理解するために

関節可動域測定は，原則として『関節可動域表示ならびに測定法』（以下，基本法）に従って行います．この講義では，上肢・手指の基本法のうち，特に実施の際に気をつけるべきポイント，そして基本法とは異なりますが，臨床で頻繁に行われている方法も含めて実際に行い，適切に実施できる技術を身につけます．そのためには，あらかじめ基本法を完全に理解している必要があります．

この講義の前に，以下の項目を学習しておきましょう．

□ 関節可動域測定の基本と原則を復習しておく（Lecture 5 参照）．

□『関節可動域表示ならびに測定法』を復習しておく（Lecture 5 参照）．

講義を終えて確認すること

□『関節可動域表示ならびに測定法』を実施する際の注意点が理解できた．

□ 臨床に即した上肢・手指の関節可動域測定を健常者に適切に実施できた．

□ 代償動作が理解できた．

□ エンドフィールが理解できた．

講義

『関節可動域表示ならびに測定法』
▶ Lecture 5，巻末資料参照.

ここがポイント！
一般に，上肢の測定は下肢の測定より信頼性が高いとされている．しかし，肩関節は最も可動域が広い球関節で，複雑な解剖学的特性をもつため，測定に際しては，解剖学的知識に基づく配慮が必要となる．

LECTURE 6

この実習では『関節可動域表示ならびに測定法』（以下，基本法）に沿って実施していく．

1．肩甲帯

1）屈曲・伸展 （図 1）

- **測定肢位**：座位.
- **参考可動域角度**：屈曲・伸展ともに 0～20°.
- **軸**：基本軸は両側の肩峰を結ぶ線，移動軸は頭頂と肩峰を結ぶ線.
- **注意点**：関節運動の中心軸は頭頂ではないが，視認しやすさから頭頂を軸心とし，他動的に肩甲骨を屈曲あるいは伸展させ，頭上から測定する．体幹の回旋での代償動作に注意する.

2）挙上・引き下げ（下制） （図 2）

肩甲帯の前額面での運動で，上方への動きが挙上，下方への動きが引き下げ（下制）である.

- **測定肢位**：座位.
- **参考可動域角度**：挙上 0～20°，引き下げ（下制）0～10°.
- **軸**：基本軸は両側の肩峰を結ぶ線，移動軸は肩峰と胸骨上縁を結ぶ線.
- **注意点**：背面から，腋窩に手を差し入れ他動的に肩甲骨を挙上，あるいは肩に手を置き他動的に肩甲骨を引き下げ，測定する．体幹の側屈での代償動作に注意する.

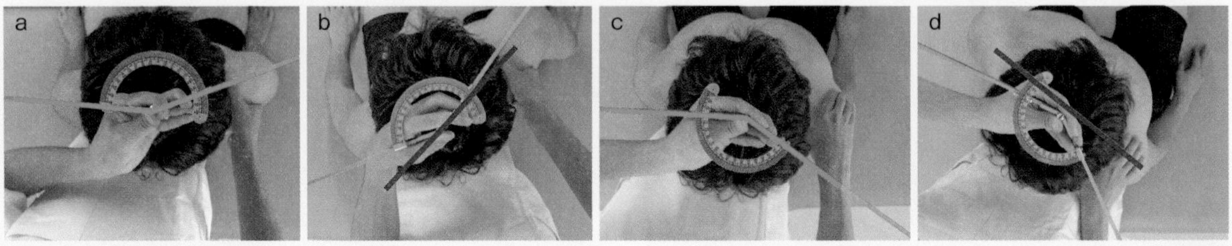

図 1　肩甲帯の屈曲・伸展
a：屈曲，b：屈曲時の体幹の回旋による代償動作（——），c：伸展，d：伸展時の体幹の回旋による代償動作（——）.

▶ 03

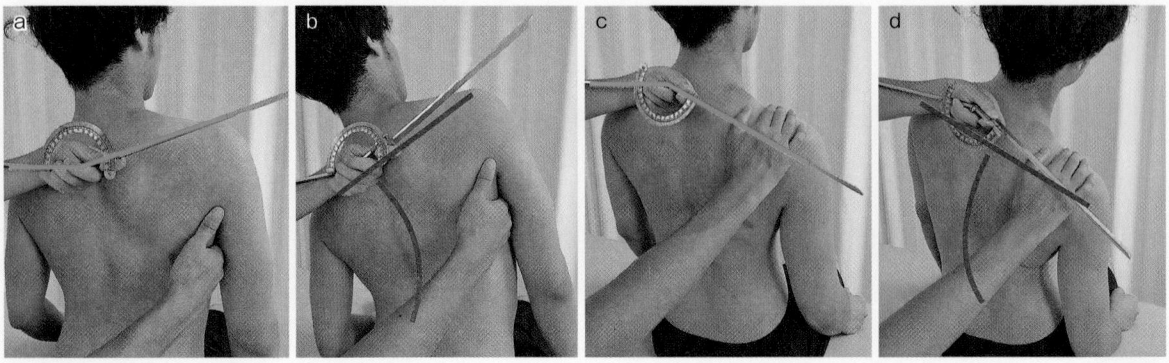

図 2　肩甲帯の挙上・引き下げ（下制）
a：挙上，b：挙上時の体幹の側屈による代償動作（——），c：引き下げ，d：引き下げ時の体幹の側屈による代償動作（——）.

▶ 04

2. 肩（肩甲帯の動きを含む）

1）屈曲（前方挙上）・伸展（後方挙上） （図3）

- **測定肢位**：立位または座位にて，前腕は中間位.
- **参考可動域角度**：屈曲（前方挙上）0～180°，伸展（後方挙上）0～50°.
- **軸**：基本軸は肩峰を通る床への垂直線，移動軸は上腕骨.
- **注意点**：屈曲時の体幹の伸展，伸展時の体幹の屈曲での代償動作に注意する.
- **別法**：基本法と異なり，屈曲では背臥位で行う方法もある．立位や座位よりも安定性がよく，リラックスしやすい．また，体幹の伸展の代償動作を抑制できるが，脊柱の前彎による胸郭の浮き上がりに注意する.

2）外転（側方挙上）・内転 （図4）

- **測定肢位**：立位または座位.
- **参考可動域角度**：外転（側方挙上）0～180°，内転 0°.
- **軸**：基本軸は肩峰を通る床への垂直線，移動軸は上腕骨.
- **注意点**：体幹の側屈での代償動作が起こらないように外転 90° 以上になったら前腕を回外することを原則とする．なお，内転では，その他の検査法として，立位にて肩関節 20° または 45° 屈曲位で行う方法もある．この場合の参考可動域角度は内転 0～75° である.
- **別法**：基本法とは異なり，背臥位で行う方法もある．立位や座位よりも安定性がよく，リラックスしやすい．また，側屈による代償動作を抑制できるが，肩甲上腕リズムの確認が不十分になることに注意する.

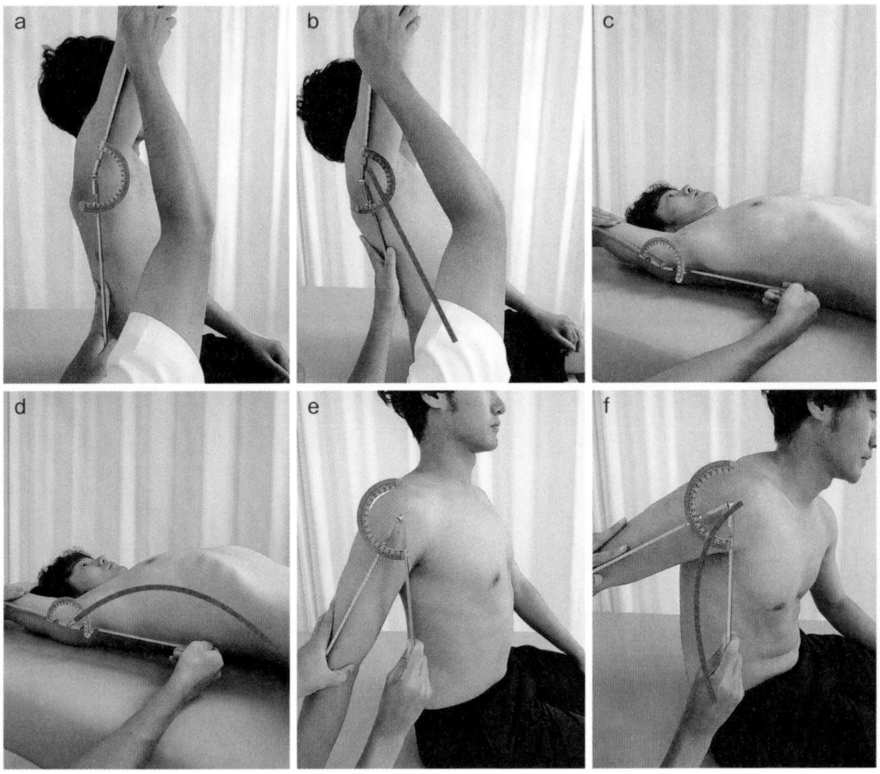

図3 肩関節の屈曲（前方挙上）・伸展（後方挙上）
a：座位での屈曲，b：座位での屈曲時の体幹の伸展による代償動作（——），
c：背臥位での屈曲，d：背臥位での屈曲時の脊柱の前彎による代償動作（——），
e：伸展，f：伸展時の体幹の屈曲による代償動作（——）.

▶ 05

ここがポイント！
上肢の測定を座位で行う場合は，両下肢を床へ接地させるなど，固定性と安定性を高めた肢位で行う.

MEMO
肩甲上腕リズム
基本肢位から上腕骨を外転するとき，上腕骨と肩甲骨が 2：1 の比率で動くことをいう.

LECTURE 6

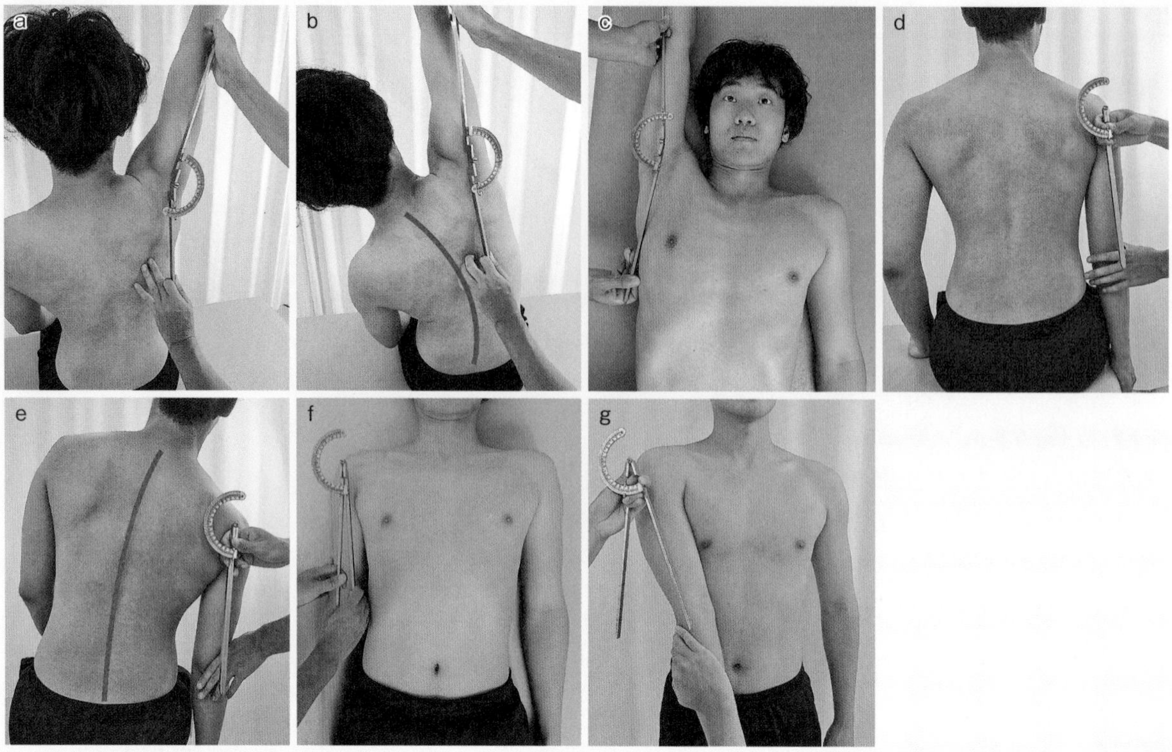

図 4 肩関節の外転（側方挙上）・内転
a：座位での外転，b：座位での外転時の体幹の側屈による代償動作（——），c：背臥位での外転，d：座位での内転，e：座位での内転時の体幹の側屈による代償動作（——），f：背臥位での内転，g：その他の検査法の内転.

▶ 06

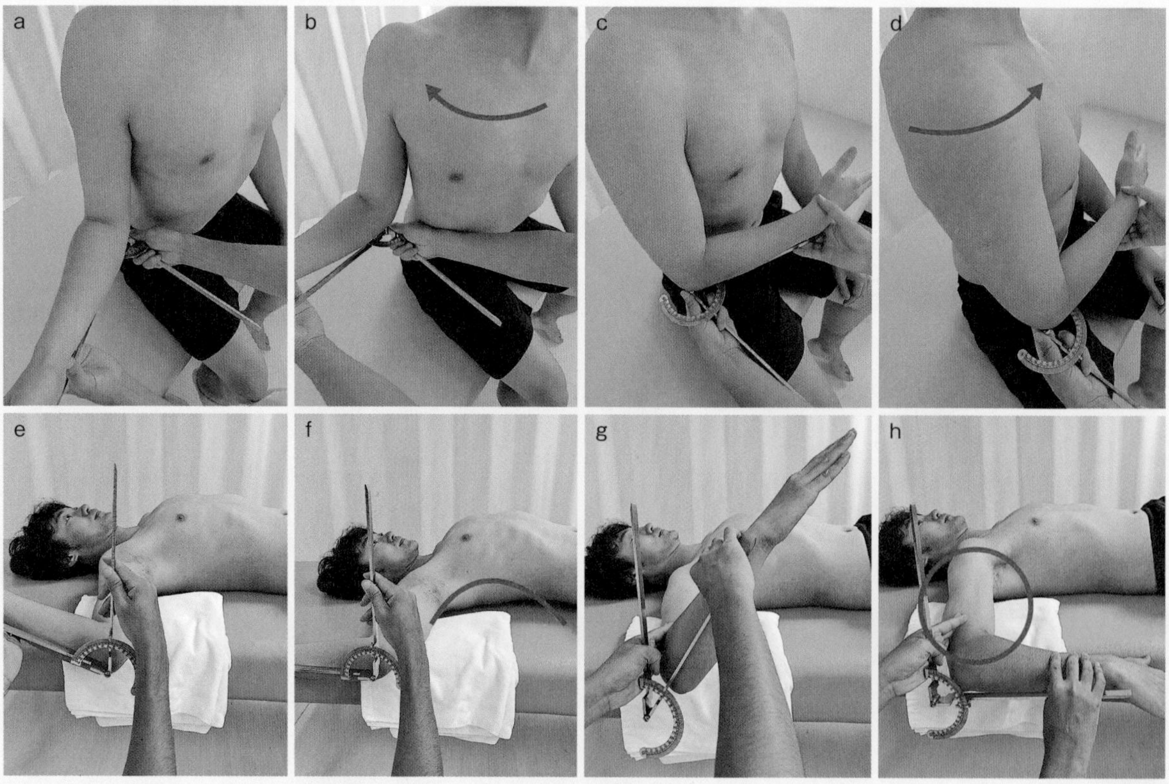

図 5 肩関節の外旋・内旋
a：座位での外旋，b：座位での外旋時の体幹の回旋・側屈による代償動作（⟶），c：座位での内旋，d：座位での内旋時の体幹の回旋・側屈による代償動作（⟶），e：背臥位での外旋，f：背臥位での外旋時の胸郭の浮き上がりによる代償動作（——），g：背臥位での内旋，h：背臥位での内旋時の肩甲骨の前方突出による代償動作（○）.

▶ 07

LECTURE 6

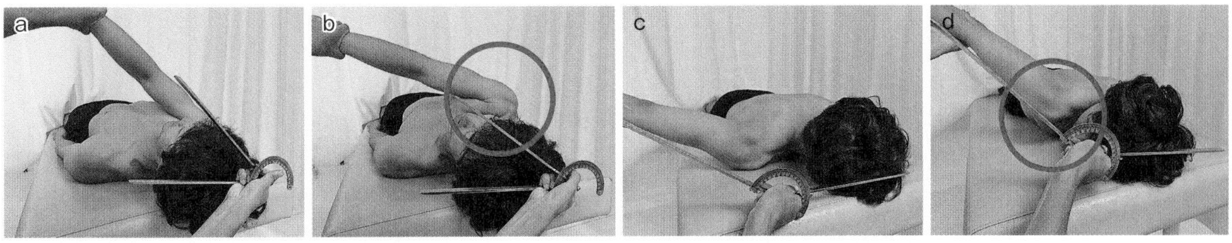

図 6 肩関節の水平屈曲・水平伸展
a：水平屈曲，b：水平屈曲時の体幹の回旋と肩甲骨の前方突出による代償動作（○），c：水平伸展，d：水平伸展時の体幹の回旋による代償動作（○）．

▶ 08

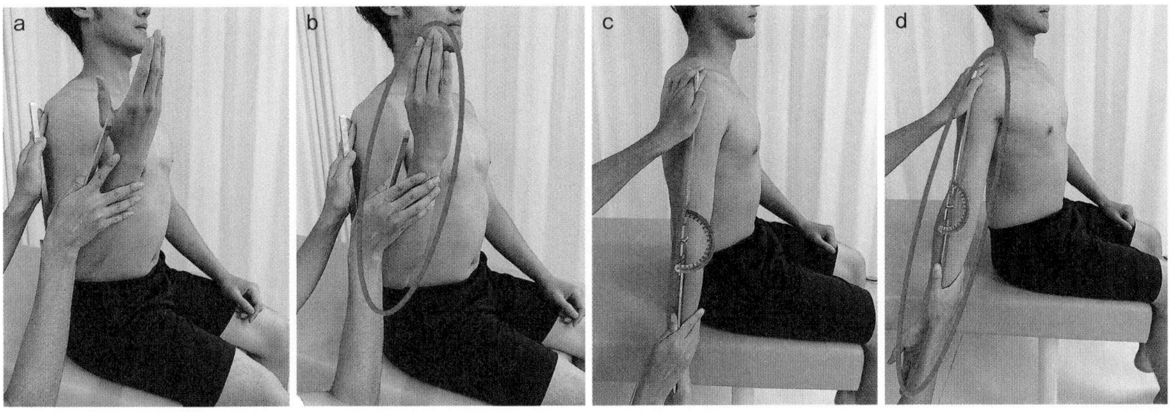

図 7 肘関節の屈曲・伸展
a：屈曲，b：屈曲時の前腕の回内による代償動作（○），c：伸展，d：伸展時の肩関節の外旋による代償動作（○）．

▶ 09

3）外旋・内旋 （図 5）

- **測定肢位**：基本法にある立位または座位と，その他の検査法にある背臥位で行う方法の 2 種類がある．いずれでも前腕は中間位，肘関節は 90° 屈曲位とし，違いは前者が上腕を体幹に接し，後者が肩関節を 90° 外転する点．
- **参考可動域角度**：前者では外旋 0～60°，内旋 0～80°，後者では外旋 0～90°，内旋 0～70°．
- **軸**：基本軸と移動軸は両者で違いはなく，基本軸は肘を通る前額面への垂直線，移動軸は尺骨．
- **注意点**：座位での測定では体幹の回旋や側屈，背臥位での測定では外旋時の胸郭の浮き上がりと内旋時の肩甲骨の前方突出の代償動作に注意する．

ここがポイント！
背臥位での測定では，肩関節の回旋軸と上腕骨の長軸が同じになるようにタオルなどで調整する．

4）水平屈曲・水平伸展 （図 6）

- **測定肢位**：水平屈曲では背臥位，水平伸展では腹臥位．肩関節は 90° 外転位とし，上方から測定する．
- **参考可動域角度**：水平屈曲 0～135°，水平伸展 0～30°．
- **軸**：基本軸は肩峰を通る矢状面への垂直線，移動軸は上腕骨．
- **注意点**：水平屈曲時の体幹の回旋と肩甲骨の前方突出，水平伸展時の体幹の回旋での代償動作に注意する．

ここがポイント！
水平伸展時には，頸部を対側へ回旋させた肢位をとることで体幹の回旋による代償動作を抑制できる．

3. 肘

屈曲・伸展 （図 7）

- **測定肢位**：座位にて，前腕は回外位．
- **参考可動域角度**：屈曲 0～145°，伸展 0～5°．

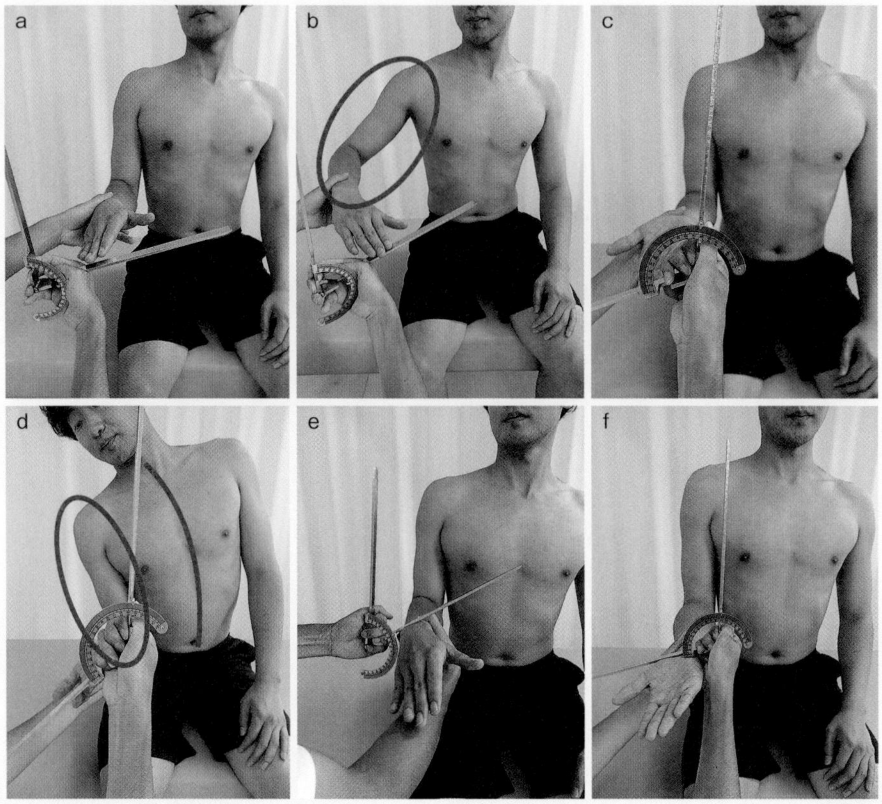

図８　前腕の回内・回外
a：回内，b：回内時の肩関節の外転による代償動作（○），c：回外，d：回外時の体幹の側屈と肩関節の内転・外旋による代償動作（○），e：回内（別法），f：回外（別法）．

▶ 10

MEMO
前腕の回内・回外の別法
基本軸を肩峰と内側上顆を結ぶ線，移動軸を両茎状突起を結ぶ線とする．

- **軸**：基本軸は上腕骨，移動軸は橈骨．
- **注意点**：屈曲時の前腕の回内，伸展時の肩関節の外旋での代償動作に注意する．

4．前腕

回内・回外　（図８）

前腕軸を中心にして外方に回旋する動き（手掌が上を向く動き）が回外，内方に回旋する動き（手掌が下を向く動き）が回内である．

- **測定肢位**：座位．
- **参考可動域角度**：回内・回外ともに0〜90°．
- **軸**：基本法では，基本軸が上腕骨，移動軸が手指を伸展した手掌面．
- **注意点**：回内時の肩関節の外転，回外時の体幹の側屈と肩関節の内転・外旋の代償動作に注意する．
- **別法**：移動軸があいまいになりやすいので，臨床では，基本軸が肩峰と内側上顆を結ぶ線，移動軸が両茎状突起を結ぶ線とする別法が使用される場合もある．

5．手

1）屈曲（掌屈）・伸展（背屈）　（図９）

- **測定肢位**：座位または背臥位にて，前腕は回内・回外中間位．
- **参考可動域角度**：屈曲（掌屈）0〜90°，伸展（背屈）0〜70°．
- **軸**：基本軸は橈骨，移動軸は第２中手骨．
- **注意点**：屈曲（掌屈）時の手関節の橈屈，伸展（背屈）時の手関節の尺屈での代償動作に注意する．

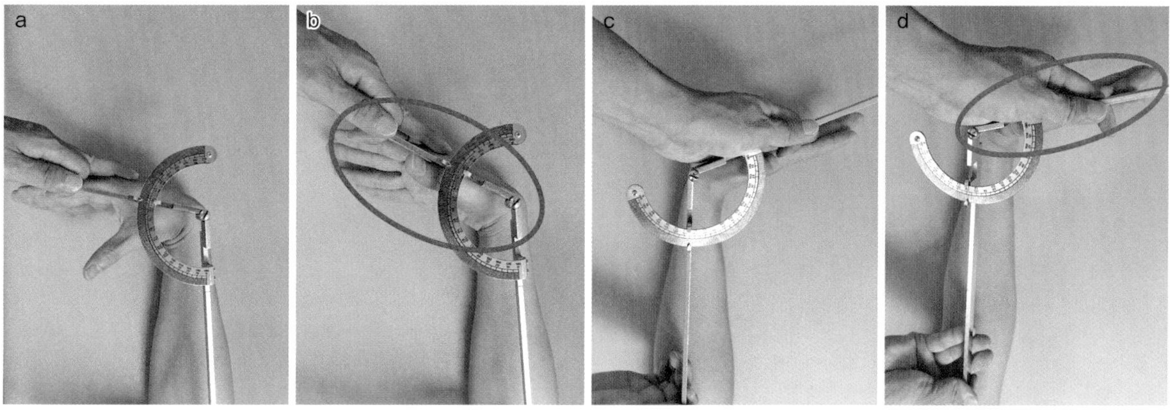

図９ 手関節の屈曲（掌屈）・伸展（背屈）
a：屈曲，b：屈曲時の手関節の橈屈による代償動作（○），c：伸展，d：伸展時の手関節の尺屈による代償動作（○）．

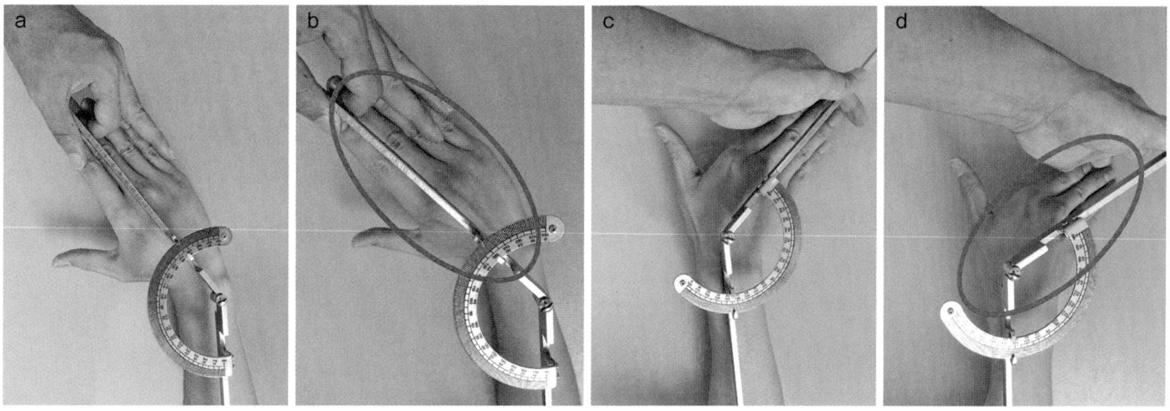

図10 手関節の橈屈・尺屈
a：橈屈，b：橈屈時の手関節の伸展（背屈）による代償動作（○），c：尺屈，d：尺屈時の手関節の屈曲（掌屈）による代償動作（○）．

2）橈屈・尺屈 （図10）

手関節の手掌面での運動で，橈側への動きが橈屈，尺側への動きが尺屈である．

- **測定肢位**：座位または背臥位にて，前腕は回内位．
- **参考可動域角度**：橈屈 0〜25°，尺屈 0〜55°．
- **軸**：基本軸は前腕の中央線，移動軸は第３中手骨．
- **注意点**：橈屈時の手関節の伸展（背屈），尺屈時の手関節の屈曲（掌屈）での代償動作に注意する．

6. 母指

1）橈側外転・尺側内転 （図11）

母指の手掌面での運動で，母指の基本軸から遠ざかる動き（橈側への動き）が橈側外転，母指の基本軸に近づく動き（尺側への動き）が尺側内転である．

- **測定肢位**：座位または背臥位．
- **参考可動域角度**：橈側外転 0〜60°，尺側内転 0°．
- **軸**：基本軸は示指（橈骨の延長上），移動軸は母指．

2）掌側外転・掌側内転 （図12）

母指の手掌面に垂直な平面の運動で，母指の基本面から遠ざかる動き（手掌方向への動き）が掌側外転，基本軸に近づく動き（背側方向への動き）が掌側内転である．

- **測定肢位**：座位または背臥位．

MEMO
エンドフィール
関節を他動的に動かしたときに関節可動域（ROM）の最終域で，それ以上の運動に対する抵抗として検査者が感じる抵抗感のことをいう．検査者が感じる抵抗感であるため，絶対的な指標ではない．しかし，臨床経験を重ねるとそれぞれのエンドフィールの違いを感じ取れるようになり，問題点の把握がより的確になる．
▶ Step up 参照．

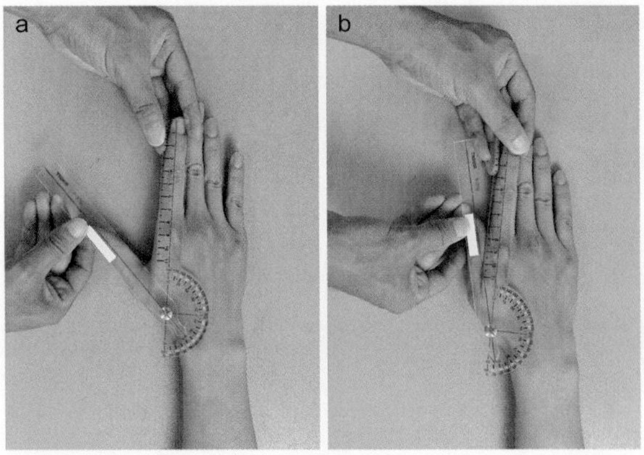

図 11　母指の橈側外転・尺側内転
a：橈側外転，b：尺側内転.

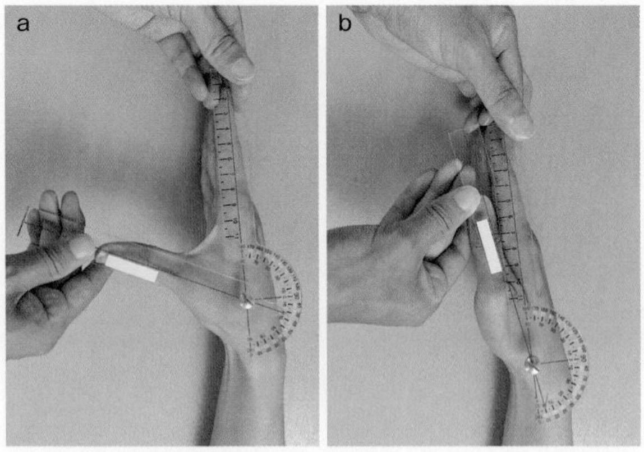

図 12　母指の掌側外転・掌側内転
a：掌側外転，b：掌側内転.

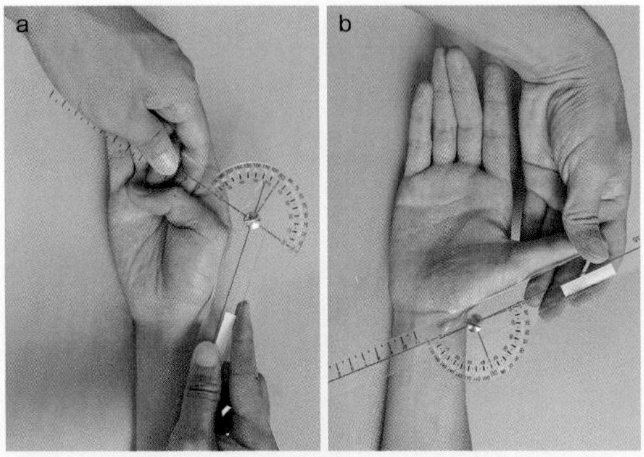

図 13　母指の中手指節関節（MCP 関節）の屈曲・伸展
a：屈曲，b：伸展.

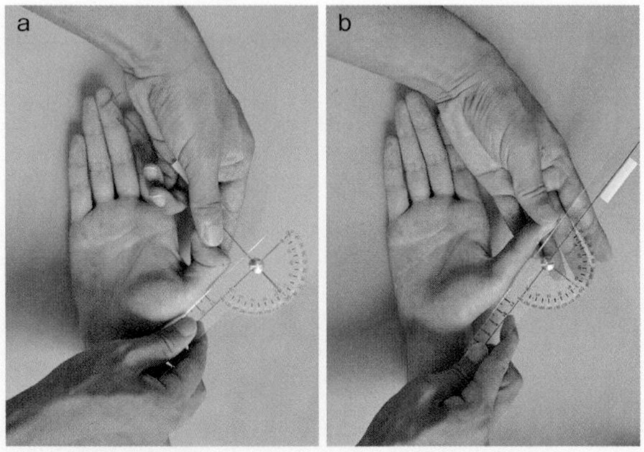

図 14　母指の指節間関節（IP 関節）の屈曲・伸展
a：屈曲，b：伸展.

LECTURE 6

- **参考可動域角度**：掌側外転 0～90°，掌側内転 0°.
- **軸**：基本軸は示指（橈骨の延長上），移動軸は母指.

3) 中手指節関節（MCP 関節）の屈曲・伸展　（図 13）

中手指節関節（MCP 関節；metacarpophalangeal joint）

- **測定肢位**：座位または背臥位.
- **参考可動域角度**：屈曲 0～60°，伸展 0～10°.
- **軸**：基本軸は第 1 中手骨，移動軸は第 1 基節骨.

4) 指節間関節（IP 関節）の屈曲・伸展　（図 14）

指節間関節（IP 関節；interphalangeal joint）

- **測定肢位**：座位または背臥位.
- **参考可動域角度**：屈曲 0～80°，伸展 0～10°.
- **軸**：基本軸は第 1 基節骨，移動軸は第 1 末節骨.

ここがポイント！
手指の測定では，机の上に手を置くことで代償動作を防ぎやすくなる.

7. 指

1) 中手指節関節（MCP 関節）の屈曲・伸展　（図 15）

- **測定肢位**：座位または背臥位.
- **参考可動域角度**：屈曲 0～90°，伸展 0～45°.
- **軸**：基本軸は第 2～5 中手骨，移動軸は第 2～5 基節骨.

2) 近位指節間関節（PIP 関節）の屈曲・伸展　（図 16）

近位指節間関節（PIP 関節；proximal interphalangeal joint）

- **測定肢位**：座位または背臥位.
- **参考可動域角度**：屈曲 0～100°，伸展 0°.

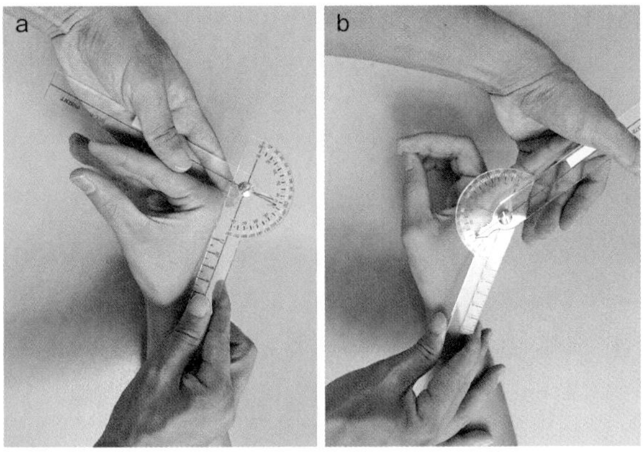

図 15 手指の中手指節関節（MCP 関節）の屈曲・伸展
a：屈曲，b：伸展.

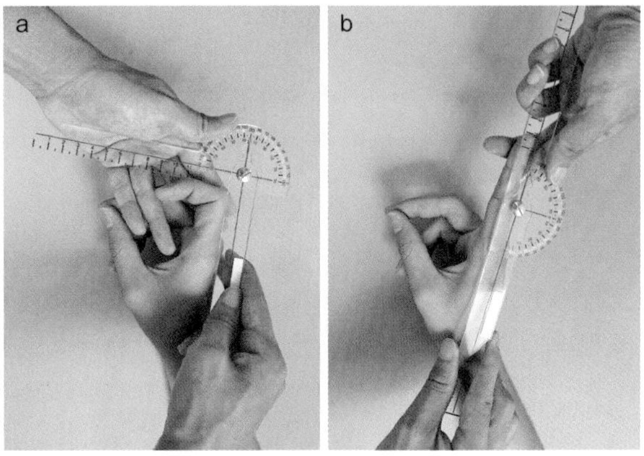

図 16 手指の近位指節間関節（PIP 関節）の屈曲・伸展
a：屈曲，b：伸展.

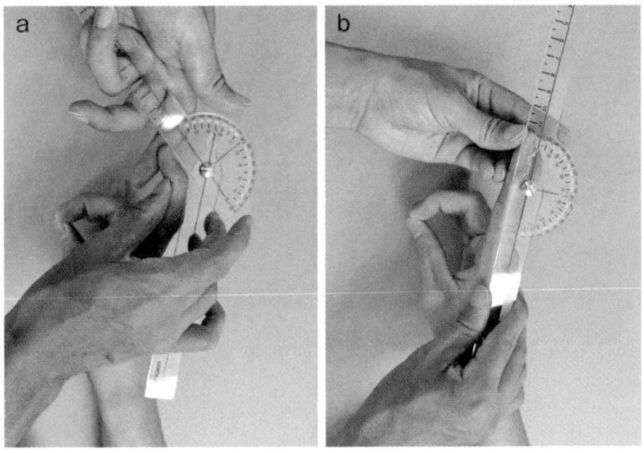

図 17 手指の遠位指節間関節（DIP 関節）の屈曲・伸展
a：屈曲，b：伸展.

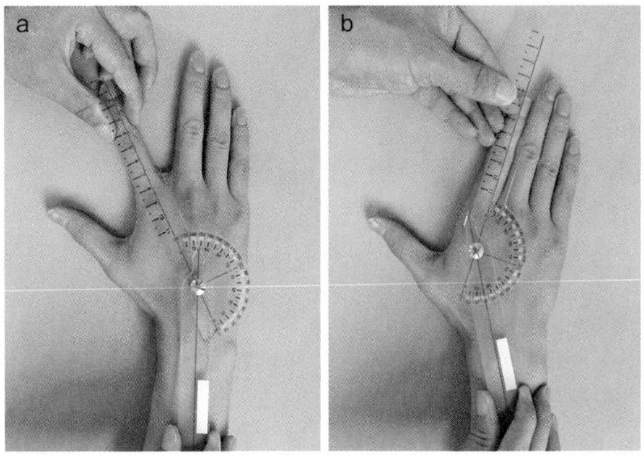

図 18 手指の外転・内転
a：外転，b：内転.

- **軸**：基本軸は第 2〜5 基節骨，移動軸は第 2〜5 中節骨.

3）遠位指節間関節（DIP 関節）の屈曲・伸展（図 17）

- **測定肢位**：座位または背臥位.
- **参考可動域角度**：屈曲 0〜80°，伸展 0°.
- **軸**：基本軸は第 2〜5 中節骨，移動軸は第 2〜5 末節骨.
- **注意点**：DIP 関節は 10° の過伸展をとりうる.

4）外転・内転（図 18）

- **測定肢位**：座位または背臥位.
- **参考可動域角度**：なし.
- **軸**：基本軸は第 3 中手骨延長線，移動軸は第 2・4・5 指軸.
- **注意点**：中指の運動は橈側外転（基本軸から橈側へ遠ざかる動き），尺側外転（基本軸から尺側へ遠ざかる動き）とする.

ここがポイント！
手指の運動では，背側にゴニオメータを当てるのが原則ではあるが，ゴニオメータの形状によっては側面に当てざるをえない場合もある.

遠位指節間関節（DIP 関節；distal interphalangeal joint）

■**参考文献**

1）日本リハビリテーション医学会，日本整形外科学会，日本足の外科学会：関節可動域表示ならびに測定法改訂について（2022 年 4 月改訂）. Jpn J Rehabil Med 2021；58（10）：1188-200.
2）福田 修監，伊藤俊一，星 文彦編：PT・OT のための測定評価. ROM 測定. 第 2 版. 三輪書店：2010.

Step up

エンドフィール

関節を他動的に動かしたときに関節可動域（ROM）の最終域で，それ以上の運動に対する抵抗として検査者が感じる抵抗感を，エンドフィール（end feel；最終域感，運動終末感，終末抵抗感）という．エンドフィールは，正常関節でも感じられるものと，疼痛やROM制限に関連した異常なものに分けられる．

エンドフィールは，あくまでも検査者が関節を動かしたときに感じる抵抗感であり，絶対的な指標ではない．しかし，臨床経験を重ね，それぞれのエンドフィールの違いを感じ取れるようになると，問題点の把握がより的確になり，画像所見（X線，CT，MRIなど）とあわせて総合的に検討することで，適切な理学療法プログラムの立案に結びつく．

1）正常なエンドフィール（生理的エンドフィール）

正常なエンドフィールには，軟部組織性，結合組織性，骨性がある．これらを理解することで，ROM制限の因子を特定する手助けとなる．

- **軟部組織性**：背臥位での膝関節の屈曲などで，大腿後面と下腿後面の軟部組織同士が接触し止まる感じの柔らかな抵抗感である．
- **結合組織性**：関節包（股関節の内旋など），筋（股関節伸展位での膝関節の屈曲など），靱帯（前腕の回外など）の伸張による制限で，弾性もしくは柔軟性のある抵抗感であるが，組織の太さによって異なる．多くの関節で感じられるエンドフィールである．
- **骨性**：肘関節の伸展で肘頭が肘頭窩に入り込み，骨と骨との接触によって止まる感じで，抵抗感が大きく，突然起こり，それ以上の動きは得られない．

2）異常なエンドフィール

病的状態で感じられる異常なエンドフィールには，ROM制限の因子として考えられる組織や状態によって，軟部組織性，結合組織性，骨性，虚性，ばね様遮断に分けられる．疼痛によるROM制限の場合，急性期であればエンドフィールを感じる前に，防御性筋収縮や筋スパズムによる抵抗感があり，エンドフィールとは異なる．

筋スパズムは，有痛性の持続的筋収縮をいい，普通，筋が極度に短縮することで誘発され，他動的伸張で止まる．時に生化学的異常が原因で起こる．

- **軟部組織性**：筋スパズムにより通常のROMよりも早くまたは遅く起こるビクッとした感じで，疼痛や筋硬結（触診に際して，筋が結節あるいはバンド様に硬く触れる有痛性の病的状態）もある．軟部組織の浮腫により正常可動域まで可動しない抵抗感で，滑膜炎により何かが介在しているような感じがする．
- **結合組織性**：筋緊張の増加や関節包，筋，靱帯の短縮により，早期から感じられ，正常可動域まで可動しない抵抗感で，ゆっくりとした伸張で若干延長する．
- **骨性**：関節遊離体（関節鼠（ねずみ）など），骨関節炎，化骨性筋炎などにより，通常は制限されない角度での終止感である．疼痛を伴うことが多い．
- **虚性**（empty feel）：まだ可動可能な角度で疼痛が生じ，限界域までの空きを感じる終止感である．これは急性関節炎，滑液包炎，腫瘍，心理的防御反応があるときなどにみとめられる．疼痛によりROMの最終域に至ることがないので，真のエンドフィールではない．
- **ばね様遮断**：半月板が関節内に挟み込まれるなどの場合の，最終域で跳ね返るような（ゴム板が挟まっているような）終止感である．

LECTURE 6

LECTURE 7

関節可動域測定（3）

下肢・体幹

到達目標

- 『関節可動域表示ならびに測定法』を実施する際の注意点を理解する．
- 臨床に即した下肢・体幹の関節可動域測定を適切に実施する．
- 代償動作を理解する．
- 日常動作と関節可動域の関連について理解する．

この講義を理解するために

関節可動域測定は，原則として『関節可動域表示ならびに測定法』(以下，基本法）に従って行います．この講義では，下肢・体幹の基本法のうち，特に実施の際に気をつけるべきポイントに注意し，そして基本法とは異なりますが，臨床で頻繁に行われている方法も含めて実際に行い，適切に実施できる技術を身につけます．そのためには，あらかじめ基本法を完全に理解している必要があります．

また，被検者にとって，関節可動域の制限そのものが問題となるわけではなく，関節可動域の制限によって，日常生活に支障をきたすことが問題になるという視点をもつことが大切です．

この講義の前に，以下の項目を学習しておきましょう．

□ 関節可動域測定の基本と原則を復習しておく（Lecture 5 参照）．

□『関節可動域表示ならびに測定法』を復習しておく（Lecture 5 参照）．

講義を終えて確認すること

□『関節可動域表示ならびに測定法』を実施する際の注意点が理解できた．

□ 臨床に即した下肢・体幹の関節可動域測定を健常者に適切に実施できた．

□ 代償動作が理解できた．

□ 日常動作と関節可動域の関連について理解できた．

講義

1．股

1）屈曲・伸展　（図 1）

- **測定肢位**：屈曲では背臥位で膝関節屈曲位，伸展では腹臥位で膝関節伸展位，屈曲・伸展ともに股関節の外転・内転・外旋・内旋 0°.
- **参考可動域角度**：屈曲 0〜125°，伸展 0〜15°.
- **軸**：基本軸は体幹と平行な線，移動軸は大腿骨（大転子と大腿骨外顆の中心を結ぶ線）.
- **注意点**：骨盤の回旋での代償動作に注意する．屈曲では，代償動作である骨盤の後傾に伴う対側の下肢の浮き上がりが生じないように，検査者の下肢で固定する．その際，体重を乗せすぎることで疼痛を与えないように注意する．伸展では，被検者が腹臥位を行うことが困難な場合は，側臥位で測定する.

2）外転・内転　（図 2）

- **測定肢位**：背臥位.
- **参考可動域角度**：外転 0〜45°，内転 0〜20°.
- **軸**：基本軸は両側の上前腸骨棘を結ぶ線への垂直線，移動軸は大腿中央線（上前腸骨棘より膝蓋骨中心を結ぶ線）.
- **注意点**：外転・内転ともに，股関節の外旋・内旋によって移動軸がずれないように内旋・外旋中間位を保つ．外転では骨盤の側方挙上や股関節の外旋，内転では骨盤の下制や股関節の内旋での代償に注意する.
- **別法**：『関節可動域表示ならびに測定法』（以下，基本法）と異なり，臨床では，代償動作である骨盤の挙上や下制の影響を受けない基本軸を両側の上前腸骨棘を結ぶ線，移動軸を上前腸骨棘と膝蓋骨中心を結ぶ線とする別法が用いられることもある.

3）外旋・内旋　（図 3）

- **測定肢位**：背臥位で，股関節および膝関節を 90° 屈曲位.
- **参考可動域角度**：外旋・内旋ともに 0〜45°.

ここがポイント！
屈曲時には，対側の下肢を検査者の下肢で固定することで代償動作を抑制できる.

ここがポイント！
伸展時には，殿部を検査者の前腕で固定することで代償動作を抑制できる.

LECTURE 7

『関節可動域表示ならびに測定法』
▶ Lecture 5，巻末資料参照.

ここがポイント！
前腕で他動運動させることで，両手でゴニオメータを操作できる（図 1 ○）.

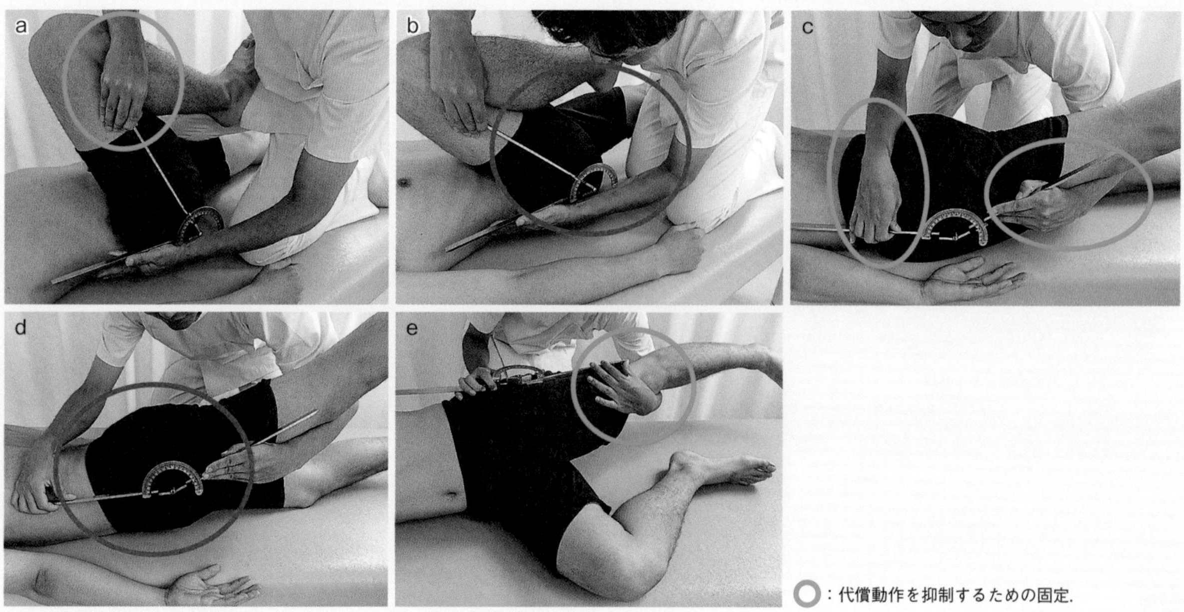

図 1　股関節の屈曲・伸展
a：屈曲，b：屈曲時の骨盤の後傾に伴う対側の下肢の浮き上がりによる代償動作（○），c：伸展，d：伸展時の骨盤の回旋による代償動作（○），e：側臥位での伸展.

▶ 11

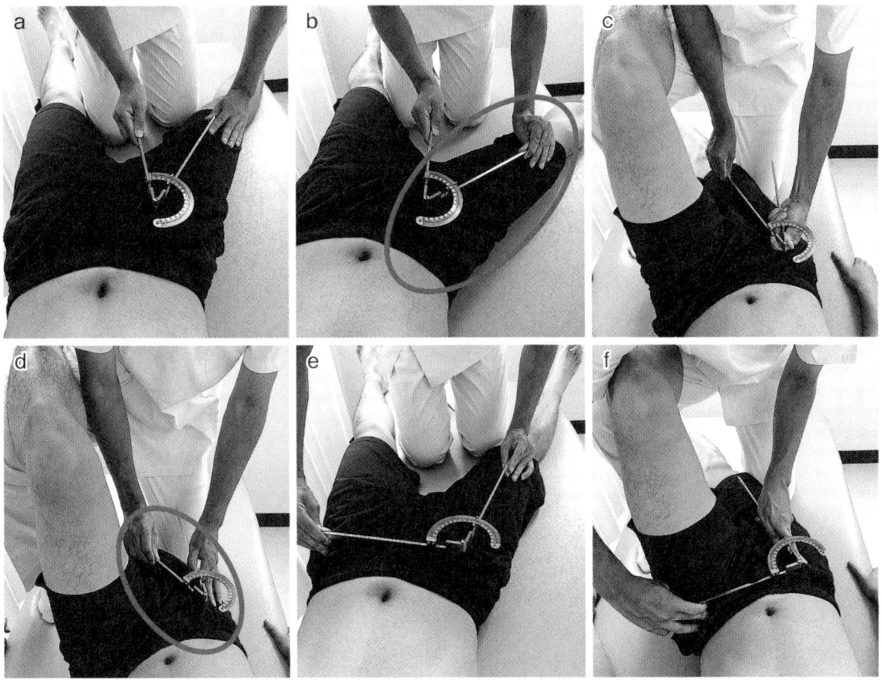

図２ 股関節の外転・内転
a：外転，b：外転時の骨盤の側方挙上や股関節の外旋による代償動作（○），
c：内転，d：内転時の骨盤の下制や股関節の内旋による代償動作（○），
e：外転（別法），f：内転（別法）.

▶ 12

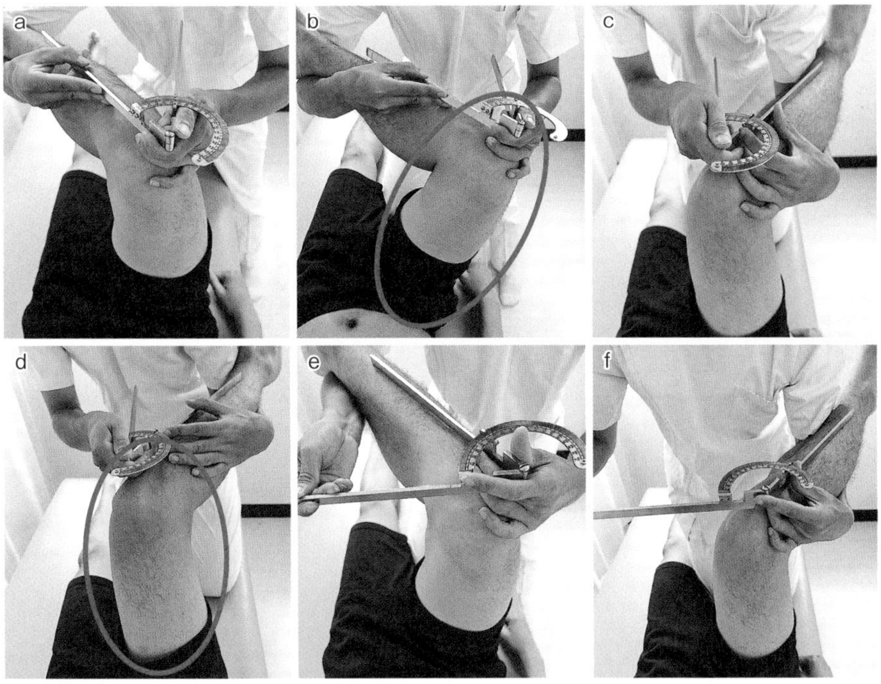

図３ 股関節の外旋・内旋
a：外旋，b：外旋時の股関節の屈曲・外転による代償動作（○），c：内旋，d：内旋時の股関節の内転・伸展による代償動作（○），e：外旋（別法），f：内旋（別法）.

▶ 13

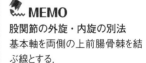

- **軸**：基本軸は膝蓋骨より下ろした垂直線，移動軸は下腿中央線（膝蓋骨中心より足関節内外果中央を結ぶ線）.
- **別法**：基本法と異なり，臨床では，基本軸を両側の上前腸骨棘を結ぶ線とする別法が用いられることもある.

ここがポイント！
内転では，反対側の下肢を屈曲挙上してその下を通して内転させる.

MEMO
股関節の外転・内転の別法
基本軸を両側の上前腸骨棘を結ぶ線，移動軸を上前腸骨棘と膝蓋骨中心を結ぶ線とする.

MEMO
股関節の外旋・内旋の別法
基本軸を両側の上前腸骨棘を結ぶ線とする.

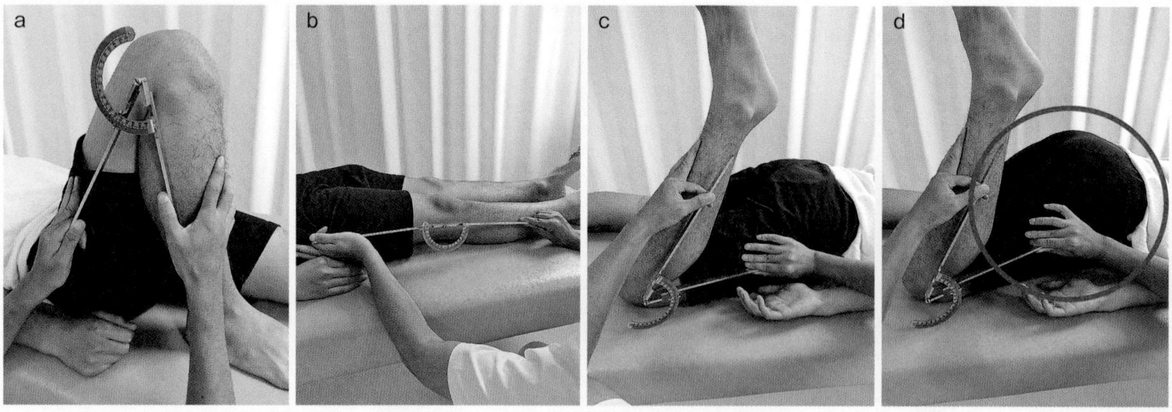

図4　膝関節の屈曲・伸展
a：屈曲，b：伸展，c：腹臥位での屈曲，d：尻上がり現象（○）.

▶ 14

2. 膝

屈曲・伸展　（図4）

- **測定肢位**：背臥位.
- **参考可動域角度**：屈曲 0～130°，伸展 0°.
- **軸**：基本軸は大腿骨，移動軸は腓骨（腓骨頭と外果を結ぶ線）.
- **注意点**：屈曲の基本法では，背臥位にて股関節屈曲位で行うが，大腿直筋の短縮などが疑われる場合には，腹臥位にて股関節の屈曲・伸展 0° で測定する．大腿直筋の短縮がある場合，尻上がり現象がみられる.

3. 足関節・足部

1）外転・内転　（図5）

- **測定肢位**：座位で，膝関節屈曲位，足関節 0°.
- **参考可動域角度**：外転 0～10°，内転 0～20°.
- **軸**：基本軸は第2中足骨長軸，移動軸は第2中足骨長軸.

2）背屈・底屈　（図6）

足関節・足部に関する矢状面の運動で，足背への動きが背屈，足底への動きが底屈である．屈曲と伸展は使用しないこととする.

- **測定肢位**：背臥位で，膝関節屈曲位.
- **参考可動域角度**：背屈 0～20°，底屈 0～45°.
- **軸**：基本軸は矢状面における腓骨長軸への垂直線，移動軸は足底面.
- **別法**：基本法と異なり，臨床では，測定が容易な基本軸を腓骨とする別法もある.

3）内がえし・外がえし　（図7）

足関節・足部に関する前額面の運動で，足底が外方を向く動きが外がえし，足底が内方を向く動きが内がえしである.

- **測定肢位**：背臥位で，膝関節屈曲位，足関節 0°.
- **参考可動域角度**：内がえし 0～30°，外がえし 0～20°.
- **軸**：基本軸は前額面における下腿軸への垂直線，移動軸は足底面.
- **別法**：基本法と異なり，臨床では，測定が容易な基本軸を下腿とする別法がよく用いられている.

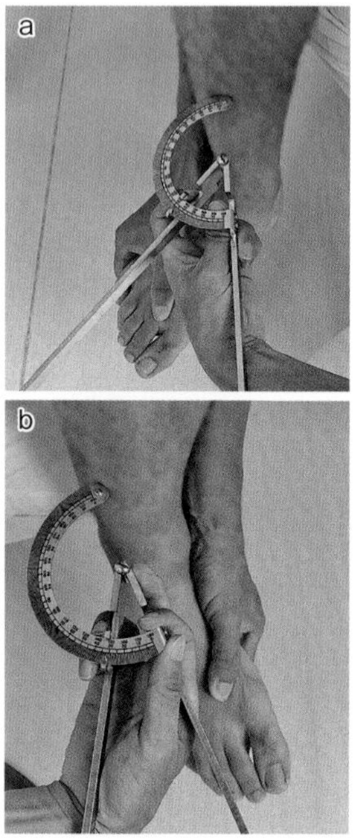

図5　足関節・足部の外転・内転
a：外転，
b：内転.

▶ 15

気をつけよう！
外反，内反
変形を意味する用語であり，関節運動の名称としては用いない.

ここがポイント！
内がえし・外がえしでは，膝関節を屈曲位とするため，膝窩部にタオルなどを差し込み，足部をベッド端から出して測定する．また，下腿軸とベッド端が垂直になるようにすると，ベッド端を基本軸の目安として利用できる.

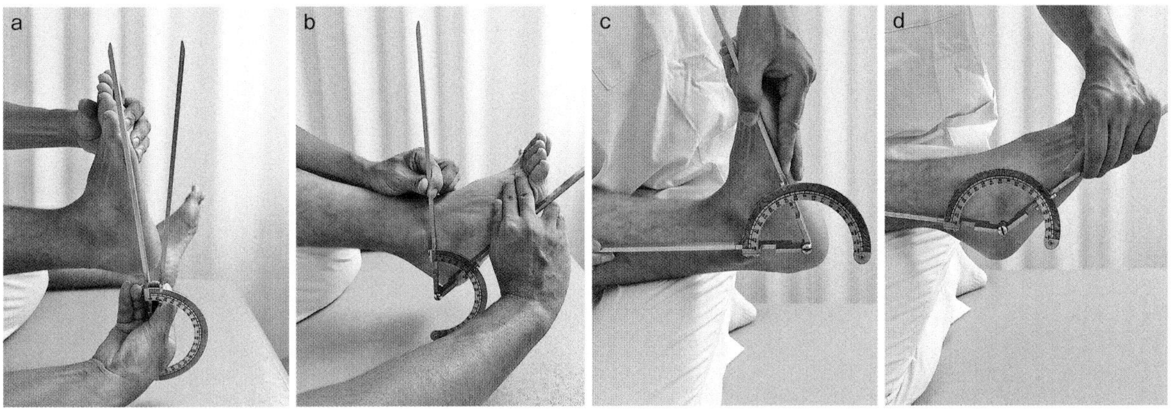

図６ 足関節・足部の背屈・底屈
a：背屈，b：底屈，c：背屈（別法），d：底屈（別法）．

▶ 16

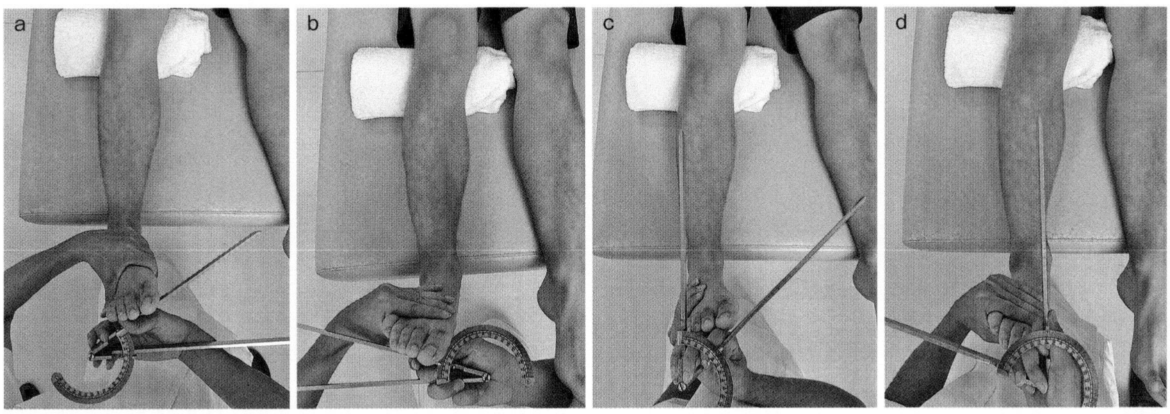

図７ 足関節・足部の内がえし・外がえし
a：内がえし，b：外がえし，c：内がえし（別法），d：外がえし（別法）．

▶ 17

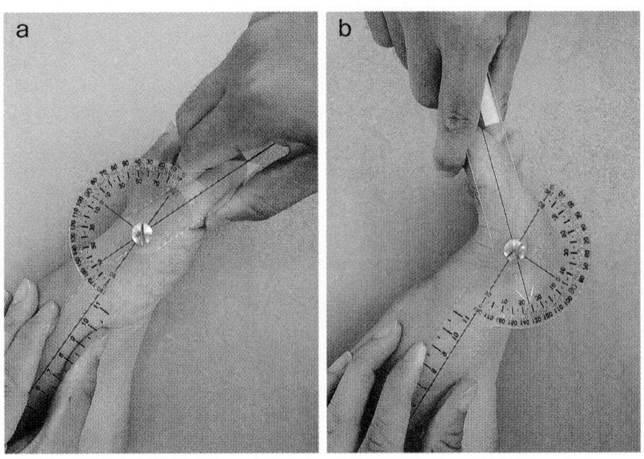

図８ 母趾の中足趾節関節（MTP 関節）の屈曲・伸展
a：屈曲，b：伸展．

MEMO
足部・足関節の背屈・底屈の別法
基本軸を腓骨とする．

MEMO
足関節・足部の内がえし・外がえしの別法
基本軸を下腿とする．

4．第 1 趾，母趾

1）中足趾節関節（MTP 関節）の屈曲・伸展 （図 8）

- **測定肢位**：背臥位または座位．
- **参考可動域角度**：屈曲 0〜35°，伸展 0〜60°．
- **軸**：基本軸は第 1 中足骨，移動軸は第 1 基節骨．

中足趾節関節（MTP 関節；metatarsophalangeal joint）

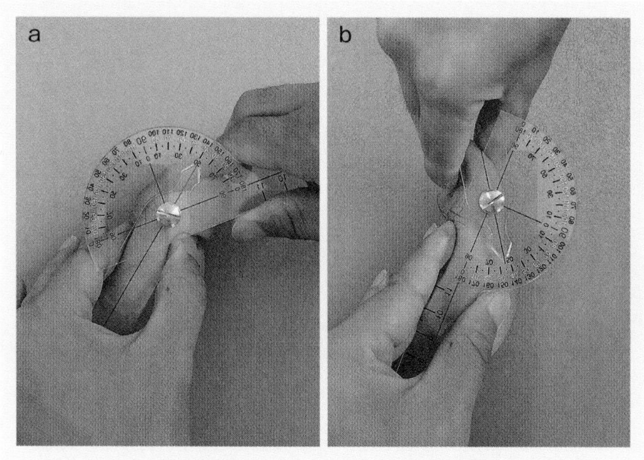

図 9　母趾の趾節間関節（IP 関節）の屈曲・伸展
a：屈曲，b：伸展.

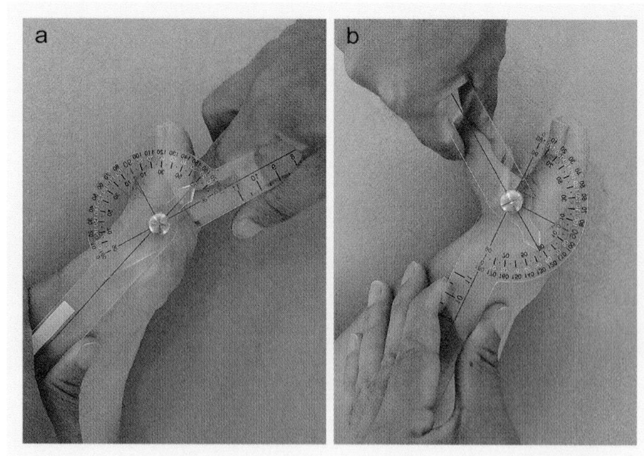

図 10　趾の中足趾節関節（MTP 関節）の屈曲・伸展
a：屈曲，b：伸展.

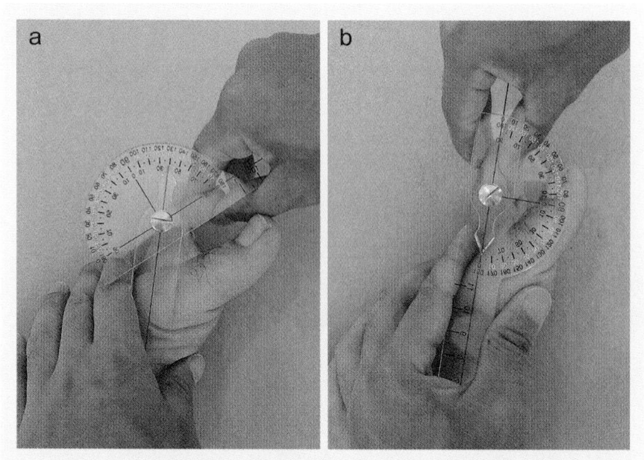

図 11　趾の近位趾節間関節（PIP 関節）の屈曲・伸展
a：屈曲，b：伸展.

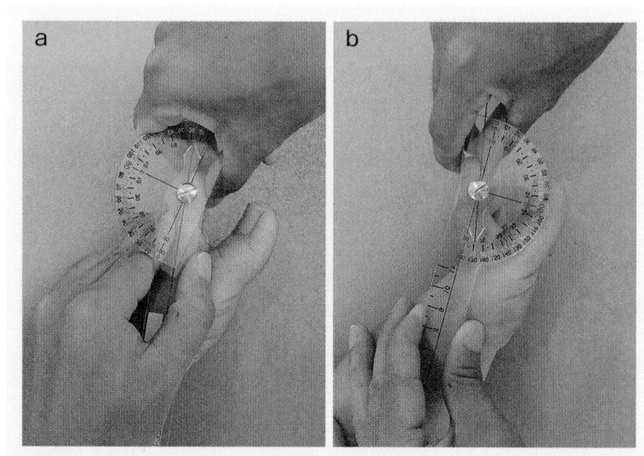

図 12　趾の遠位趾節間関節（DIP 関節）の屈曲・伸展
a：屈曲，b：伸展.

趾節間関節（IP 関節；interphalangeal joint）

気をつけよう！
足趾の運動では，背側にゴニオメータを当てるのが原則であるが，ゴニオメータの形状によっては側面に当てざるをえない場合もある.

2）趾節間関節（IP 関節）の屈曲・伸展　（図 9）

- **測定肢位**：背臥位または座位.
- **参考可動域角度**：屈曲 0～60°，伸展 0°.
- **軸**：基本軸は第 1 基節骨，移動軸は第 1 末節骨.

5. 趾

1）中足趾節関節（MTP 関節）の屈曲・伸展　（図 10）

- **測定肢位**：背臥位または座位.
- **参考可動域角度**：屈曲 0～35°，伸展 0～40°.
- **軸**：基本軸は第 2～5 中足骨，移動軸は第 2～5 基節骨.

近位趾節間関節（PIP 関節；proximal interphalangeal joint）

2）近位趾節間関節（PIP 関節）の屈曲・伸展　（図 11）

- **測定肢位**：背臥位または座位.
- **参考可動域角度**：屈曲 0～35°，伸展 0°.
- **軸**：基本軸は第 2～5 基節骨，移動軸は第 2～5 中節骨.

遠位趾節間関節（DIP 関節；distal interphalangeal joint）

3）遠位趾節間関節（DIP 関節）の屈曲・伸展　（図 12）

- **測定肢位**：背臥位または座位.
- **参考可動域角度**：屈曲 0～50°，伸展 0°.
- **軸**：基本軸は第 2～5 中節骨，移動軸は第 2～5 末節骨.

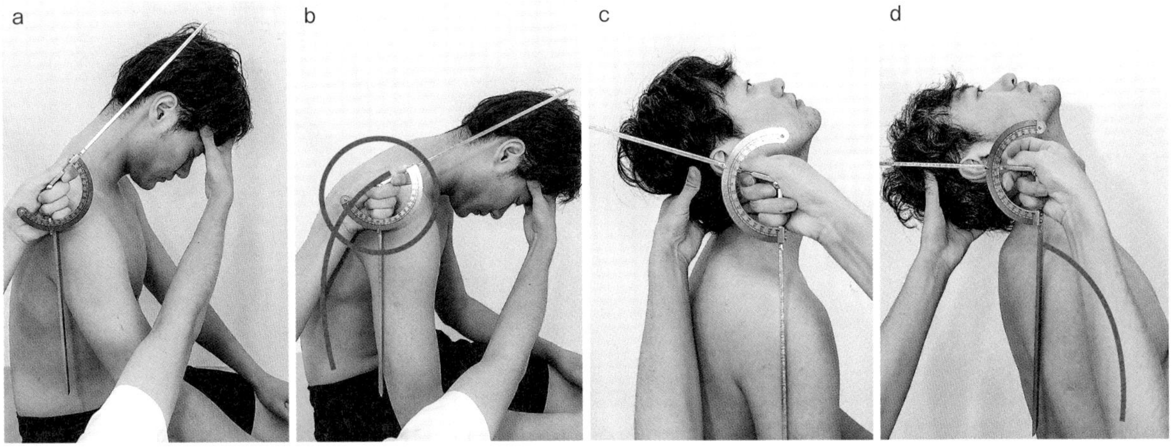

図 13　頸部の屈曲（前屈）・伸展（後屈）
a：屈曲，b：屈曲時の体幹の前傾・肩甲骨の外転による代償動作（——），c：伸展，d：伸展時の体幹の伸展による代償動作（——）.

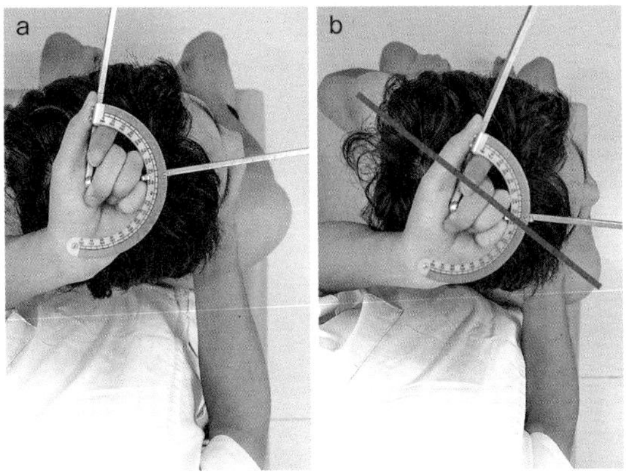

図 14　頸部の回旋
a：右回旋，b：体幹の回旋による代償動作（——）.

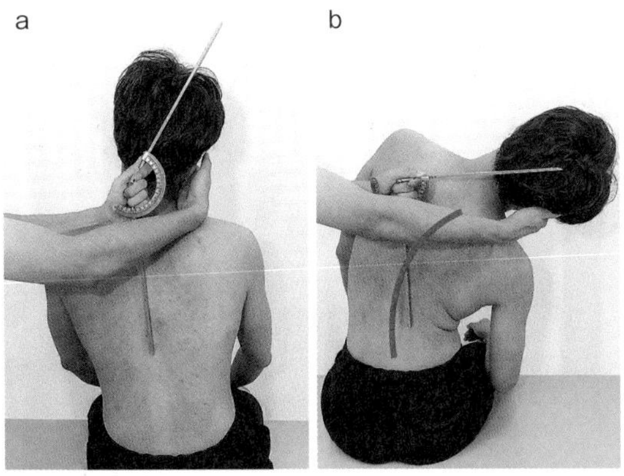

図 15　頸部の側屈
a：右側屈，b：体幹の側屈による代償動作（——）.

6. 頸部

1）屈曲（前屈）・伸展（後屈）　（図 13）

- **測定肢位**：座位.
- **参考可動域角度**：屈曲 0〜60°，伸展 0〜50°.
- **軸**：基本軸は肩峰を通る床への垂直線，移動軸は外耳孔と頭頂を結ぶ線.

ここがポイント！
背もたれ付きの椅子座位で測定すれば，体幹の代償動作を抑制しやすい.

2）回旋　（図 14）

頸部と胸腰部に関しては，右方に回旋する動きが右回旋，左方に回旋する動きが左回旋である.

- **測定肢位**：座位.
- **参考可動域角度**：0〜60°.
- **軸**：基本軸は両側の肩峰を結ぶ線への垂直線，移動軸は鼻梁と後頭結節を結ぶ線.

3）側屈　（図 15）

頸部，体幹の前額面の運動で，右方向への動きが右側屈，左方向への動きが左側屈である.

- **測定肢位**：座位.
- **参考可動域角度**：0〜50°.
- **軸**：基本軸は第 7 頸椎棘突起と第 1 仙椎の棘突起を結ぶ線，移動軸は頭頂と第 7 頸椎棘突起を結ぶ線.

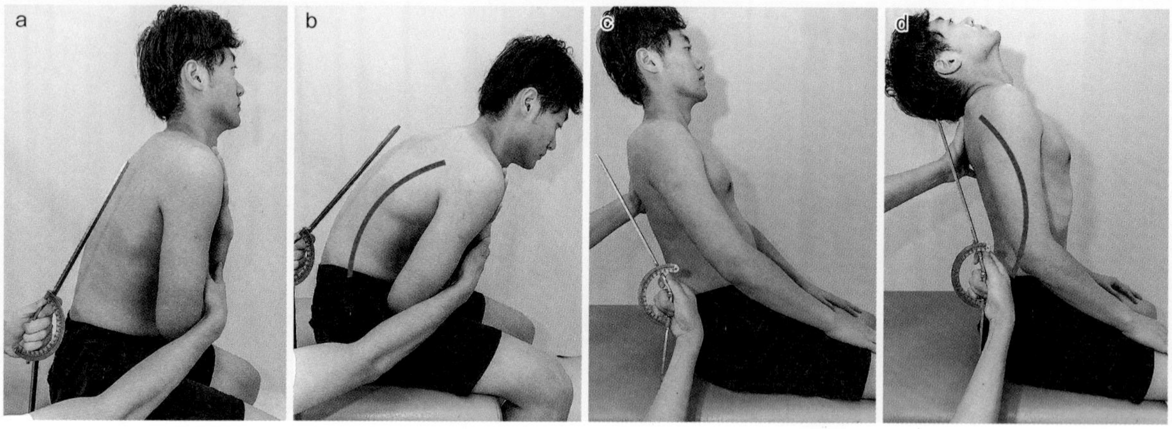

図 16　胸腰部の屈曲（前屈）・伸展（後屈）
a：屈曲，b：屈曲時の過度な胸部の屈曲による代償動作（——），c：伸展，d：伸展時の過度な胸部の伸展による代償動作（——）.

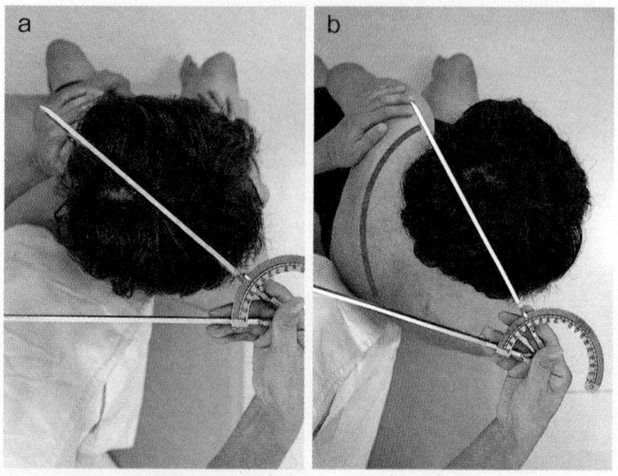

図 17　胸腰部の回旋
a：右回旋，b：体幹の屈曲による代償動作（——）.

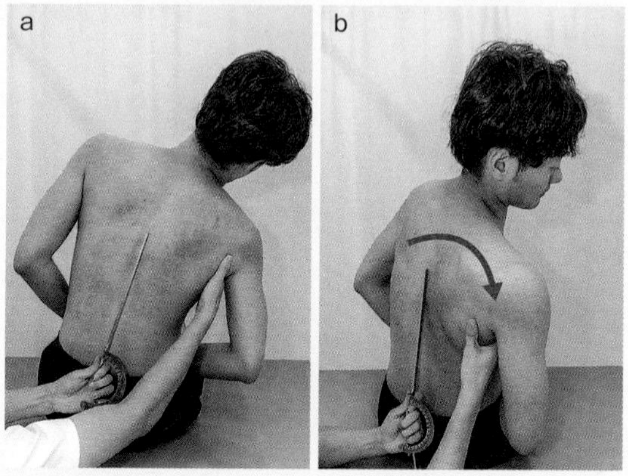

図 18　胸腰部の側屈
a：右側屈，b：体幹の伸展・回旋による代償動作（⟶）.

7. 胸腰部

ここがポイント！
胸腰部の屈曲では，簡易検査として指床間距離（finger-floor distance：FFD）を測定することがある.
▶ Lecture 5・表 1 参照.

1）屈曲（前屈）・伸展（後屈）　（図 16）

- **測定肢位**：座位，立位または側臥位.
- **参考可動域角度**：屈曲 0〜45°，伸展 0〜30°.
- **軸**：基本軸は仙骨後面，移動軸は第 1 胸椎棘突起と第 5 腰椎棘突起を結ぶ線.
- **注意点**：股関節の運動が入らないように注意する.

2）回旋　（図 17）

- **測定肢位**：座位．骨盤を固定して測定する.
- **参考可動域角度**：0〜40°.
- **軸**：基本軸は両側の上後腸骨棘を結ぶ線，移動軸は両側の肩峰を結ぶ線.

3）側屈　（図 18）

- **測定肢位**：座位または立位.
- **参考可動域角度**：0〜50°.
- **軸**：基本軸はヤコビー線の中点にたてた垂直線，移動軸は第 1 胸椎棘突起と第 5 腰椎棘突起を結ぶ線.

ヤコビー（Jacoby）線

■**参考文献**

1）日本リハビリテーション医学会，日本整形外科学会，日本足の外科学会：関節可動域表示ならびに測定法改訂について（2022 年 4 月改訂）．Jpn J Rehabil Med 2021；58（10）：1188-200.
2）福田 修監，伊藤俊一，星 文彦編：PT・OT のための測定評価．ROM 測定．第 2 版．三輪書店；2010.

Step up

日常動作と関節可動域

日常でのさまざまな動作は，複数の関節運動が協調することで行われる．関節可動域測定を，関節可動性の指標として評価するだけでなく，各関節のもつ機能的役割が障害された場合に生じる他の関節での代償動作や，ADL（activities of daily living；日常生活活動）への影響を含めて評価することで，運動・動作指導，環境調整の必要性を検討するための有用な情報となる．

以下に，日常動作を行う際に必要となる代表的な関節可動域を示す．動作を円滑に行うために必要な関節可動域の大まかな目安として用いる．ただし，参考値としてとらえ，実際に評価を行う場合は，患者の体格や生活様式による個人差を考慮する．

体格と関節可動域は密接な関係がある．例えば，膝関節の可動域は下肢長と関係があり，下肢長が長いほど大きな可動域が必要となる．また，下肢の周径が大きくなると，しゃがみ込むときの下肢の外旋角度は大きくなる．

1）主な日常動作と上肢の関節可動域 （表 1）[1]

肩関節の機能障害は，上肢の運動機能に大きく影響する．肘関節では，他の上肢の関節に問題がなければ 75～105° 程度の可動域があれば ADL はほとんど可能となる．

2）主な日常動作と下肢の関節可動域 （表 2）[2-8]

下肢の機能には，支持性と可動性が必要である．日常動作で必要な股関節の可動域は，屈曲 120°，内転・外転 20°，回旋 20° 程度である．洋式生活での ADL を支障なく行うために必要な膝関節の可動域は，屈曲 120° 程度である．足関節では，階段昇降で背屈の大きな可動性，正座で底屈の大きな可動性が必要となる．

3）主な日常動作と頸部・胸腰部の関節可動域 [2]

頸部では，シャワーでの洗髪動作で 40° 程度の屈曲・伸展運動，靴を履く動作で 65° 程度の屈曲・伸展運動が必要である．

腰椎では，椅子からの起立・着座動作で屈曲 40° 程度，靴下を履く動作で屈曲 55° 程度の関節可動域が必要である．

膝の高さの椅子からの立ち上がり動作では，胸椎部に約 15° の屈曲・伸展運動，腰椎部に約 40° の屈曲・伸展運動が必要である．

表 1　主な日常動作と上肢の関節可動域（ROM）

動作	肩関節	肘関節	前腕	手関節
グラスの水を飲む	屈曲 30°～45°	屈曲 130°	記載なし	背屈 15°～20°
丸首シャツの着脱	屈曲 70°～ 外転 0°～45° 内旋・外旋 45°	屈曲 120°～	記載なし	背屈 40°
カッターシャツのボタンをはめる	屈曲 10°～15° 外転 5°～10°	屈曲 80°～120°	回内 0°～45°	背屈 30°～50°
ズボンまたはパンツの着脱（立位）	屈曲 10°～20° 伸展 20°～30° 外転 25°～	屈曲 100°	回内 0°～85°	背屈 0°～15° 掌屈 0°～40°
洗顔	屈曲 15°～25°	屈曲 40°～135°	回内 70°	背屈 40°
背中を洗う（タオル使用）	伸展 20°～30° 外転 70° 内旋・外旋 40°～60°	屈曲 120°	回内 90°	背屈 50°～70° 掌屈 10°～25°
髪をとく	屈曲 70° 外転 110° 外旋 30°	屈曲 110°	回内 30°～50°	背屈 0°～20° 掌屈 0°～40°
タオルを絞る	屈曲 25°～45°	屈曲 65°～80°	回外 0°～45°	掌屈 0°～20° 背屈 0°～15°

（今野孝彦，鈴木奈緒子：これでできるリウマチの作業療法．南江堂；1996．p.29-33[1] をもとに作成）

LECTURE 7

表２　主な日常動作と下肢の関節可動域（ROM）

動作		ROM
正常歩行[3]		股関節：屈曲 40°/伸展 10°/内外転 10°（各 5°）/回旋 10°（各 5°） 膝関節：屈曲 5°～70° 足関節：背屈 10°/底屈 20°
階段昇降（蹴上げ 18 cm，踏面 28 cm）[4]		昇段　股関節：屈曲 65° 膝関節：屈曲 94° 足関節：背屈 11°/底屈 31°
		降段　股関節：屈曲 40° 膝関節：屈曲 91° 足関節：背屈 20°/底屈 40°
椅子（座面高 45 cm）への座りと立ち上がり[5,6]		股関節：屈曲 112°/内外転 20°/内外旋 14° 膝関節：屈曲 93°
正座[7,8]	手なし	股関節：屈曲 77°/内外転 13°/回旋 6° 膝関節：屈曲 150°
	手つき	股関節：屈曲 93°/内外転 12°/回旋 6°
	膝立ち位を経る	股関節：屈曲 80°/内外転 12°/回旋 8°
胡座[7,8]		股関節：屈曲 125°/内外転 20°/回旋 16°
横座り[7,8]		股関節：屈曲 96°/内外転 29°/回旋 8°
長座位[7,8]		股関節：屈曲 115°/内外転 17°/回旋 10°
床からものを拾い上げる[5,6]		股関節（立位で前屈する場合）：屈曲 125°/内外転 21°/内外旋 15° 膝関節（背中をまっすぐにして膝を屈曲する場合）：屈曲 117°
和式トイレ[7,8]		股関節：屈曲 113°/内外転 10°/回旋 10°
靴下着脱[7,8]	立位	股関節：屈曲 97°/外転 13°/外旋 7°
	長座位	股関節：屈曲 101°/外転 8°/外旋 4°
床上座位で靴ひもを結ぶ[5,6]		股関節（体幹を前屈する場合）：屈曲 125°/内外転 18°/外旋 13° 股関節（対側大腿に脚を組む場合）：屈曲 115°/内外転 24°/内外旋 28° 膝関節（床から足を離して両手で結ぶ場合）：屈曲 106°

（中俣 修：理学療法評価学テキスト．南江堂；2010．p.60[2]）

■引用文献

1）今野孝彦，鈴木奈緒子：日常生活動作（ADL）と上肢機能．石原義恕，今野孝彦編：これでできるリウマチの作業療法．南江堂；1996．p.29-33.

2）中俣 修：基本技術（2）関節可動域（ROM）検査―運動器系疾患．細田多穂監，星 文彦ほか編：理学療法評価学テキスト．南江堂；2010．p.49-62.

3）中村隆一編著：臨床運動学．第 3 版．医歯薬出版；2002.

4）Protopapadaki A，Drechsler WI，et al.：Hip，knee，ankle kinematics and kinetics during stair ascent and descent in healthy young individuals．Clin Biomech 2007；22（2）：203-10.

5）Johnston RC，Smidt GL：Hip motion measurements for selected activities of daily living．Clin Orthop Relat Res 1970；72：205-15.

6）Laubenthal KN，Smidt GL，Kettelkamp DB：A quantitative analysis of knee motion during activities of daily living．Phys Ther 1972；52（1）：34-43.

7）古川良三，吉元洋一ほか：和式日常生活動作（ADL）と股関節可動域について．理療と作療 1979；13（3）：177-85.

8）吉元洋一：下肢の ROM と ADL．理学療法学 1988；15（3）：247-50.

LECTURE 8

筋力検査（1）

基本と原則

到達目標

- 筋力，筋持久力，筋パワーの違いを理解する．
- 筋の収縮形態を理解する．
- 筋力検査の目的と分類を理解する．
- さまざまな筋力測定法について理解する．
- 徒手筋力検査（MMT）の目的，判定基準，基本的手技を理解する．

この講義を理解するために

理学療法の対象者の多くが，筋力低下をはじめ，筋の機能に関連した問題をもっています．そのため，筋力の改善は，理学療法のなかでも中心となる課題です．筋力の検査は，身体機能評価として不可欠です．

この講義では，最初に筋力を検査するうえで基本となる筋力，筋持久力，筋パワー，そして筋の収縮形態について学習します．そのうえで，徒手あるいは機器を使用するさまざまな筋力検査法の概要について学びます．特に，MMTは，筋力を検査するために臨床で最も利用されている方法です．

さらに講義では，MMTを実施する際に理解しておくべき基本となる項目を学習します．MMTを適切に実施するには，正確に筋力を測定し，その結果を正しく解釈する必要があります．

この講義の前に，以下の項目を学習しておきましょう．

- □ 骨格筋の基本構造を学習しておく．
- □ 筋収縮の機序を学習しておく．
- □ 全身の関節運動を学習しておく．

講義を終えて確認すること

- □ 筋力，筋持久力，筋パワーの違いが理解できた．
- □ 筋の収縮形態が理解できた．
- □ 筋力検査の目的と分類が理解できた．
- □ さまざまな筋力測定法について理解できた．
- □ 粗大筋力検査の手順が理解できた．
- □ MMTの目的，判定基準，基本的手技が理解できた．

講義

1. 筋の能力の分類

身体運動や姿勢の保持などは，筋が協調的に関節を動かす動力源としてはたらき，各筋が適切に収縮，弛緩することでなされている．筋の能力を評価する場合には，筋力，筋持久力，筋パワーを区別する必要がある．

筋力（muscle strength）

1）筋力

随意的な筋収縮によって起こる筋の張力であり，筋線維の太さと数によって決まる．また，筋力は筋の断面積に比例する．

筋力を規定する因子は，特に筋断面積と大脳興奮水準（最大限の努力の程度）である．「火事場の馬鹿力」という言葉もあるように，大脳興奮水準が高いほど大きな筋力を発揮する．そのため，患者への励まし方次第で測定値が変わることに留意する．

絶対筋力（absolute muscle force）

筋の断面積あたりの筋力を絶対筋力といい，筋の断面積 $1\ cm^2$ あたりの発生張力は 1.5～12 kg，平均値は $6 \pm 2\ kg/cm^2$ とされ，性差はない．絶対筋力に対して，臨床的に測定される筋力はパフォーマンスとしての筋力であり，絶対筋力よりも小さくなる．また，臨床的に測定する筋力は，精神状態，性別，年齢などの影響を受ける．

筋力は，関節運動により外部に現れた四肢の力やトルクで表される．力の単位は，「N（ニュートン）」などで表され，トルクは「Nm（ニュートンメートル）」や「kgm（キログラムメートル）」という単位が用いられる．

MEMO
トルク（torque）
「力×てこの腕の長さ」である．

筋持久力（muscle endurance）

2）筋持久力

短時間のあいだ，筋の緊張努力を繰り返し維持する能力，あるいは適度の緊張努力を長時間維持しうる能力である．筋持久力は，繰り返しの回数や収縮時間で測定する．筋持久力を規定する因子は，筋への血液供給量，生化学的変化，大脳興奮水準のレベルである．

静的筋持久力（static muscle endurance）または等尺性筋持久力（isometric muscle endurance）

動的筋持久力（dynamic muscle endurance）または等張性筋持久力（isotonic muscle endurance）

関節運動を伴わない静的筋持久力（等尺性筋持久力）と，関節運動を伴う動的筋持久力（等張性筋持久力）に大別されるが，両者とも呼吸・循環機能と密接な関係がある．静的筋持久力は，ある負荷量をどれくらいの時間保持できるかという筋の収縮持続時間でみる．動的筋持久力は，ある負荷量を何回くらい持ち上げることができるかという作業回数能力でみる．静的筋持久力運動では，筋内圧の上昇によって血管が圧迫されることにより徐々に阻血状態に陥る．動的筋持久力運動では，収縮と弛緩が交互に繰り返されるので筋血流量は増加する．

筋パワー（muscle power；筋仕事率）

3）筋パワー

筋パワーは，瞬間に最大筋力を発揮する能力であり，単位時間あたりの仕事量で表される．仕事量は，力と距離の積で表され，一般的にいう瞬発力を指している．筋パワーと筋力との違いは，筋収縮速度という因子を考慮するか否かである．

MEMO
仕事量は，張力と収縮速度の積でも表される．

2. 筋の収縮形態

求心性収縮（短縮性収縮）（concentric contraction）
遠心性収縮（伸張性収縮）（eccentric contraction）

等尺性収縮，等張性収縮，等速性収縮に大別され，さらに等張性収縮と等速性収縮は，筋の収縮の形式により求心性収縮（短縮性収縮）と遠心性収縮（伸張性収縮）に分けられる．求心性収縮は起始と停止が近づき，遠心性収縮は起始と停止が離れていくときに筋収縮が起こる．

等尺性収縮（isometric contraction）
徒手筋力検査（manual muscle testing：MMT）

1）等尺性収縮

従来，筋長が一定で収縮する収縮形態とされていたが，最近の研究で筋は短縮し，腱は伸張していることが示されている．関節運動がなく，速度はゼロである．徒手筋力検査（MMT）やハンドヘルドダイナモメータ（HHD）で評価する．

2）等張性収縮

関節運動を伴う収縮である．人の筋の収縮形態はほとんどこの形態である．筋の張力は一定とされるが，重力との関係で筋の張力を一定にすることは困難である．

3）等速性収縮

運動速度が一定の動的収縮である．等速性筋力測定機器を用いて計測できる．

ハンドヘルドダイナモメータ（hand-held dynamometer：HHD）

等張性収縮（isotonic contraction）

等速性収縮（isokinetic contraction；等運動性収縮）

3. 筋力検査

理学療法で筋力を測定することは，機能障害を詳細に把握し，能力低下を引き起こしている原因にアプローチするために必要不可欠である．ある特定の筋，または筋群にどの程度の筋力低下があるかなどの障害の程度の判定，末梢神経障害や脊髄損傷の部位を決定する際の診断の補助，治療効果の判定を目的として行われる．

筋力検査には，徒手的な方法から機器を使用する方法まであり，広く臨床で行われている．筋力を検査する方法には，主観的検査と客観的検査がある．また，一つの動作に関与する筋群の総和的筋力を測定する粗大筋力検査と，MMT や HHD など個々の筋力を測定する検査に分けられる．

1）主観的検査

主として検査者の主観によって検査する方法であり，代表的なものとして MMT がある．

2）客観的検査

筋力を数量化する方法であり，力量計を用いる方法，四肢の周径を測定する方法，筋断面直径を測定する方法などがある．

(1) 力量計を用いる方法

握力計，HHD，等速性筋力測定機器，テンションメータなどを用いて測定する方法であり，詳細は後述する．

テンションメータ（tensiometer；張力計）

(2) 四肢の周径を測定する方法

周径を測定することにより，筋萎縮の状態を知ることができる．測定する際は左右を比較するが，萎縮側の皮膚，皮下脂肪，骨格などの比率が，健側に比べて大きいことを考慮する．

四肢長の測定方法
▶ Lecture 4 参照．

(3) 筋断面直径を測定する方法

筋の断面直径を測定し，そこから筋断面積を算出し，さらに単位断面積あたりの筋力を乗じて筋力を計算する方法である．測定は測定する筋の皮膚と皮下脂肪をつまみ，その厚さをキャリパーで測定する（**図 1**）．次に，筋を収縮させて，その状態で筋をつまみ，筋の直径をキャリパーで測定する．その直径から皮膚と皮下脂肪の厚さを引き，筋の実際の直径を算出して，その値から筋の総断面積を計算する．さらに，単位断面積あたりの筋力（平均値 $6 \pm 2\ kg/cm^2$）を乗じて筋力を計算することができる．なお，筋の断面積を正確に測定するには，超音波断層撮影や CT が必要である．

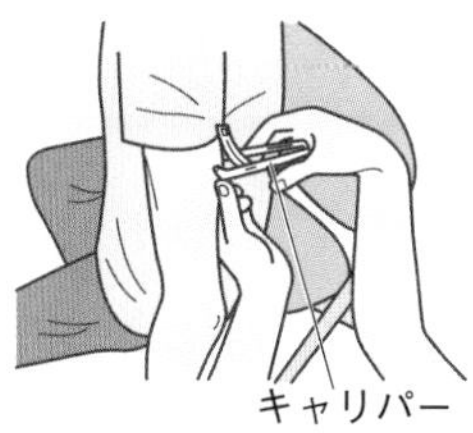

図 1　筋断面直径の測定

4. 粗大筋力検査

個々の筋力を検査するのではなく，一つの動作全体に関与する筋群の総和的筋力を測定する方法であり，器具によって筋力を数量的に評価する．

粗大筋力検査（gross muscle testing）

1）握力

握力（grip strength）

上肢の静的筋力を代表するもので，母指と 4 指の屈筋による把持力である．握力に関与する筋は主として前腕屈筋群であるが，握力を十分に出すためには前腕伸筋群による手関節の固定が必要である．

LECTURE 8

握力は，広く体力測定にも，患者の筋力検査にも用いられる．握力の測定は簡便であり，労力をあまり必要とせず，短時間に結果を知ることができるという利点がある．また，他の筋力測定値と比較的高い相関性を示すとされている．

測定方法

①握力計の握りを，被検者の2〜5指までの中手指節関節（MCP関節）軽度屈曲位，近位指節間関節（PIP関節）がほぼ90°屈曲位になるように調節する．

②被検者は握力計の指針が外側に向くように保持し，上肢を体側に下垂して直立位の姿勢をとる（体側垂下式）．

③直立して両足を左右に自然に開き，握力計を身体や衣服に触れないようにして，力いっぱい握る（**図2**）．

※肘を曲げる，上腕部を体側に固定する，体幹を屈曲する，大声を出すことはしない．

※関節リウマチのように，硬いグリップが握りにくい場合や握力の低下が著しい場合には，水銀レス血圧計を使用する方法もある（**図3**）．

④測定順序は，健常者では右，左の順序で行い，患者では健手，患手の順に行う．

⑤測定値は，左右交互に2回ずつ測定し，それぞれの最大値をとる場合と，2回の平均値を出す場合がある．単位は「kg」とする．

2）背筋力

背部，腰部，殿部の筋群の共同動作による体幹の伸筋群の総和的な筋力である．その他，上肢，下肢の筋もはたらき，ほとんど全身の筋が参加しているため，全身の筋力をみるものと考える．背筋力は身長とのあいだには相関がみとめられないが，体重とのあいだには高い相関がみとめられる．

（1）測定方法

①被検者は背筋力計の足板上に両足を15 cmほど離して立つ．

②両膝の伸展位で背筋力計のハンドルを順手に握る．

③背を伸ばして体幹の前方屈曲30°かつ両肘伸展位になるように背筋力計の鎖を調節する（**図4**）．

④③の肢位から徐々に力いっぱい上方に引く．急激に引っ張ったり，肘や膝が屈曲しないように注意する．

⑤測定値は，2回測定して平均値を採用する場合と，最大値を採用する場合がある．

⑥単位は「kg」で記録する．

MEMO
握力計
筋力検査によく用いられる．握力は全身の筋力と相関するうえ，高齢になっても比較的維持されるので，個人の元来の筋力を推し量ることができる．

中手指節関節（MCP関節；metacarpophalangeal joint）
近位指節間関節（PIP関節；proximal interphalangeal joint）

背筋力（back strength）

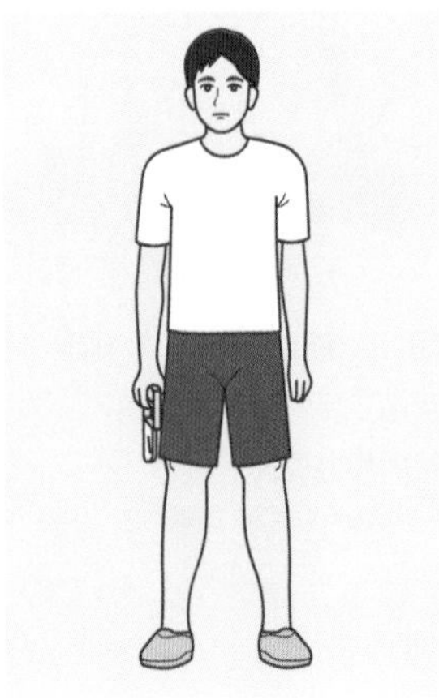

図2　握力の測定

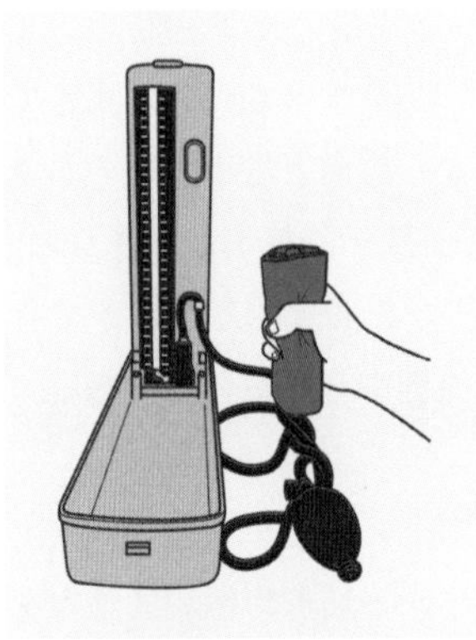

図3　水銀レス血圧計による握力測定
マンシェットを巻き，あらかじめ20 mmHgまで空気を入れておく．マンシェットを握ることにより握力を測定する．100 mmHgが握力計の8 kgに相当する．

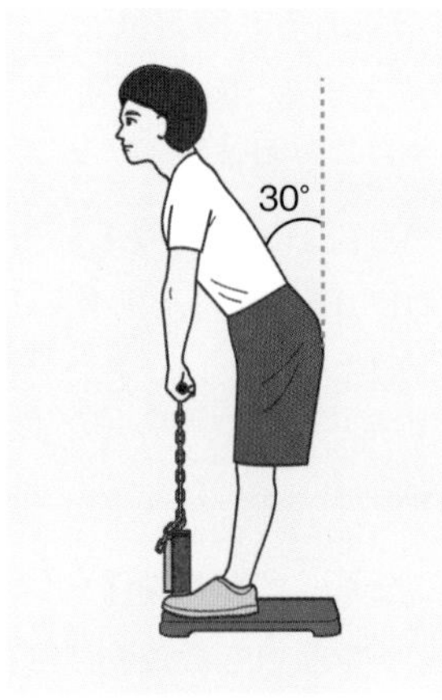

図4　背筋力の測定（体幹30°前傾）

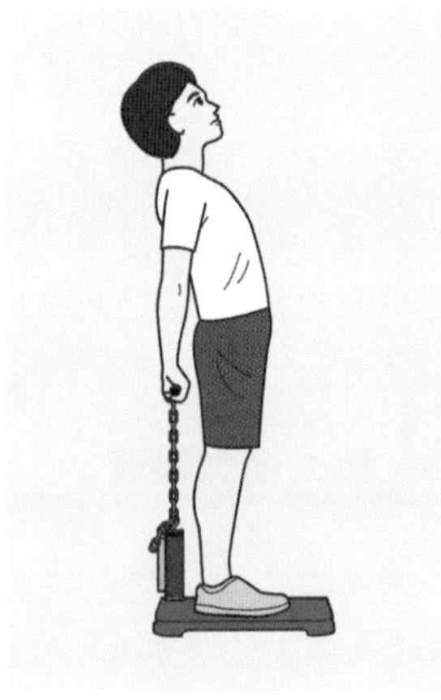

図5　腹筋力の測定

(2) 注意事項

測定前に背部と腰部の柔軟体操を行う．測定に際して，脊柱に大きな負担が加わるため，特に中・高年齢者の場合は背部痛，腰痛の危険がある．一般には測定しないほうがよいとされ，臨床的にも測定する機会は少ない．

3) 腹筋力

腹部の筋群の共同動作による体幹の屈筋群の総和的な筋力を指し，背筋力計を使用して測定する．

測定方法

①被検者は背筋力計に対して後ろ向きに，足板上に両足を 15 cm ほど離して立つ．
②ハンドルを体幹の後方に両手で持ち，両膝・両肘伸展位にて体幹の後方伸展位になるように背筋力計の鎖の長さを調節する（**図 5**）．
③②の肢位から徐々に力いっぱい上方に引く．急激に引っ張ったり，肘や膝が屈曲したりしないように注意する．
④測定値は，2 回測定して平均値を採用する場合と，最大値を採用する場合がある．
⑤単位は「kg」で記録する．

4) 肩腕力

肩腕力計を使用して測定する．上肢の総合的な筋力であるが，主として肩の内転筋と外転筋がはたらく．

測定方法

①被検者は立位または腰かけ座位で，肩を約 90° 外転位にする（**図 6**）．
②左右のハンドルを把持して，押す力と引く力を測定する．
③測定値は，2 回測定して平均値を採用する場合と，最大値を採用する場合がある．
④単位は「kg」で記録する．

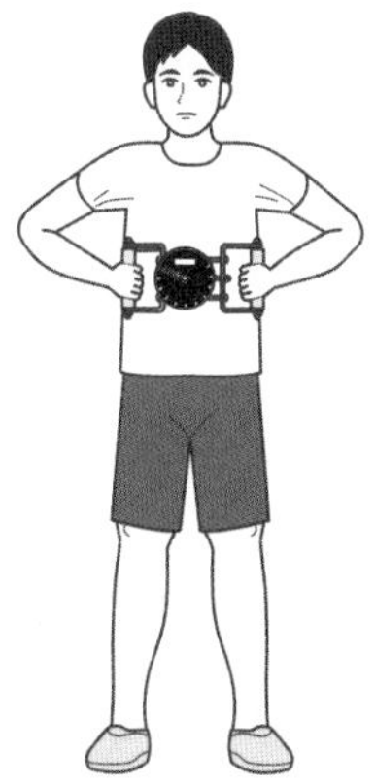

図 6 肩腕力の測定

5) 脚筋力

下肢の伸筋群の共同動作による静的筋力をみるものであり，背筋力計を使用して測定する．脚筋力は脚の太さと高い相関があり，脚筋量の多い人ほど値が高い．下肢の障害や長期間臥床者では，下肢筋の廃用性の筋萎縮が起こり，脚筋力の低下が起こる．

測定方法

①被検者は背筋力計の足板上に両足を 15 cm ほど離して立つ．
②背筋力計のハンドルを順手で把持し，両膝を屈曲 60° かつ両肘完全伸展位になるように，背筋力計の鎖の長さを調節する（**図 7**）．
③②の肢位で徐々に下肢を伸展させる．急激に引っ張ったり，肘を屈曲したりしないように注意する．
④測定値は，2 回測定して平均値を採用する場合と，最大値を採用する場合がある．
⑤単位は「kg」で記録する．

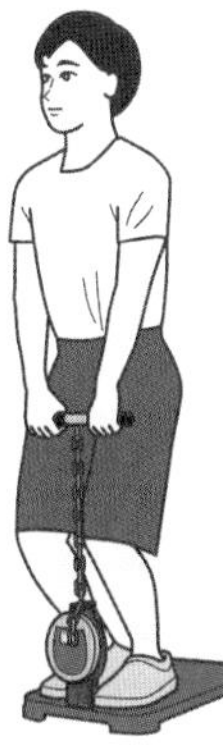

図 7 背筋力計を用いた脚筋力の測定

下肢を屈曲しバーを引き上げることにより，体幹と下肢の伸展力を総合的に測定できる．

5. 徒手筋力検査（MMT）

筋力を検査するうえで臨床で最も利用されている方法である．その歴史は古く，20 世紀初頭に，整形外科医である Lovett が，アメリカで流行したポリオ患者の筋力評価のために，抗重力動作能力を評価基準にして，各関節運動の筋群の筋力を客観的に評価する方法として開発した．日本では，Daniels らの徒手筋力検査法[1)]が理学療法教育において基本とされ，広く普及している．しかし，アメリカでは Kendall の『筋：機能とテスト—姿勢と痛み（Muscles：Testing and Function, with Posture and Pain）』が一般的であり，姿勢の評価などに関しては，日本でも多くの成書で引用さ

LECTURE 8

れている．

Daniels らの徒手筋力検査法では，被検者が重力や検査者のかける抵抗に抗して，関節ごとの筋または筋群の発揮する筋力を量的に測定し，段階づけした量（0～5 の 6 段階）に分けて評価する．簡便で汎用性に富み，臨床では多用されているが，徒手的検査であるがゆえに生じる問題点や欠点もあるため，応用範囲と限界を十分にふまえて活用する．

1）目的

MMT には，単に筋力を検査するだけではなく，以下の目的がある．

> **気をつけよう！**
> MMT は順序尺度であり，客観性や再現性が十分ではないことを念頭におく．

- **治療方法の決定と治療効果の判定**：定期的に行うことで，治療経過の把握や治療方法の効果を判定する．機能低下を引き起こしている筋または筋群を知り，筋力増強や整形外科手術の方法を決定し，その治療効果を判定する．
- **運動機能の判定と予後予測**：関節，筋，神経系の障害などに起因する筋群間のバランス不全による骨・関節変形の判定と，予後予測のための手段として用いる．これにより運動機能障害の予防手段や治療方法を立案できる．
- **診断の補助**：検査する筋の支配神経や髄節をもとにして，末梢神経損傷や脊髄損傷などの損傷部位を決定する．
- **治療の手段**：MMT の手技を筋力増強トレーニングや筋の再教育として用いることができる．抵抗を徒手的に加えるため，無駄な動作や代償動作を抑制しつつ，状態に応じて加減しながら抵抗をかけることができる．
- **運動障害の検討資料**：機能障害の一つである筋力低下が，能力障害にどれくらいの影響を及ぼしているのかを検討する場合などに利用する．

2）判定基準

MMT は重力や抵抗に抗してできる運動能力を数値化したものである．その表現法はさまざまであるが，現在，日本で一般的に用いられているものは Daniels らの徒手筋力検査法の 6 段階評価法である．以下，それに従って述べる．

（1）6 段階評価法（表 1）

まったく筋の活動を示さない「0」から，検査に対し正常の力で応じ，正常と変わらないと判定される「5」までの，数字による段階づけを行う．

- **5（normal：N，正常）**：運動可能範囲を完全に動かすことができ，最大の徒手抵抗を加えても，それに抗して最終運動域を保ち続けることができる．
- **4（good：G，優）**：重力に抗して運動可能範囲全体にわたり運動を完全に行うことができ，中等度の徒手抵抗に対して，最終運動域を保持できる．
- **3（fair：F，良）**：重力の抵抗だけに抗して，運動可能範囲を完全に最終運動域まで動かすことができる．
- **2（poor：P，可）**：重力の影響を最小限にした肢位であれば，運動可能範囲全体にわたり，完全にまたは一部，運動ができる．

表 1　徒手筋力検査（MMT）の判定基準

段階		測定肢位	抵抗	運動範囲
5	normal（N）：正常	抗重力位	最大抵抗	全可動域
4	good（G）：優		中等度	
3	fair（F）：良		重力のみ	
2	poor（P）：可	重力除去位	なし	全可動域
2−				一部
1	trace（T）：不可			運動なし
0	zero（Z）：ゼロ	筋収縮なし		

- 1（trace：T，不可）：運動に関与する1つまたはそれ以上の筋群に，ある程度の筋収縮が目に見えるか，触知できるが運動はない．
- 0（zero：Z，ゼロ）：視診によっても，触診によってもまったく筋収縮がない．

(2)「＋（プラス）」と「－（マイナス）」の段階づけ

従来から，MMTの段階づけには，主観性と客観性，さらに被検者のモチベーションが含まれるため，熟練が必要である．また，判定結果が，6段階のうちいずれかに該当するとは限らない場合がある．このようななかで，「＋（プラス）」あるいは「－（マイナス）」の段階づけが行われてきたが，「＋」や「－」の段階づけは望ましくないとされ，例外として，「2」の運動可能範囲全体のうち一部の運動ができる場合に「2－」を用いることが認められている．

その他，ある段階の範囲内での変化を記載したい場合は，その特定の段階内で改善した（improved），または改悪した（deteriorated）という所見を書き加えることとし，「＋」や「－」は付記しない．

3）基本的手技

検査手技として，ブレイクテストとメイクテストがある．

ブレイクテストは，等尺性収縮を基本とし，動かしうる可動域の最終点，あるいは筋が最もはたらかなければならない運動範囲の1点で，被検者が行う運動を検査者が徒手で抑止し，その運動を最大限の努力で続けて，筋力を評価する方法である．

メイクテストでは，検査者は，被検者が収縮させる筋，あるいは筋群に徐々に徒手抵抗を強めていき，被検者が耐えられる最大の抵抗に達し，運動が起こらなくなるまで抵抗を加え続けて評価する．このテストは，抵抗の加え方に熟練を要し，結果があいまいになりやすい．

6．ハンドヘルドダイナモメータ（HHD）（図8）

MMTは優れた評価法であるが，順序尺度であり，客観性や再現性に問題がある．検査者の抵抗に抗するMMTの4や5の段階の測定では，主観的な要素の影響が大きく客観性に乏しいことや，3の段階は最大筋力値の約2%に相当し，4の段階が非常に広い範囲に対応している．これらの問題点を補完するために，HHDが開発された．HHDは，比較的安価で，簡便性，携帯性に優れ，客観的な測定に有用である．しかし，検査者の固定の仕方によって測定結果が左右されるという問題がある．

日本で市販されているHHDには，モービィ（酒井医療；**図8a**），アイソフォース（オージー技研；**図8b**），ミュータス（アニマ），マイクロFET（日本メディックス）などがある．HHDは筋力を測定するセンサー部と，その情報を解析し，数量化して表示する本体（表示画面）から構成される．

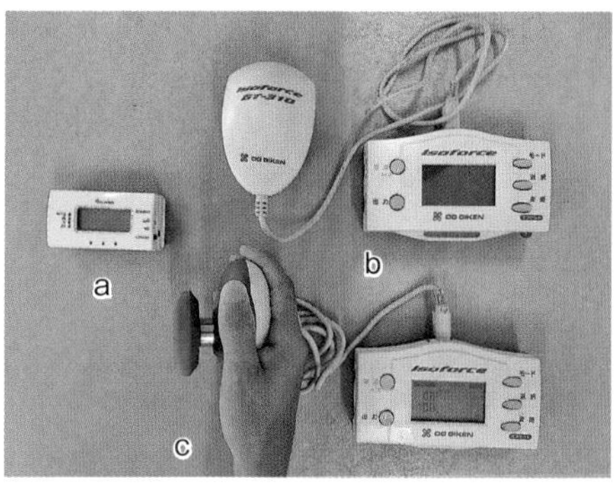

図8　ハンドヘルドダイナモメータ（HHD）
a：モービィ，b：アイソフォース，c：アイソフォースのセンサーを持っているところ．

気をつけよう！
特に「4」の段階で用いる徒手抵抗の中等度はあいまいなため範囲が広く，また主観的でもあるため，検査者間の差が大きくなる．

MEMO
MMT変化の記載例
前回が「4」で今回も「4」であり，そのなかで改善した場合には「4 improved」と記載する．

ブレイクテスト（break test；抑止テスト）
メイクテスト（make test, full arc test；運動範囲テスト，運動弧テスト）

ここがポイント！
Danielsらの徒手筋力検査法では，「4」以上の筋に対して，全可動域にわたって徒手抵抗を加えるメイクテストが主流であったが，第6版以降からブレイクテストに変更された．これにより，これまで求心性収縮で行われてきた評価に比べて，より最大筋力の評価を行いやすくなった．一方，等尺性収縮で検査した筋力とADL（activities of daily living；日常生活活動）が乖離することや，疼痛を有する被検者の評価時には疼痛が出現する角度との関連を検討するために，臨床的にはメイクテストによる確認も必要である．

HHDの実技
▶ Step up 参照.

1）測定方法

HHDのセンサー（トランスジューサ）を，検査する筋群の最適な位置（主に関節の遠位端）に当て，被検者の関節運動に対する反力を測定する．被検者には測定する関節が動かないように最大限の努力をさせる．それに対し，検査者はセンサーを当てた手で，固定・維持された関節に力を加え，被検者が関節の位置を維持できなくなり，動いたら測定を終了し，表示板から数値を読み取る．そのため，MMTの3の段階以上の筋力がないと測定できない．測定は通常3回行う．センサーは，常に同じ位置に当てる．

2）注意事項

MMTの0～3の段階と比較して，4と5の段階ではHHDの計測値がより大きく，かつ広範囲に分布しているため，抗重力運動が可能となった時点でHHDなどを利用した筋力検査を並行して行うことが推奨される．

7．等速性筋力測定機器

MEMO
角速度（angular velocity）
円運動する物体が単位時間に回転する角度．例えば，60°/秒は，1秒間に角度として60°回転する速度．

1960年頃に，ニューヨーク大学のLowmanにより，関節運動の速度（筋収縮速度）を制御でき，設定した角速度別の等速性筋収縮力を定量的に測定できる機器（cybernetics exercise machine）が開発され，日本にも1970年代に導入された．

等速性筋力測定機器には多くの機種があるが，サイベックス（Lumex），キンコム（chattecx），バイオデックス（酒井医療；**図9**）が代表的である．関節運動速度を一定にできることが最大の長所である．機器は高価であり，臨床で頻回に使用することが困難である．機器の種類により，機種間で測定誤差が生じる．最近では求心性収縮だけでなく遠心性収縮での測定や，OKCだけでなくCKCを意識した測定もできる．

OKC（open kinetic chain；開放運動連鎖）
CKC（closed kinetic chain；閉鎖運動連鎖）

1）測定方法

測定する関節の近位部を台上に固定し，遠位部を入力桿（かん）（回転アーム）に当て関節運動を行わせる．被検者が機器に設定した角速度「°/秒」より速い速度で可動させようとしても，加えた力と同じ力が抵抗となって，一定の速度でしか可動しない．この回転速度の大きさは，角速度で0～210°/秒，回転数で0～35回/分の範囲で，あらゆる値に調節できる．測定に用いる回転速度は0°/秒（等尺性収縮）から30・60・90°/秒（低速），120・180・240°/秒（中速），300°/秒以上（高速）というように，目的によって自由に選ぶことができる．関節や運動別で測定に至適な速度が，機器のマニュアルに記載されている．

筋収縮速度を人為的に操作できるため，関節運動軸から筋の作用点までの距離（てこの腕の長さ）に筋力を乗じて算出する筋トルク値が容易に測定できる．筋トルク値は，一般に「トルク/体重比（トルクを体重で除したもの）」で評価される．筋トルク値の経時的変化を筋トルク曲線といい，コンピュータ画面に描出される．その分析結

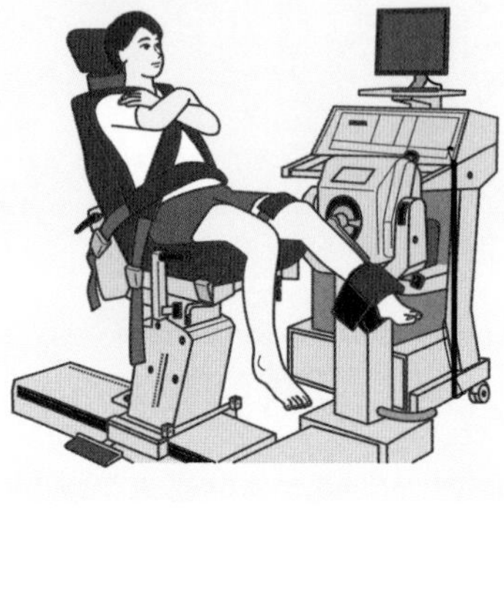

図9　バイオデックス
等速性筋力測定機器を用いると，30°/秒や120°/秒など，角速度別かつ運動角度別に筋力を測定できる．また，膝関節では前十字靱帯損傷用や後十字靱帯損傷用など，脛骨の引き出しが最小限に抑えられるようなアタッチメントも用意されている．

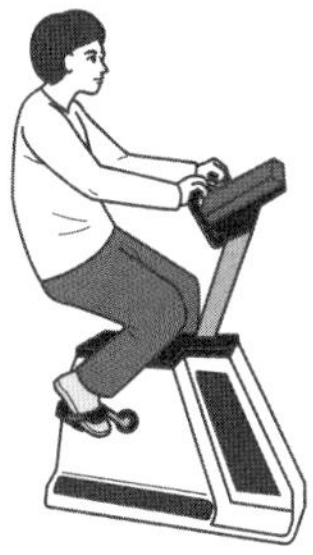

図10 自転車エルゴメータ

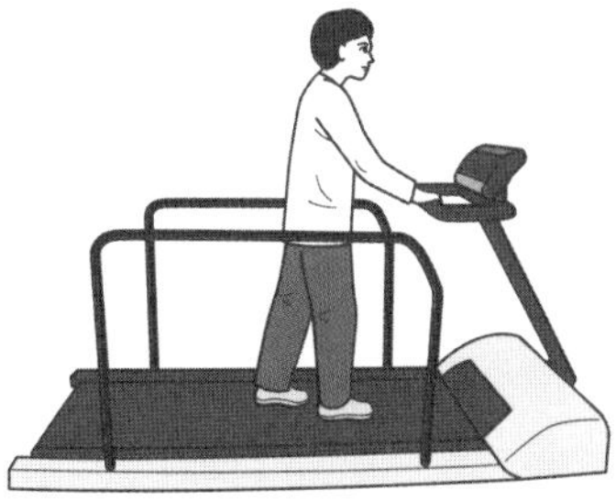

図11 トレッドミル

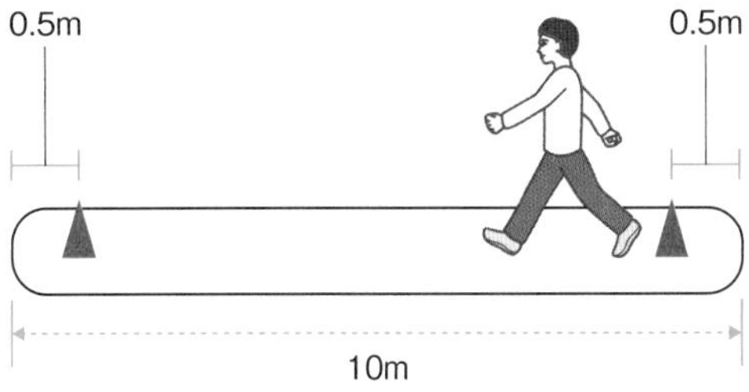

図12 シャトル・ウォーキング試験（SWT）
1分ごとに12段階（1.8～8.53 km/時）に歩行速度を上げ，そのスピードについていける最大距離を求める．

果から，関節角度や角速度別のトルク値，最大トルク値，仕事量，筋パワーなどが判明する．

2) 等速性筋力測定機器を用いたトレーニング

等速性筋力測定機器は，筋力増強トレーニングにも用いられ，アイソキネティック・エクササイズといわれる．等速性筋力測定機器を用いた場合は，人工的な筋の収縮形態を示すことになり，患者が発揮した収縮力がそのまま抵抗になるように設計されているため安全である．筋収縮は，速度の違いにより変化がみられやすい膝関節，肘関節，股関節や，逆に変化がみられにくい肩関節など，関節による特徴がある．

8. 筋持久力検査

動的筋持久力は，検査する筋群の最大筋力の1/3の負荷でリズミカルな反復運動の回数を数える．静的筋持久力は，その負荷の保持時間を測定する．

1) 自転車エルゴメータ　（図10）

固定された自転車のペダルを踏んで動輪を回転させ，ペダルへの抵抗によって負荷をかけて検査する．運動生理学の理論に基づいてプログラムされたコンピュータ内蔵のものが開発され，体力測定や筋力トレーニングに使用されている．これにより，血圧，心拍数，心電図，脈拍数の変化，最大運動能力，最大酸素摂取量，消費カロリー，体力レベルなどを測定することができる．

2) トレッドミル　（図11）

モーターの回転によって，エンドレスベルトを回転させ，その上を歩行する機器である．被検者は走行板の上に乗り，モーターの回転数を変えることや，床面を傾斜させることにより，負荷量を調整しながら歩行し，血圧，心拍数，心電図，最大酸素摂取量などを測定する．

3) シャトル・ウォーキング試験（SWT）　（図12）

1分ごとに歩行速度を増していく漸増負荷試験である．歩行距離と最大酸素摂取量との相関が高いことが示されている．

MEMO
自転車エルゴメータとトレッドミルの検査は，運動負荷試験とよばれる．この運動負荷試験を筋持久力検査として用いることができる．

シャトル・ウォーキング試験
（shuttle walking test：SWT）

LECTURE 8

■引用文献

1) Avers D，Brown M 著，津山直一，中村耕三訳：新・徒手筋力検査法．原著第10版．協同医書出版社；2020．

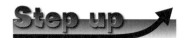

Step up

1．ハンドヘルドダイナモメータ（HHD）の実技

講義で解説したとおり，HHDは，圧迫法や牽引法など，いまだ測定方法が統一されておらず，代償動作の影響が大きいという問題がある．しかし，比較的安価で，簡便性，携帯性に優れ，客観的な測定に有用である．図1に，HHDを使用した代表的な筋力測定方法を示す．

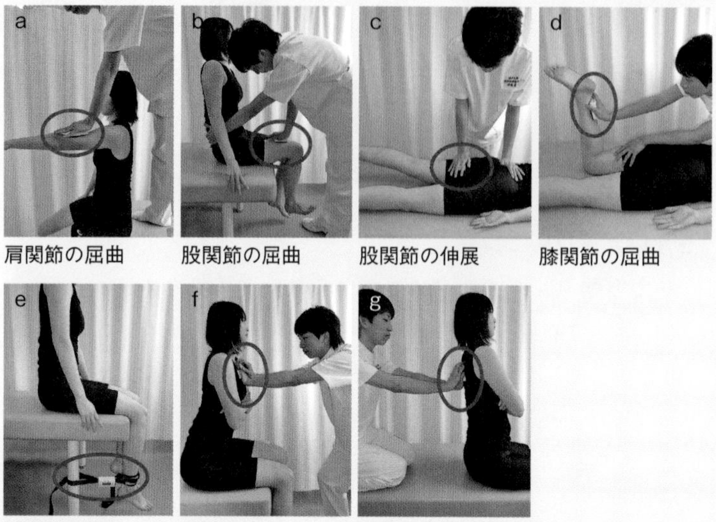

図1　ハンドヘルドダイナモメータ（HHD）を使用した筋力測定法

LECTURE 8

2．移動動作に必要な膝関節伸展筋力

膝関節伸展筋力は，移動動作能力と関連する．図1eの方法で測定した膝関節伸展筋力の測定値から，移動動作が自立するか否かを判定できるため，臨床で大いに活用できる（表1）[1]．

表1　動作自立に必要な筋力閾値（移動動作に必要な膝関節伸展筋力）

	下限閾値**	自立閾値***
40 cm台からの立ち上がり	0.20	0.35
30 cmの昇段	0.25	0.50
階段（段差17 cm・16段）の昇段	0.25	0.50
室内歩行	0.15未満	0.30
連続歩行	0.25	0.40
1.0 m/秒以上の歩行速度*	0.25	0.40

単位：kgf/kg（ハンドヘルドダイナモメータでの測定値を体重で除した値）
*横断歩道の青点灯時間中に道路横断できるためには1.0 m/秒の歩行速度が必要．
**下限閾値：下回る場合，その移動動作が自立する者はいない値．
***自立閾値：その移動動作が自立するために最低限必要とされる値．
（片山訓博ほか：Jpn J Rehabil Med 2017；54〈10〉：761-3[1]をもとに作成）

■引用文献

1）片山訓博，山﨑裕司：筋力の測定．Jpn J Rehabil Med 2017；54（10）：761-3.

LECTURE 9

筋力検査（2）
MMT の手順，上肢の MMT

到達目標

- 徒手筋力検査（MMT）の手順を理解する．
- 上肢の MMT を適切に実施する．
- 代償動作を防止した正しい関節運動で，MMT を実施する．
- 検査肢位，固定と抵抗の部位と大きさを理解する．
- 検査する筋を触診できる．
- 代償動作を理解する．

この講義を理解するために

Lecture 8 で学習した筋力検査のなかで，MMT は，筋力検査として臨床で最も利用されている方法です．この講義では，MMT の具体的な手順を学び，そのうえで上肢の MMT を適切に実施できる技術を身につけます．

MMT を適切に実施するためには，正確に筋力を測定し，その結果を正しく解釈できるようになる必要があります．この講義で学ぶ具体的な手順を理解することに加え，検査に影響する検査者と被検者の問題，判定結果の解釈の問題，代償動作について知る必要があります．特に，代償動作は結果を誤って解釈する大きな原因となりますので，実習で十分に理解してください．

この講義の前に，以下の項目を学習しておきましょう．

□ 全身の関節運動を学習しておく．
□ 上肢の運動の主動作筋の起始，停止，神経支配，筋の機能解剖を学習しておく．
□ MMT の目的，判定基準，基本的手技を復習しておく（Lecture 8 参照）．

講義を終えて確認すること

□ MMT の手順が理解できた．
□ 上肢の MMT を健常者に適切に実施できた．
□ 代償動作を防止した正しい関節運動で，MMT を実施できた．
□ 検査肢位，固定と抵抗の部位と大きさを理解し，実施できた．
□ 検査する筋を触診できた．
□ 代償動作が理解できた．

講義

徒手筋力検査
(manual muscle testing：MMT)

ここがポイント！
検査は両側とも行う
検査者の特徴として，利き腕で抵抗を与えるときには過小評価する傾向があり，非利き腕では過大評価する傾向があることを念頭におき，ハンドヘルドダイナモメータ (hand-held dynamometer：HHD) など，それを補う手段を講じる．

1．徒手筋力検査 (MMT) の手順

1) 検査前

(1) 事前準備

①医師からの情報，カルテからの情報，画像所見などを確認する．
②検査を行う部屋を，静かで適温に整えておく．
③使用するベッドが清潔で，測定中に被検者が不安定になったり，滑り落ちたりしないことを確認する．
※検査者が抵抗を適切に加えるために，高さが調整できるベッドがあるとよい．場合によっては椅子や台を用いる．
④必要物品 (記録用紙，筆記用具，タオル・シャツ・シーツなど身体をくるむためのリネン類，ハンドヘルドダイナモメータ〈HHD〉などの測定機器) を準備する．
⑤被検者の疾患の特徴 (禁忌となる肢位，使用している薬など)，筋，関節，骨の状態を確認する．

(2) 検査肢位

①検査する筋 (筋群) により，肢位を決定する．
②疼痛や姿勢保持困難などの理由で規定どおりの肢位がとれない場合は，無理のない肢位を選択し，その肢位を記録しておく．
③「背臥位→腹臥位→側臥位→座位→立位」の順で実施する．

MEMO
小児では，手を触れず動作を観察して筋力を推定する方法も用いられる．

(3) オリエンテーション

①正しい運動ができるように，検査の方法を十分説明し，被検者の不安を取り除く．
②検査の目的を被検者に十分説明し，理解と協力を求める．
※疾病利得や詐病などで，筋力を発揮しない人がいることに注意する．

LECTURE 9

(4) 検査部位

関節可動域
(range of motion：ROM)

①筋の視診，触診のために，検査部位はできるだけ露出する．
②検査する関節に拘縮がなく，関節可動域 (ROM) が保たれていることを確認する．
※ ROM 制限がある場合は，被検者が動かせる範囲とする．

2) 検査

(1) 全体の手順と注意事項

MMT の判定基準
▶ Lecture 8・表 1 参照．

①最初に MMT の判定基準で「3」の検査を行い，その可否により，「5・4」あるいは「2」「1・0」の検査を行う．
②被検者に検査で行う運動パターンを理解させ，また関節運動の円滑さに影響する因子 (可動時の疼痛など) を把握するために，可動範囲を他動的に何度か動かしてみる．

ブレイクテスト (break test；抑止テスト)，メイクテスト (make test, full arc test；運動範囲テスト，運動弧テスト)
▶ Lecture 8 参照．

③自動運動も実際に行わせ，代償動作の出現や疼痛の有無を観察する．
※被検者に不快な感覚や疼痛を生じさせないよう注意する．
※基本原則としてブレイクテストで行うが，疼痛のある人や理解力の乏しい人の評価はメイクテストで確認する．
※関節機能に異常 (炎症，癒着など) が生じている場合，その関節をまたぐ筋の MMT を行う際に関節の損傷に気をつける．
※正確な測定のために，被検者のもつ最大筋力が発揮されたか確認する．

ここがポイント！
MMT の判定基準には，筋持久力の能力は考慮されない．何度も同じ検査を行うと，被検者が疲労して本来より筋力が低下した結果となるので，手際よく行う．

(2) 固定

①検査部位の関節よりも中枢側の関節を固定する．

②代償動作が生じないように，抵抗を加える位置や加え方に注意し，代償動作が出たときはそれを見逃さない．

(3) 抵抗

①検査する筋（筋群）の運動方向と逆方向に，かつ運動が起こる関節の遠位端に対して，骨に直角に抵抗を加える．

②位置や骨のレバーアームの長さを十分に考慮して抵抗を加える．

③加える抵抗の量は，年齢，性別，体格などを考慮して加減する．その意味において，健側との比較は有効である．

※急激に抵抗を加えると，関節や骨に損傷を起こす危険性があるので，抵抗を加える位置，抵抗の方向，力の増加のさせ方などに細心の注意を払う．

ここがポイント！
固定が不十分であると，代償動作の出現や最大収縮力が得られにくいなど，正確性に欠ける．

代償動作
▶ Step up 参照.

MEMO
骨折などで遠位端に抵抗を加えられない場合，近位端に加えることもある．

3）検査後

①記録用紙は，わかりやすく，記入しやすい用紙を選択する．

②検査に際し，疼痛を訴えた場合は「P＋」，著明な場合は「P＋＋」，関節拘縮がある場合は「C」，痙性がある場合は「S＋」，著明な場合は「S＋＋」などを記載する場合もある．

③判定基準に準じて，筋力の段階を用紙に記載する．検査中に得られた他の情報（疼痛の有無，抵抗を加えた部位，肢位，ROM，予測された筋力低下の原因など）も，特記事項として記録する．

④被検者に結果をフィードバックする．

気をつけよう！
長いレバーアーム（lever arm；てこの腕）では抵抗力は少なくてすむが，近位の関節に相応の負担がかかっていることに配慮する．

疼痛（pain）
拘縮（contracture）
痙性（spasticity）

2. 肩甲骨（図 1）

肩甲骨の検査は，可動範囲が小さいため，必ず触診で肩甲骨の動きを確認する．

長胸神経麻痺などで，肩甲骨の外転と上方回旋を行う前鋸筋の筋力低下が生じると，翼状肩甲骨がみられる．臨床的にも，肩甲骨の外転や上方回旋に問題を有する患者は多く存在する．肩甲骨の外転と上方回旋では，翼状肩甲骨を起こさず，肩甲骨が固定されているかが大切である．検査中，前鋸筋を触診し，肩甲骨の内側面や下角の浮き上がり，抵抗を与える際の上肢と肩甲骨の連動に注意する．

翼状肩甲骨（winged scapula）

覚えよう！
各運動の主動作筋，検査方法，MMT「1・0」の筋と触診部位は，必ず覚える．

LECTURE 9

動作	主動作筋	MMT 3	MMT 5・4	MMT 2	MMT 1・0
外転と上方回旋 ▶ 18	前鋸筋，小胸筋	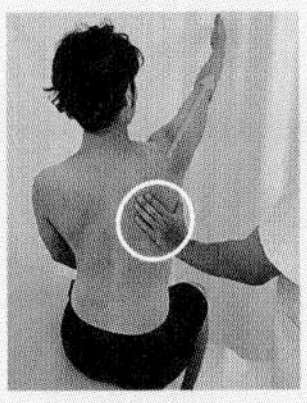 座位で，上肢を 130° 前方挙上させ，上肢の延長線上に上肢を突き出させる．肩甲骨が浮き上がらず，全運動範囲で運動できる	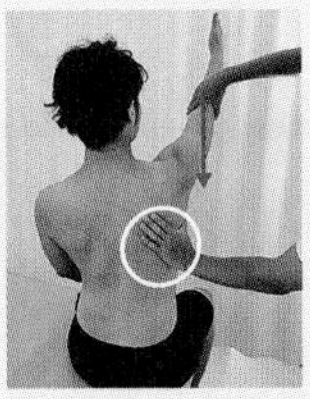 3 の終了肢位を保持させ，肘の直上に下方への抵抗を加える．最大の抵抗に対して，その肢位を保持できれば 5，できなければ 4	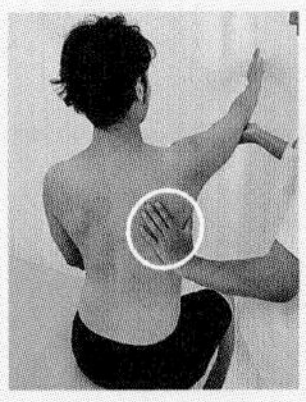 上肢を 90° 以上前方挙上位に支持し保持させる．脱力させてから再び保持させる．このとき肩甲骨の外転と上方回旋が確認できる	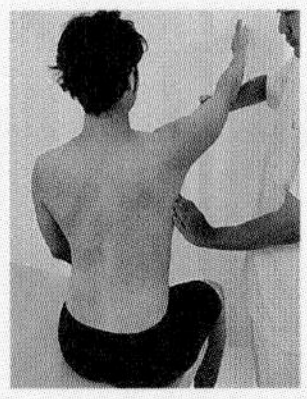 上肢を 90° 以上前方挙上位に支持し保持させる．このとき前鋸筋の筋収縮を触知できれば 1，できなければ 0

図 1 肩甲骨
青矢印（⟶）：運動方向，赤矢印（⟶）：抵抗方向，黄色丸（ ）：代償動作を抑制するための固定.

動作	主動作筋	MMT 3	MMT 5・4	MMT 2	MMT 1・0
挙上 ▶ 19	僧帽筋（上部），肩甲挙筋	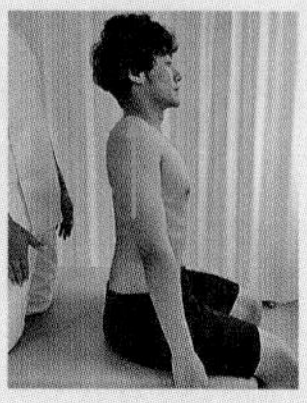 座位で，全運動範囲で肩をすくめるように運動できる	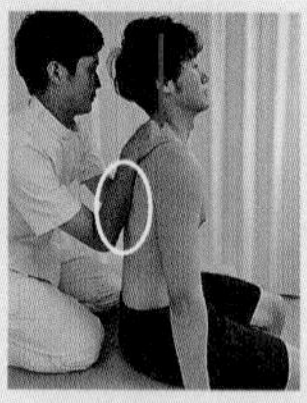 3の終了肢位を保持させ，両手を肩にかけ，前腕を体幹に沿わせ下方への抵抗を加える．最大の抵抗に対して，挙上位を保持できれば5，中等度の抵抗で保持できれば4	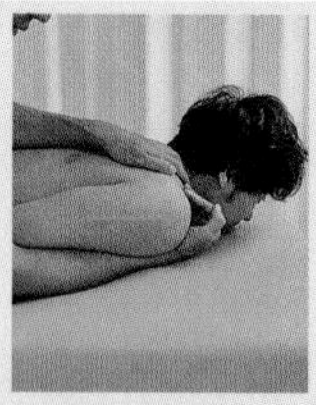 腹臥位で上肢帯と上肢を前面から支持し，全運動範囲で挙上できる	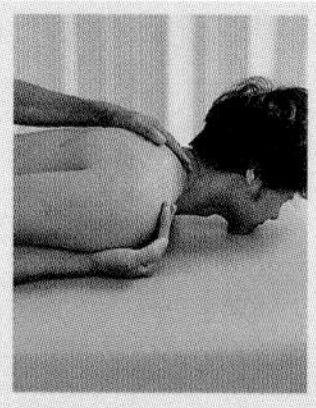 2の運動を行わせ，僧帽筋上部線維の筋収縮を触知できれば1，できなければ0
内転 ▶ 20	僧帽筋（中部），大菱形筋	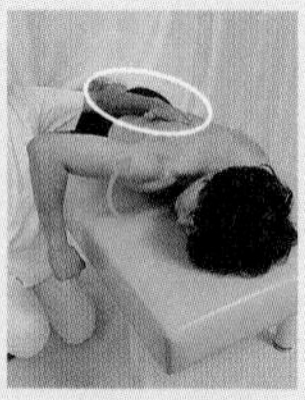 腹臥位で肩関節を90°外転，肘関節を90°屈曲させ，前腕をベッドから下ろさせる．全運動範囲で，ベッドから胸部を離すように，肩甲骨を内転できる	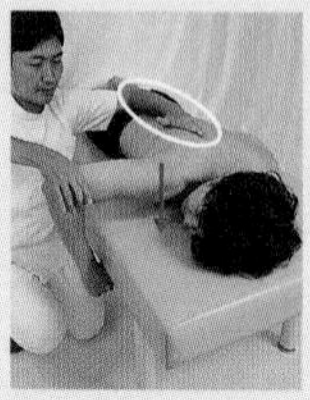 3の終了肢位を保持させ，上腕遠位部に下方への抵抗を加える．最大の抵抗に対して，その肢位を保持できれば5，中等度の抵抗で保持できれば4	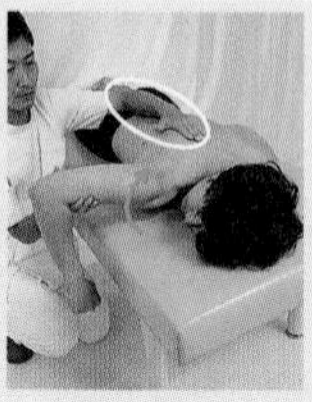 上肢帯と上肢を前面から支持し，全運動範囲で内転できる	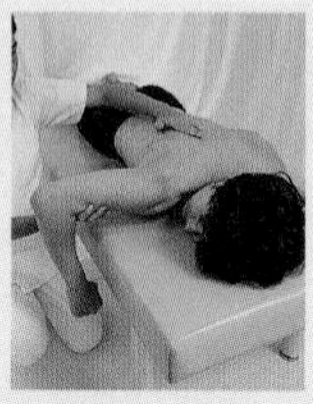 2の運動の一部，もしくは僧帽筋中部線維の筋収縮を触知できれば1，できなければ0
下制と内転 ▶ 21	僧帽筋（中部，下部），広背筋	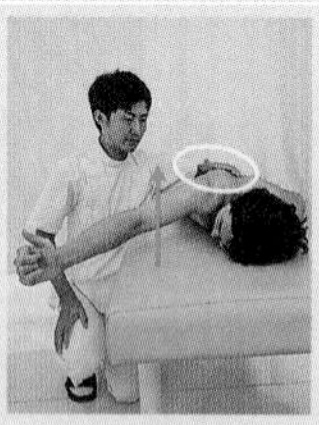 腹臥位で肩関節145°外転・前腕中間位，母指を天井に向けて指差す．ベッドから上肢と胸部を離すように肩甲骨を下制・内転できる	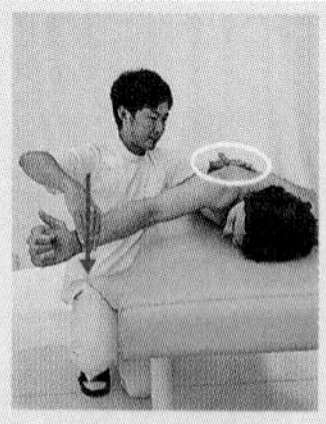 3の終了肢位を保持させ，前腕に下方への抵抗を加える．強い抵抗に対して，その肢位を保持できれば5，軽い抵抗で保持できれば4	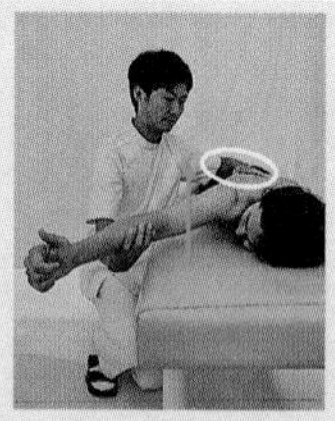 上肢を前面から支持し，全運動範囲で運動できる	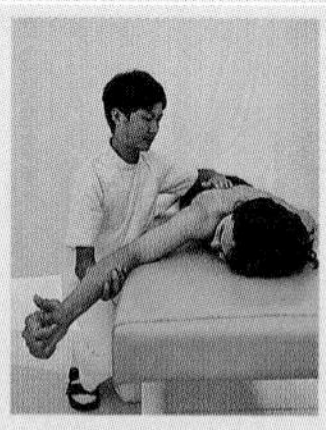 2の運動を行わせ，僧帽筋下部線維の筋収縮を触知できれば1，できなければ0
内転と下方回旋 ▶ 22	大菱形筋，小菱形筋	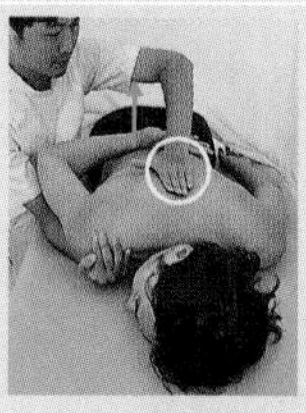 腹臥位で手掌を上に向けて腰に乗せ，手背を腰から離すように肩甲骨を内転・下方回旋できる	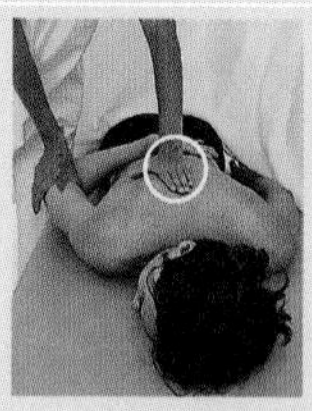 3の終了肢位を保持させ，上腕遠位部に下方への抵抗を加える．最大の抵抗に対して，その肢位を保持できれば5，中等度の抵抗で保持できれば4	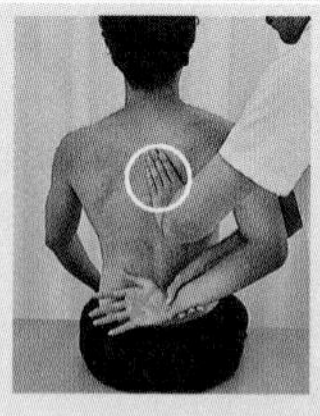 座位で手掌を上に向けて腰に乗せ，手背を腰から離すことが全運動範囲でできる	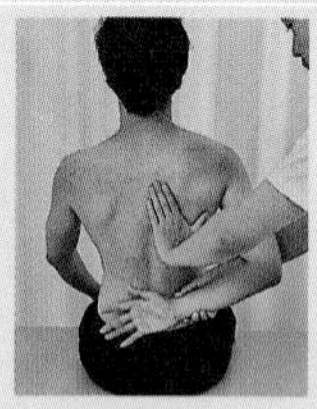 2の運動を行わせ，菱形筋の筋収縮を触知できれば1，できなければ0

図1　肩甲骨（つづき）
青矢印（⟶）：運動方向，赤矢印（⟶）：抵抗方向，黄色丸（　）：代償動作を抑制するための固定．

3. 肩関節（図 2）

肩関節の検査は，上肢の可動域が大きいため，事前に関節可動域測定（ROM-T）を行い確認する．

関節可動域測定
(range of motion test：ROM-T)

動作	主動作筋	MMT 3	MMT 5・4	MMT 2	MMT 1・0
屈曲	三角筋（前部），烏口腕筋，大胸筋 ▶ 23	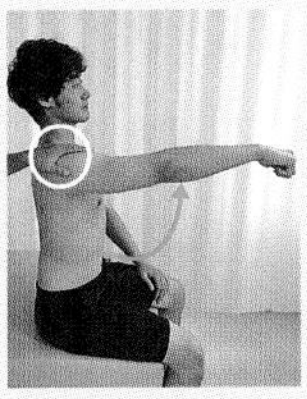 座位で，肩関節を 90° 屈曲できる	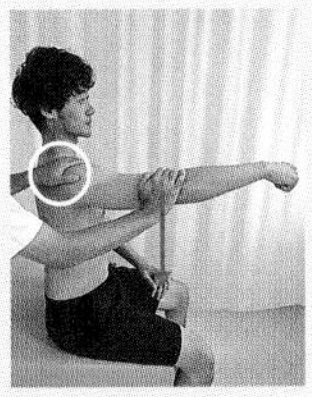 3 の終了肢位を保持させ，上腕遠位部に下方への抵抗を加える．最大の抵抗に対して，その肢位を保持できれば 5，中等度の抵抗で保持できれば 4	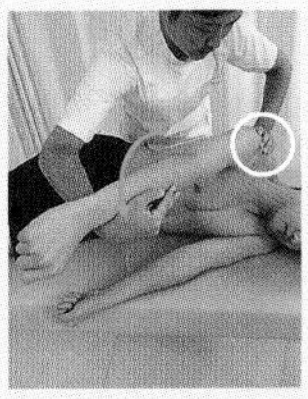 側臥位で重力を最小にし，肩関節を 90° 屈曲できる	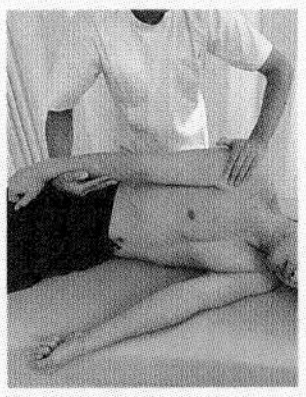 2 の運動を行わせ，三角筋前部線維の筋収縮を触知できれば 1，できなければ 0
伸展	三角筋（後部），広背筋，大円筋 ▶ 24	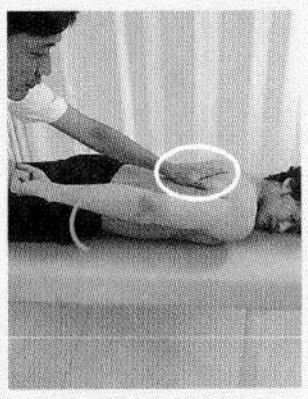 腹臥位で手掌を上に向けさせ，全可動範囲で伸展できる	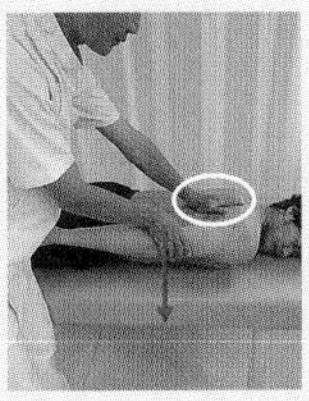 3 の終了肢位を保持させ，上腕遠位部に下方への抵抗を加える．最大の抵抗に対して，その肢位を保持できれば 5，中等度の抵抗で保持できれば 4	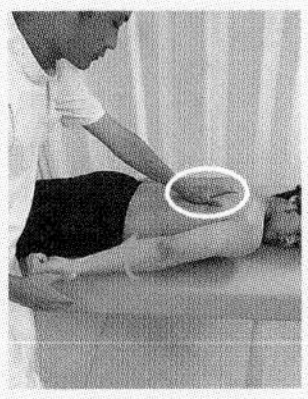 3 の運動の一部ができる	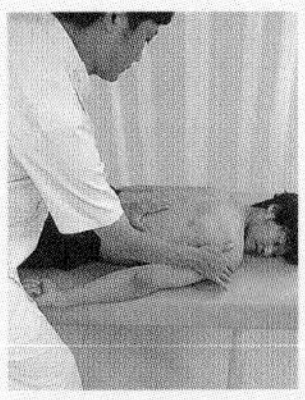 2 の運動を行わせ，三角筋後部線維の筋収縮を触知できれば 1，できなければ 0
外転	三角筋（中部），棘上筋 ▶ 25	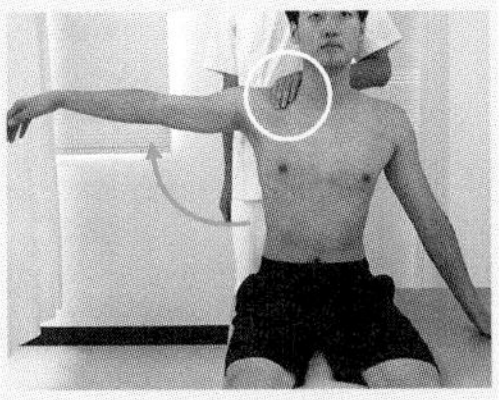 座位で，肩関節を 90° まで外転できる	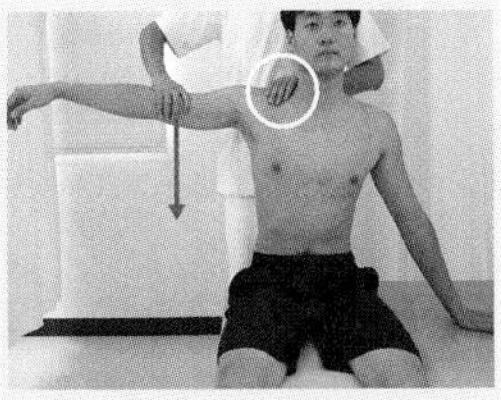 3 の終了肢位を保持させ，上腕遠位部に下方への抵抗を加える．最大の抵抗に対して，その肢位を保持できれば 5，中等度の抵抗で保持できれば 4	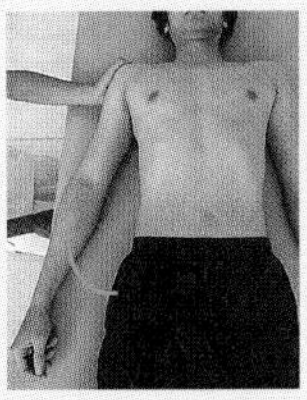 背臥位で重力を最小にし，肩関節を 90° まで外転できる	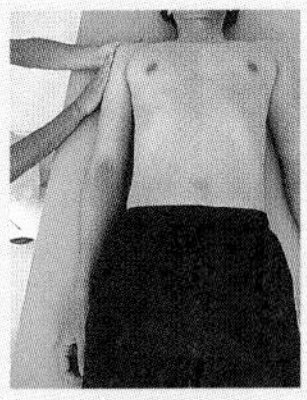 2 の運動を行わせ，三角筋中部線維と棘上筋の筋収縮を触知できれば 1，できなければ 0
水平外転	三角筋（後部） ▶ 26	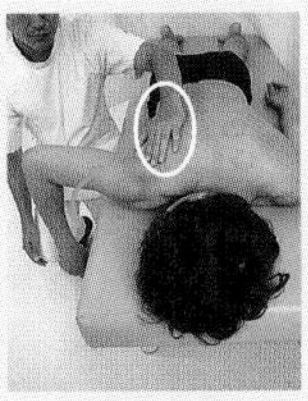 腹臥位で，肘関節を 90° 屈曲，肩関節を 90° 外転させる．全可動範囲で水平外転できる	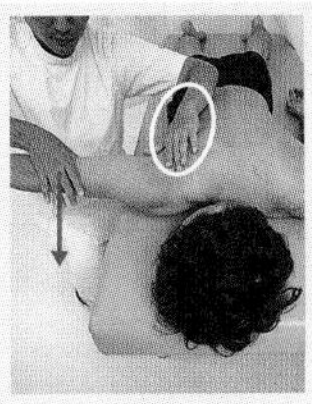 肘関節を完全伸展させ，3 の終了肢位を保持させ，上腕遠位部に下方への抵抗を加える．最大の抵抗に対して，その肢位を保持できれば 5，中等度の抵抗で保持できれば 4	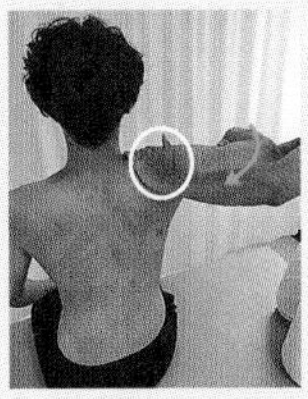 座位で，肘関節 90° 屈曲・肩関節 90° 外転位に支持し，全運動範囲で水平外転できる	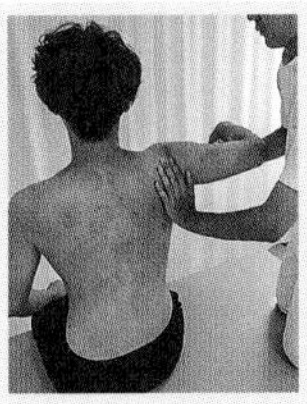 2 の運動を行わせ，三角筋後部線維の筋収縮を触知できれば 1，できなければ 0

図 2 肩関節
青矢印（⟶）：運動方向，赤矢印（⟶）：抵抗方向，黄色丸（ ）：代償動作を抑制するための固定．

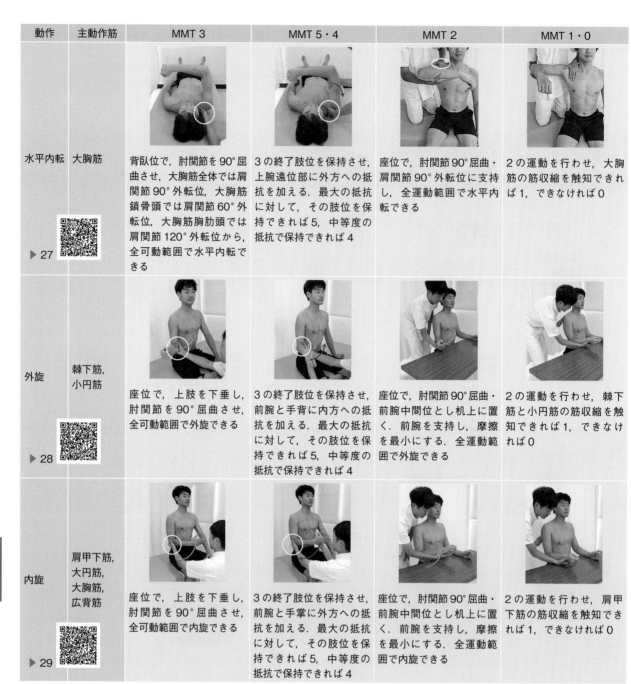

動作	主動作筋	MMT 3	MMT 5・4	MMT 2	MMT 1・0
水平内転 ▶ 27	大胸筋	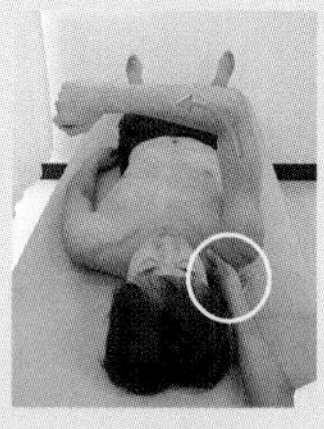 背臥位で，肘関節を90°屈曲させ，大胸筋全体では肩関節90°外転位，大胸筋鎖骨頭では肩関節60°外転位，大胸筋胸肋頭では肩関節120°外転位から，全可動範囲で水平内転できる	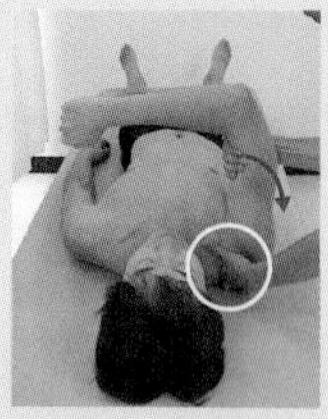 3の終了肢位を保持させ，上腕遠位部に外方への抵抗を加える．最大の抵抗に対して，その肢位を保持できれば5，中等度の抵抗で保持できれば4	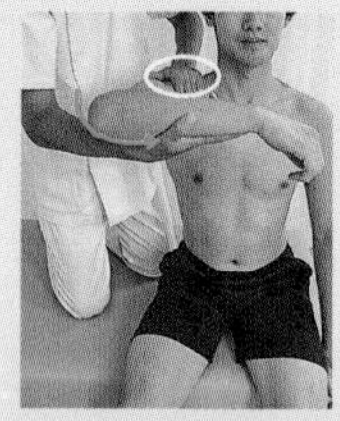 座位で，肘関節90°屈曲・肩関節90°外転位に支持し，全運動範囲で水平内転できる	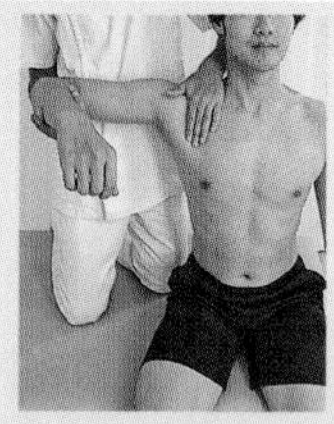 2の運動を行わせ，大胸筋の筋収縮を触知できれば1，できなければ0
外旋 ▶ 28	棘下筋，小円筋	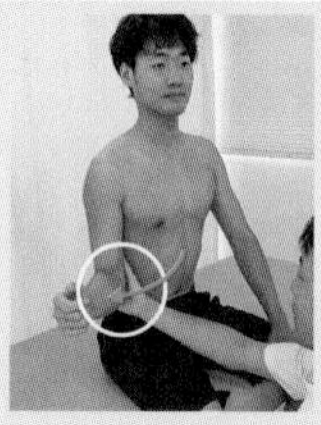 座位で，上肢を下垂し，肘関節を90°屈曲させ，全可動範囲で外旋できる	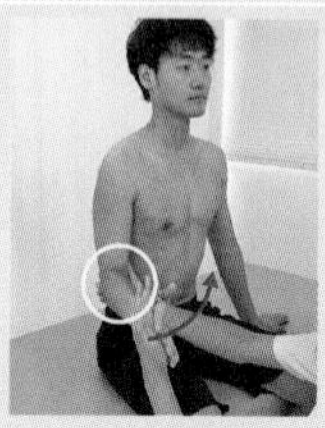 3の終了肢位を保持させ，前腕と手背に内方への抵抗を加える．最大の抵抗に対して，その肢位を保持できれば5，中等度の抵抗で保持できれば4	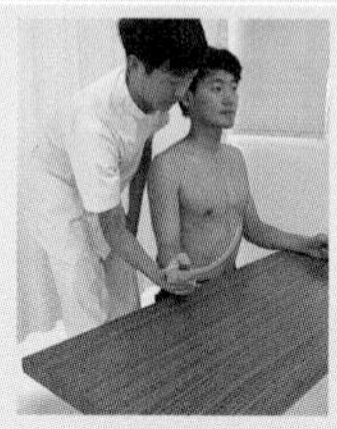 座位で，肘関節90°屈曲・前腕中間位とし机上に置く．前腕を支持し，摩擦を最小にする．全運動範囲で外旋できる	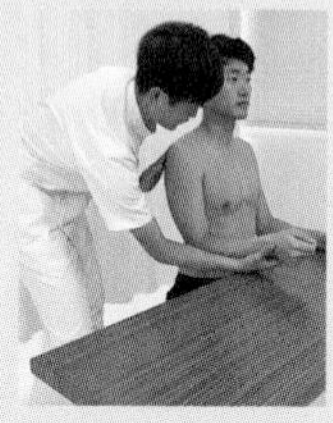 2の運動を行わせ，棘下筋と小円筋の筋収縮を触知できれば1，できなければ0
内旋 ▶ 29	肩甲下筋，大円筋，大胸筋，広背筋	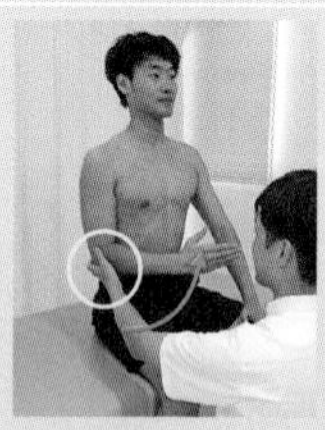 座位で，上肢を下垂し，肘関節を90°屈曲させ，全可動範囲で内旋できる	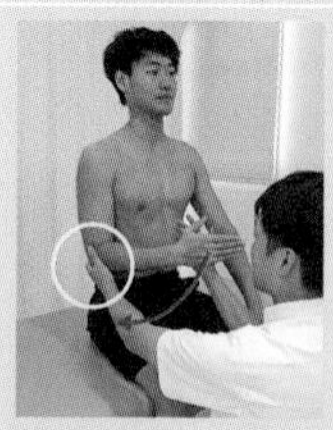 3の終了肢位を保持させ，前腕と手掌に外方への抵抗を加える．最大の抵抗に対して，その肢位を保持できれば5，中等度の抵抗で保持できれば4	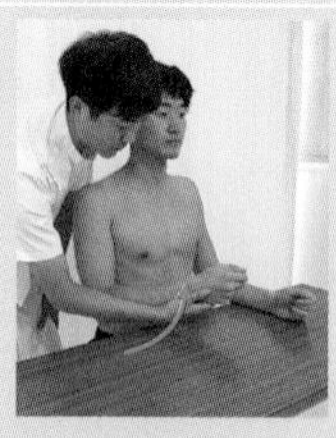 座位で，肘関節90°屈曲・前腕中間位とし机上に置く．前腕を支持し，摩擦を最小にする．全運動範囲で内旋できる	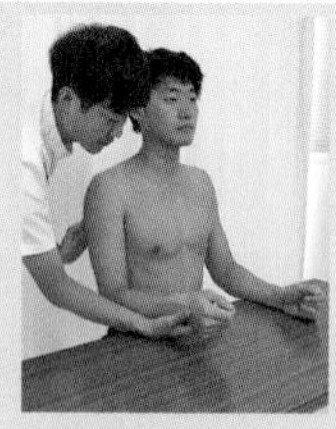 2の運動を行わせ，肩甲下筋の筋収縮を触知できれば1，できなければ0

図2　肩関節（つづき）
青矢印（⟶）：運動方向，赤矢印（⟶）：抵抗方向，黄色丸（　）：代償動作を抑制するための固定．

4. 肘関節（図 3）

肘関節の検査では，肩関節の運動による代償動作が起こりやすいので注意する．

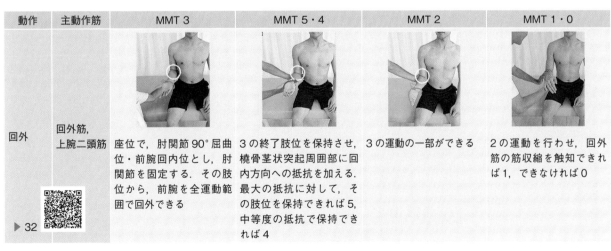

動作	主動作筋	MMT 3	MMT 5・4	MMT 2	MMT 1・0
屈曲 ▶ 30	上腕二頭筋，上腕筋，腕橈骨筋	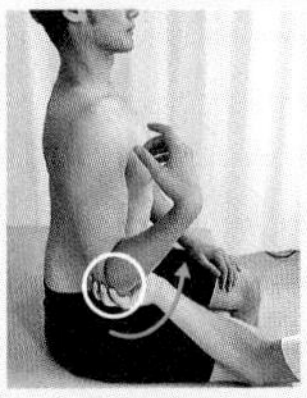 座位で，肘関節を背面から把持し固定する．上腕二頭筋は前腕回外位，上腕筋は前腕回内位，腕橈骨筋は前腕中間位で検査する．肘関節伸展位から，全運動範囲で屈曲できる	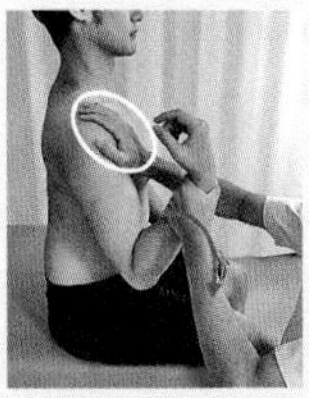 3 の終了肢位を保持させ，前腕遠位部に伸展方向への抵抗を加える．最大の抵抗に対して，その肢位を保持できれば 5，中等度の抵抗で保持できれば 4	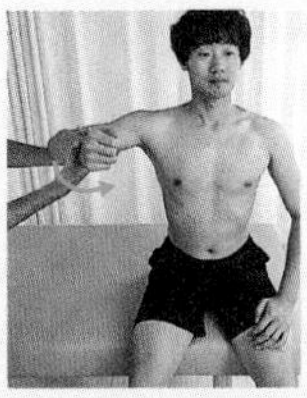 肩関節を 90° 外転させ，上肢を支持する．上腕二頭筋は前腕回外位，上腕筋は前腕回内位，腕橈骨筋は前腕中間位で検査する．肘関節伸展位から，全運動範囲で屈曲できる	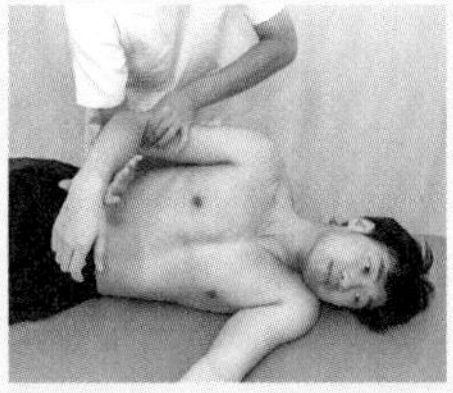 側臥位で，前腕を支持する．前腕回外・回内・中間位で肘関節の屈曲を試みさせ，上腕二頭筋，上腕筋，腕橈骨筋のどれかの筋収縮を触知できれば 1，できなければ 0
伸展 ▶ 31	上腕三頭筋	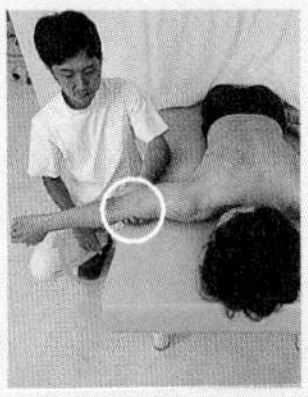 腹臥位で，肩関節 90° 外転・肘関節 90° 屈曲・前腕中間位とし，前腕をベッドから下ろさせる．その肢位から，肘関節を全運動範囲で伸展できる	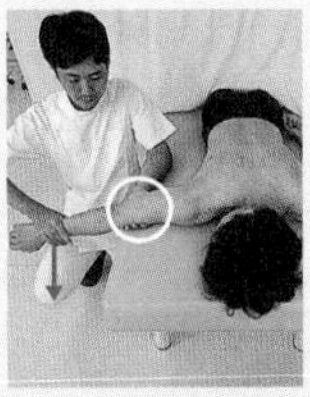 3 の終了肢位を保持させ，前腕遠位部に下方への抵抗を加える．最大の抵抗に対して，その肢位を保持できれば 5，中等度の抵抗で保持できれば 4	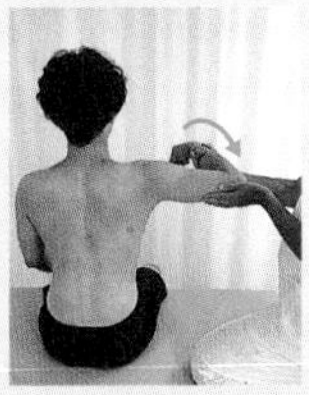 座位で，肩関節を 90° 外転させ，上肢を支持する．肘関節屈曲位から，全運動範囲で伸展できる	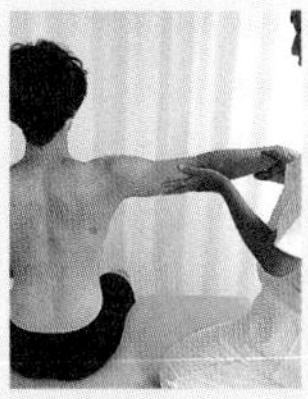 2 の運動を行わせ，上腕三頭筋の筋収縮を触知できれば 1，できなければ 0

図 3 肘関節
青矢印（⟶）：運動方向，赤矢印（⟶）：抵抗方向，黄色丸（ ）：代償動作を抑制するための固定．

5. 前腕（図 4）

前腕の検査では，肘関節の運動による代償動作が起こりやすいので注意する．

動作	主動作筋	MMT 3	MMT 5・4	MMT 2	MMT 1・0
回外 ▶ 32	回外筋，上腕二頭筋	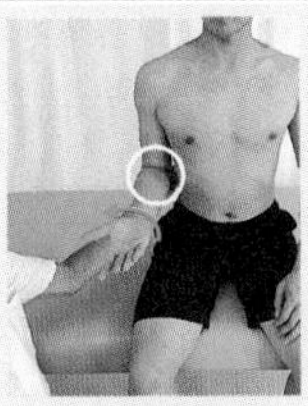 座位で，肘関節 90° 屈曲位・前腕回内位とし，肘関節を固定する．その肢位から，前腕を全運動範囲で回外できる	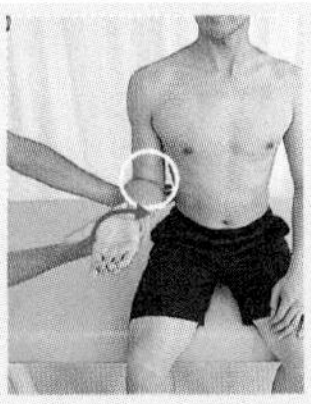 3 の終了肢位を保持させ，橈骨茎状突起周囲部に回内方向への抵抗を加える．最大の抵抗に対して，その肢位を保持できれば 5，中等度の抵抗で保持できれば 4	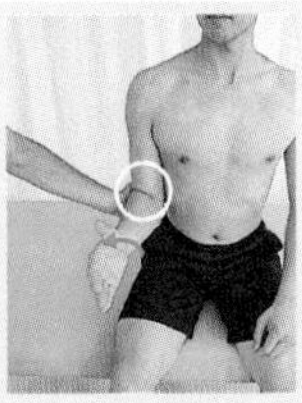 3 の運動の一部ができる	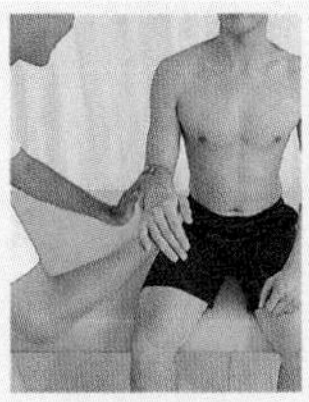 2 の運動を行わせ，回外筋の筋収縮を触知できれば 1，できなければ 0

図 4 前腕
青矢印（⟶）：運動方向，赤矢印（⟶）：抵抗方向，黄色丸（ ）：代償動作を抑制するための固定．

動作	主動作筋	MMT 3	MMT 5・4	MMT 2	MMT 1・0
回内	円回内筋，方形回内筋 ▶33	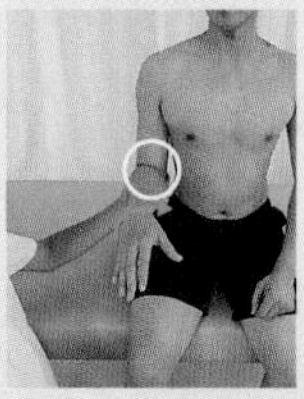 座位で，肘関節 90° 屈曲位・前腕回外位とし，肘関節を固定する．その肢位から，前腕を全運動範囲で回内できる	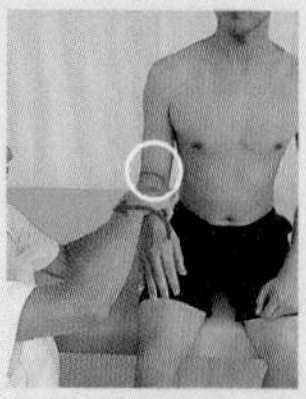 3 の終了肢位を保持させ，橈骨茎状突起周囲部に回外方向への抵抗を加える．最大の抵抗に対して，その肢位を保持できれば 5，中等度の抵抗で保持できれば 4	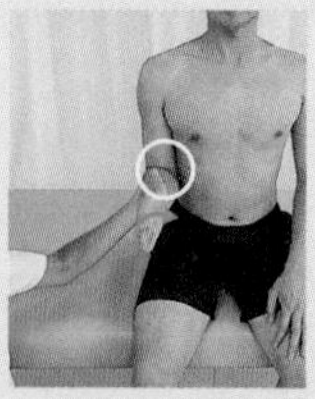 3 の運動の一部ができる	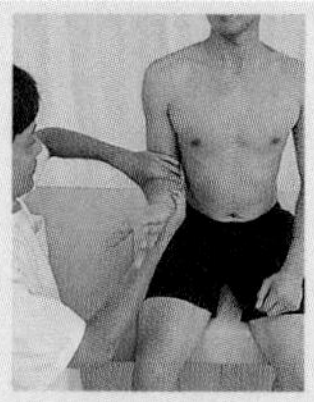 2 の運動を行わせ，円回内筋の筋収縮を触知できれば 1，できなければ 0

図 4　前腕（つづき）
青矢印（⟶）：運動方向，赤矢印（⟶）：抵抗方向，黄色丸（　）：代償動作を抑制するための固定．

6. 手関節（図 5）

手関節の検査では，肩関節・肘関節の運動による代償動作が起こりやすいので注意する．

動作	主動作筋	MMT 3	MMT 5・4	MMT 2	MMT 1・0
屈曲	橈側手根屈筋，尺側手根屈筋 ▶34	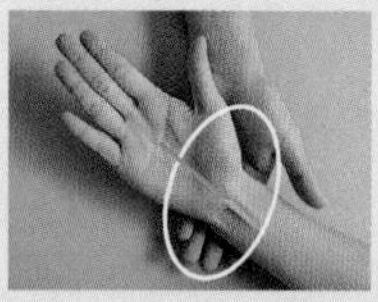 座位で，肘を検査台の上に置く．前腕回外位にて，手関節を全運動範囲で屈曲できる	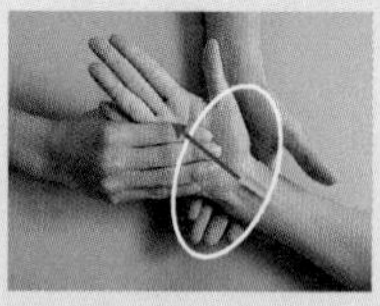 3 の終了肢位を保持させ，中手骨に伸展方向への抵抗を加える．最大の抵抗に対して，その肢位を保持できれば 5，中等度の抵抗で保持できれば 4	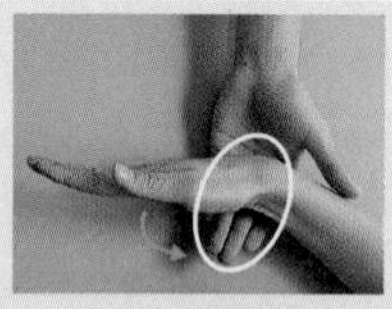 座位で，肘を検査台の上に置く．前腕中間位とし，手関節を支持する．手関節の全運動範囲で屈曲できる	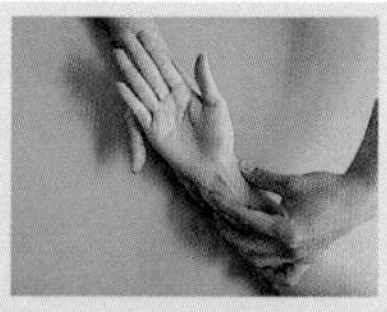 座位で，肘を検査台の上に置く．前腕回外位にて，手関節を屈曲位で支持する．屈曲させ，橈側手根屈筋と尺側手根屈筋の筋収縮を触知できれば 1，できなければ 0
伸展	長橈側手根伸筋，短橈側手根伸筋，尺側手根伸筋 ▶35	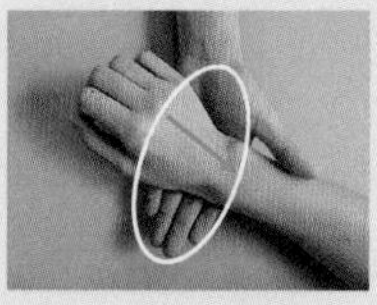 座位で，肘を検査台の上に置く．前腕回内位にて，手関節を全運動範囲で伸展できる	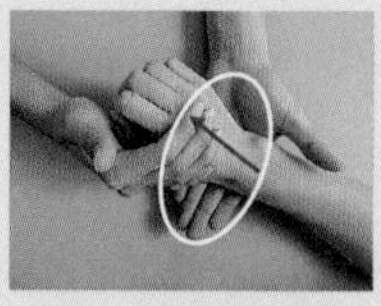 3 の終了肢位を保持させ，中手骨に屈曲方向への抵抗を加える．最大の抵抗に対して，その肢位を保持できれば 5，中等度の抵抗で保持できれば 4	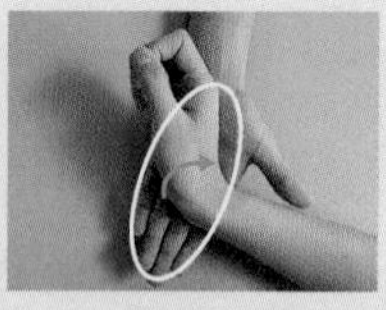 座位で，肘を検査台の上に置く．前腕中間位とし，手関節を支持する．手関節の全運動範囲で伸展できる	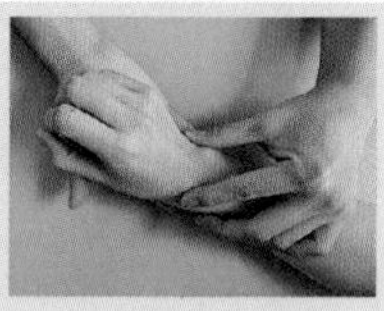 座位で，肘を検査台の上に置く．前腕回内位にて，手関節を伸展位で支持する．伸展させ，長橈側手根伸筋，短橈側手根伸筋，尺側手根伸筋の筋収縮を触知できれば 1，できなければ 0

図 5　手関節
青矢印（⟶）：運動方向，赤矢印（⟶）：抵抗方向，黄色丸（　）：代償動作を抑制するための固定．

7. 手指（図 6）

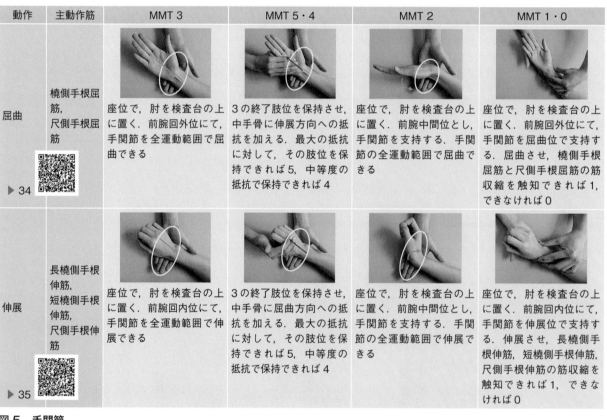

手指の検査では，検査する動作のみ行えるようにしっかり固定する．ただし，主動作筋の筋腹や腱を強く圧迫し，動きを妨げないように注意する．

動作	主動作筋	MMT 3	MMT 5・4	MMT 2	MMT 1・0
PIP 関節屈曲	浅指屈筋	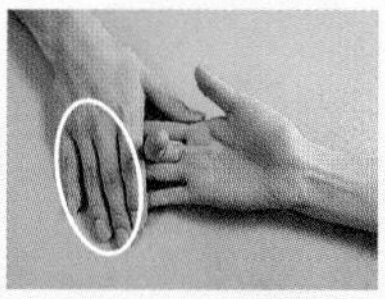 前腕回外位・手関節中間位とし，検査する指以外は全関節を伸展位に固定する．MCP 関節軽度屈曲位から，DIP 関節を屈曲させず，PIP 関節を全運動範囲で屈曲できる．検査は 1 指ずつ行う	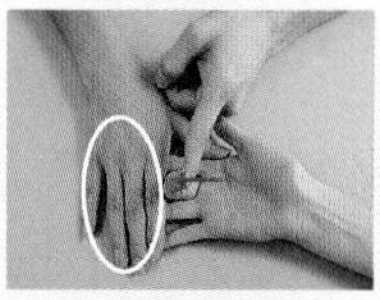 3 の終了肢位を保持させ，中節骨頭に伸展方向への抵抗を加える．強い抵抗に対して，その肢位を保持できれば 5，弱い抵抗で保持できれば 4	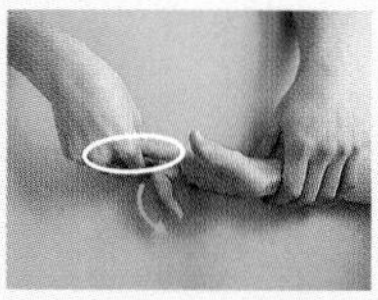 前腕中間位・手関節中間位とし，検査する指以外は全関節を伸展位に固定する．MCP 関節軽度屈曲位から，DIP 関節を屈曲させず，PIP 関節を全運動範囲で屈曲できる	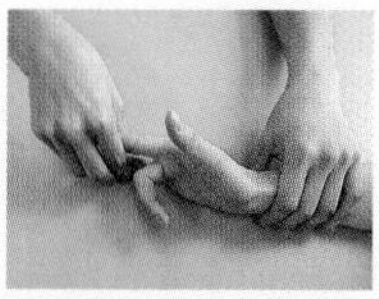 2 の運動を行わせ，浅指屈筋の筋収縮を長掌筋と尺側手根屈筋のあいだで手関節の掌側面上に触知できれば 1，できなければ 0
DIP 関節屈曲	深指屈筋	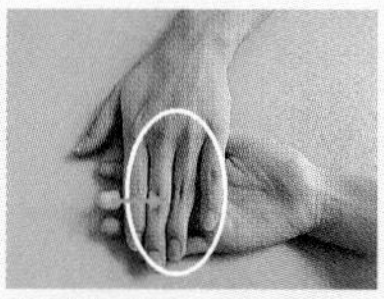 前腕回外位・手関節中間位，DIP 関節以外の関節を伸展位に固定する．DIP 関節伸展位から全運動範囲で屈曲できる．検査は 1 指ずつ行う	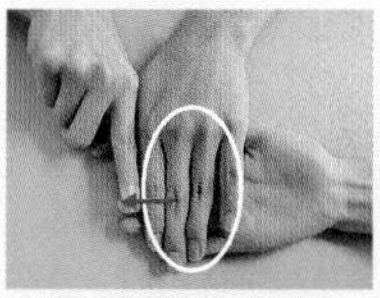 3 の終了肢位を保持させ，末節骨に伸展方向への抵抗を加える．強い抵抗に対して，その肢位を保持できれば 5，弱い抵抗で保持できれば 4	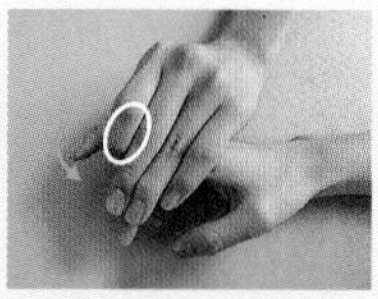 前腕中間位・手関節中間位とし，検査する指の中節を両側からつまみ伸展位に固定する．DIP 関節伸展位から全運動範囲で屈曲できる	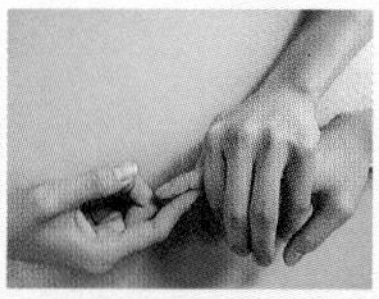 2 の運動を行わせ，深指屈筋腱の収縮を中節骨掌側面で触知できれば 1，できなければ 0
MCP 関節伸展	指伸筋，示指伸筋，小指伸筋	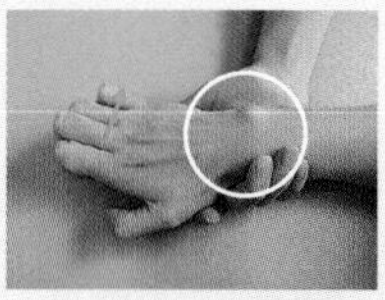 前腕回内位・手関節中間位とし，MCP 関節と IP 関節の力を抜き屈曲位から，MCP 関節を全運動範囲で伸展できる	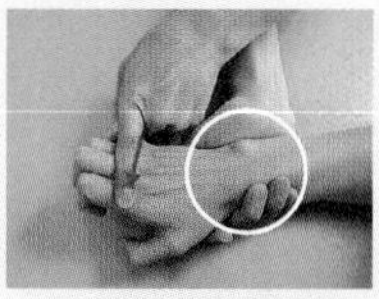 3 の終了肢位を保持させ，示指を基節骨背側面に MCP 関節を横切るように当て，屈曲方向への抵抗を加える．強い抵抗に対して，その肢位を保持できれば 5，弱い抵抗で保持できれば 4	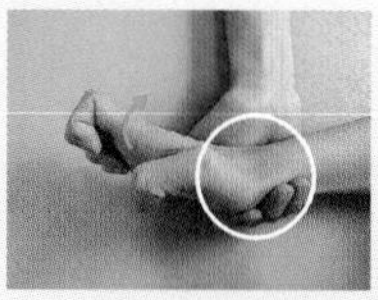 前腕中間位・手関節中間位とし，MCP 関節と IP 関節の力を抜き屈曲位から，MCP 関節を全運動範囲で伸展できる	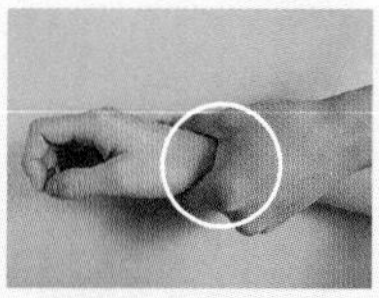 2 の運動を行わせ，わずかな動きがあれば 1，なければ 0
MCP 関節屈曲	背側骨間筋，掌側骨間筋，小指外転筋，虫様筋	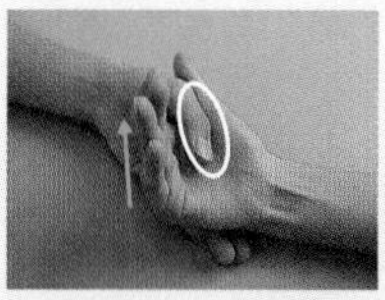 前腕回外位・手関節中間位・MCP 関節伸展位・第 2〜4 指の IP 関節屈曲位から，全運動範囲で MCP 関節の屈曲と IP 関節の伸展を同時に行うことができる	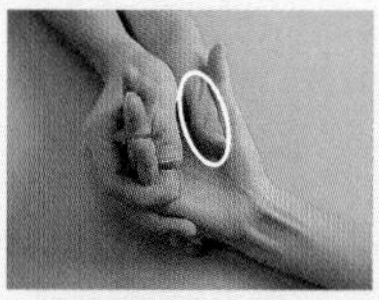 3 の終了肢位を保持させ，基節骨掌側面に伸展方向への抵抗を加える．強い抵抗に対して，その肢位を保持できれば 5，弱い抵抗で保持できれば 4．検査は 1 指ずつ行う	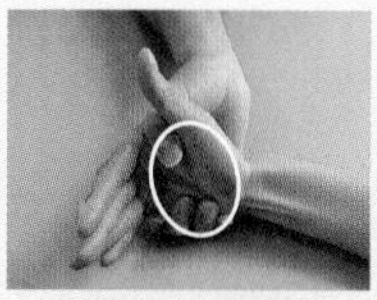 前腕中間位・手関節中間位・MCP 関節伸展位・第 2〜4 指の IP 関節屈曲位から，全運動範囲で MCP 関節の屈曲と IP 関節の伸展を同時に行うことができる	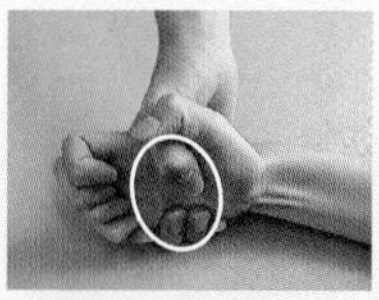 2 の運動を行わせ，わずかな動きがあれば 1，なければ 0
外転	背側骨間筋，小指外転筋	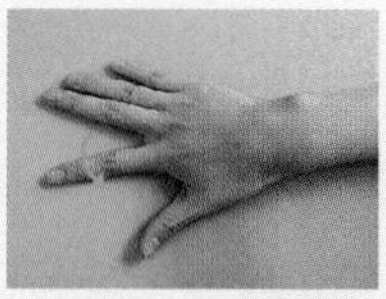 前腕回内位・手関節中間位・MCP 関節中間位・指内転位から，全運動範囲で外転できる．検査は 1 指ずつ行う	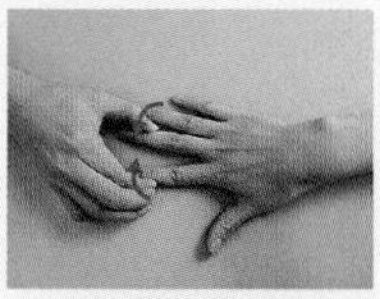 3 の終了肢位を保持させ，検査する指の末節骨と隣りの指の末節骨を寄せ合わせる方向へ抵抗を加える．5 と 4 の判定は健常側と比較して行う	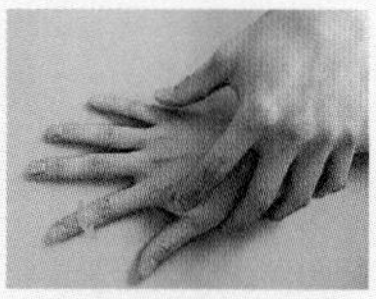 3 の運動の一部ができる	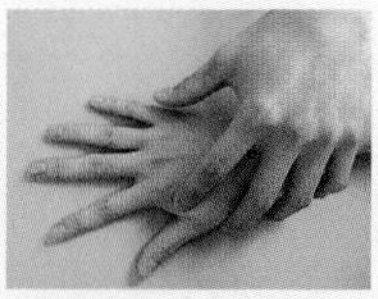 2 の運動を行わせ，第 1 背側骨間筋，小指外転筋の筋収縮を触知できれば 1，できなければ 0

図 6　手指

青矢印（⟶）：運動方向，赤矢印（⟶）：抵抗方向，黄色丸（　）：代償動作を抑制するための固定．

PIP（proximal interphalangeal）関節：近位指節間関節，MCP（metacarpophalangeal）関節：中手指節関節，DIP（distal interphalangeal）関節：遠位指節間関節，IP（interphalangeal）関節：指節間関節．

動作	主動作筋	MMT 3	MMT 5・4	MMT 2	MMT 1・0
内転	掌側骨間筋	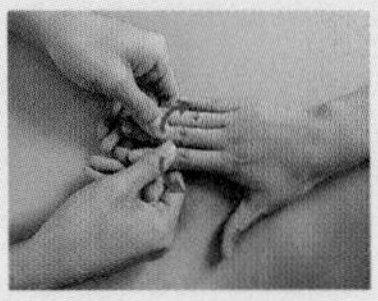 前腕回内位・手関節中間位・MCP 関節中間位で，各指を中指に向かって内転を保持させる．隣り合う2本の指の中節骨を引き離す方向へ抵抗を加えると，その肢位を保持できない．検査は1指ずつ行う	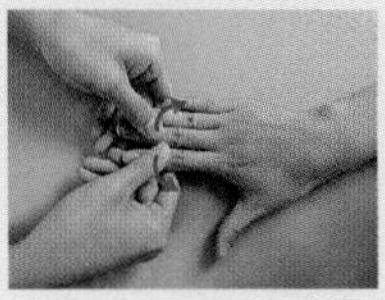 3の抵抗を加えても，その肢位を保持できる．5と4を区別することはできない	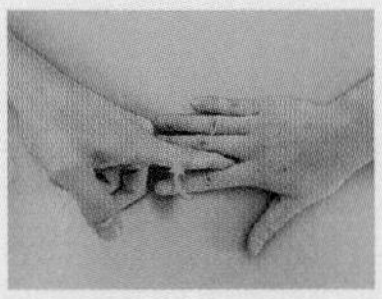 前腕回内位・手関節中間位・MCP 関節中間位・指外転位から，各指を運動範囲の一部で内転できる	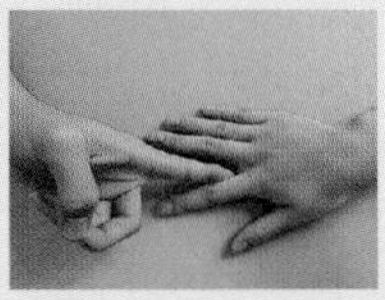 2の運動を行わせ，わずかな動きがあれば1，なければ0

図6　手指（つづき）
青矢印（⟶）：運動方向，赤矢印（⟶）：抵抗方向，黄色丸（　）：代償動作を抑制するための固定．

MEMO
解剖学的かぎたばこ入れ
母指を十分に伸展したとき，手首の橈骨側にみられるくぼみ．

8. 母指・小指（図7）

母指・小指の検査では，検査する動作のみ行えるようにしっかり固定する．ただし，主動作筋の筋腹や腱を強く圧迫し，動きを妨げないように注意する．

動作	主動作筋	MMT 3	MMT 5・4	MMT 2	MMT 1・0
MCP 関節屈曲	短母指屈筋	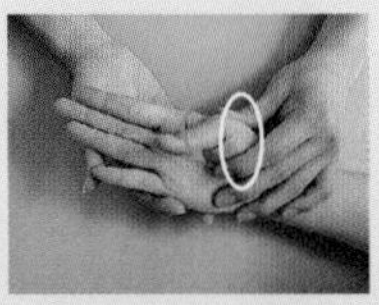 前腕回外位・手関節中間位・CMC 関節 0°・IP 関節 0°・母指を内転位にさせ，第2中手骨の隣に置いた位置から母指 MCP 関節を全運動範囲で屈曲できる	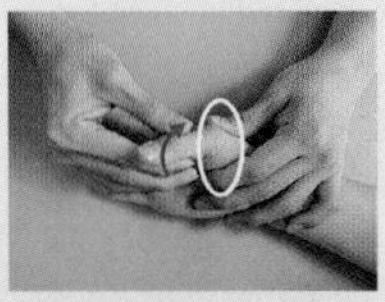 3の終了肢位を保持させ，母指基節骨掌側面に伸展方向への抵抗を加えても，その肢位を保持できる．5と4を区別することはできない	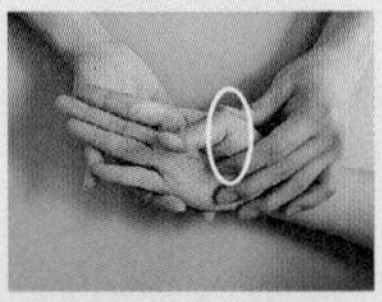 3の運動の一部ができる	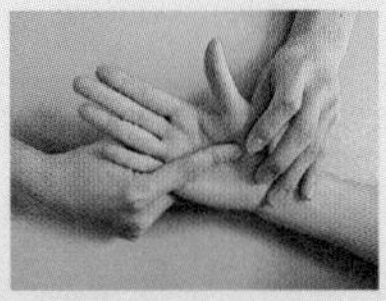 2の運動を行わせ，短母指屈筋の筋収縮を母指球の尺側部で触知できれば1，できなければ0
IP 関節屈曲	長母指屈筋	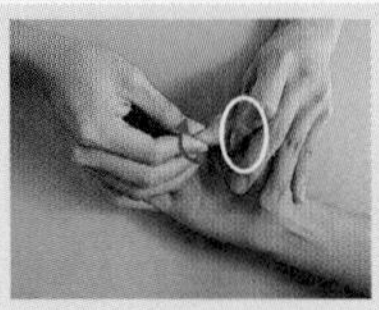 前腕回外位・手関節中間位・母指 MCP 関節伸展位から，わずかな抵抗に打ち勝ち，母指 IP 関節を全運動範囲で屈曲できる	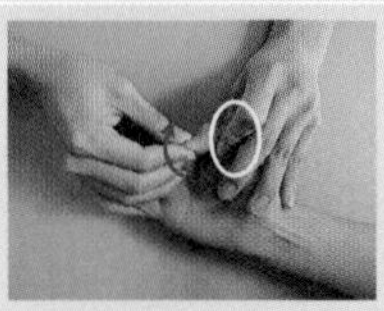 3の終了肢位を保持させ，母指末節骨掌側面に伸展方向への抵抗を加える．最大の抵抗に対して，その肢位を保持できれば5，強い抵抗で保持できれば4	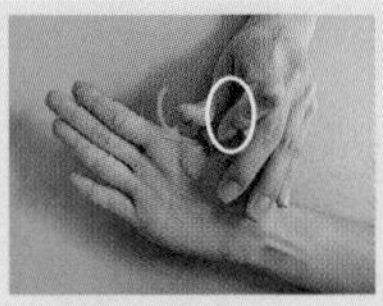 3の運動を抵抗なしで行うことができる	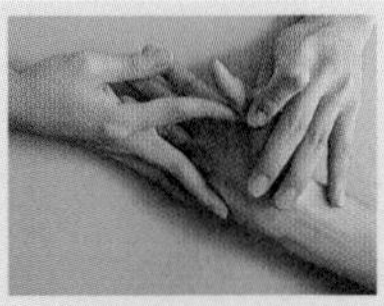 2の運動を行わせ，長母指屈筋の筋収縮を母指基節骨掌側面で触知できれば1，できなければ0
伸展	MCP関節：短母指伸筋 IP 関節：長母指伸筋	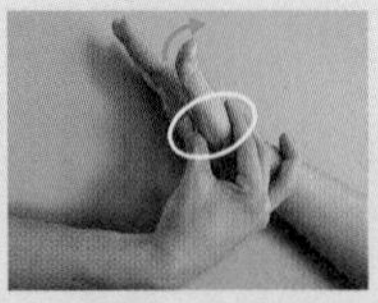 前腕中間位・手関節中間位・母指軽度屈曲位から，母指 MCP 関節と IP 関節を全運動範囲で伸展できる	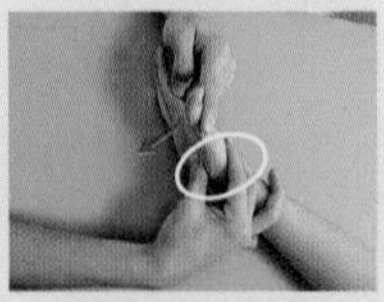 3の終了肢位を保持させ，母指末節骨背側面に屈曲方向への抵抗を加える．5と4の判定は健常側と比較して行う	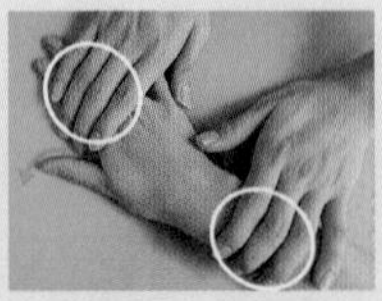 前腕回内位・手関節中間位・母指軽度屈曲位から，母指 MCP 関節と IP 関節を全運動範囲で伸展できる	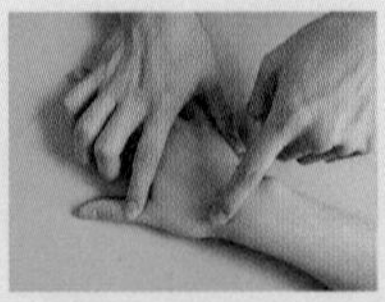 2の運動を行わせ，長母指伸筋腱の筋収縮を解剖学的かぎたばこ入れの尺側部や母指基節骨背側面で触知できれば1，できなければ0

図7　母指・小指
青矢印（⟶）：運動方向，赤矢印（⟶）：抵抗方向，黄色丸（　）：代償動作を抑制するための固定．
MCP（metacarpophalangeal）関節：中手指節関節，CMC（carpometacarpal）関節：手根中手関節，IP（interphalangeal）関節：指節間関節．

LECTURE 9

動作	主動作筋	MMT 3	MMT 5・4	MMT 2	MMT 1・0
外転	長母指外転筋	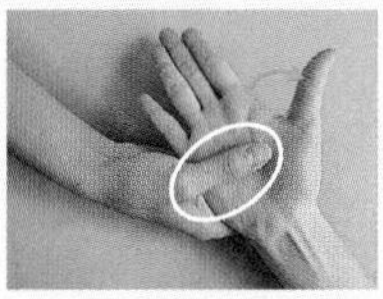 前腕回外位・手関節中間位・母指軽度内転位から，第2～5指の中手骨と平行面上で，母指を全運動範囲で外転できる	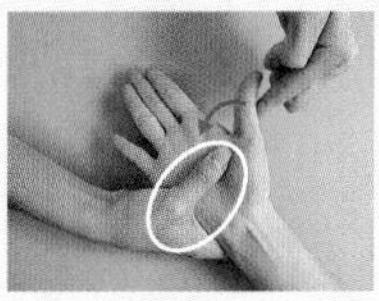 3の終了肢位を保持させ，母指中手骨遠位端に内転方向への抵抗を加えても，その肢位を保持できる．5と4を区別することは難しい	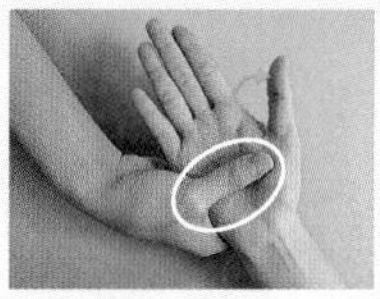 3の運動の一部ができる	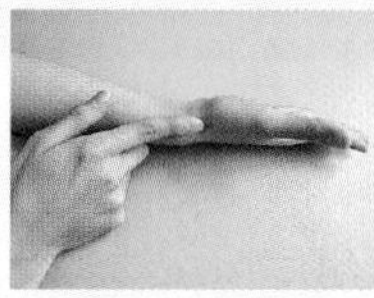 2の運動を行わせ，長母指外転筋の筋収縮を第1中手骨底で触知できれば1，できなければ0
	短母指外転筋	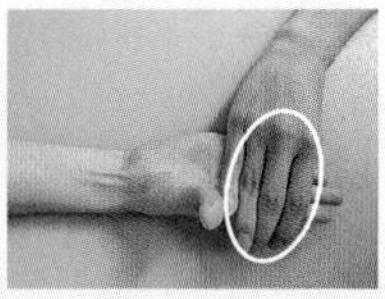 前腕回外位・手関節中間位・母指軽度内転位から，掌側面に対して垂直に，母指を全運動範囲で外転できる	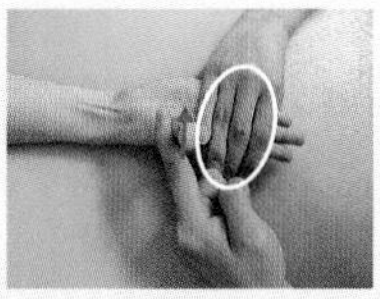 3の終了肢位を保持させ，母指基節骨外側面に内転方向への抵抗を加える．最大の抵抗に対して，その肢位を保持できれば5，強い抵抗で保持できれば4	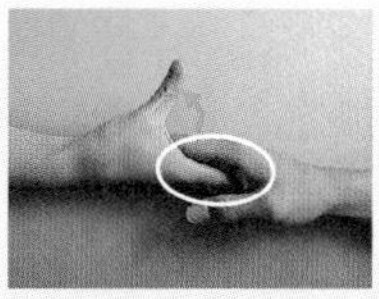 前腕中間位・手関節中間位・母指軽度内転位から，掌側面に対して垂直に母指を運動範囲の一部で外転できる	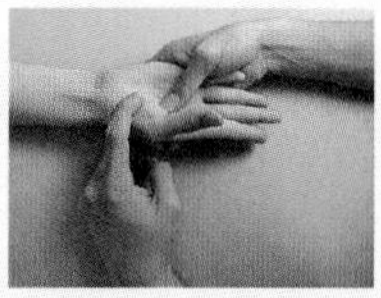 3の運動を行わせ，短母指外転筋の筋収縮を母指球の中央部で触知できれば1，できなければ0
内転	母指内転筋	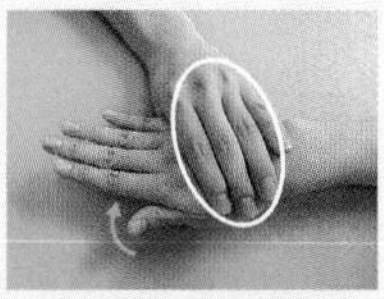 前腕回内位・手関節中間位・母指軽度外転位から，母指を全運動範囲で内転できる	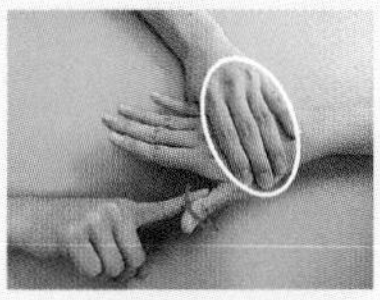 3の終了肢位を保持させ，母指基節骨掌側面に外転方向への抵抗を加える．強い抵抗に対して，その肢位を保持できれば5，抵抗にいくらか負け保持できなければ4	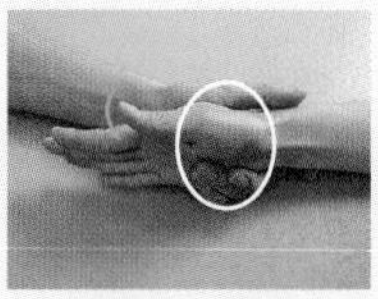 前腕中間位・手関節中間位・母指軽度外転位から，母指を全運動範囲で内転できる	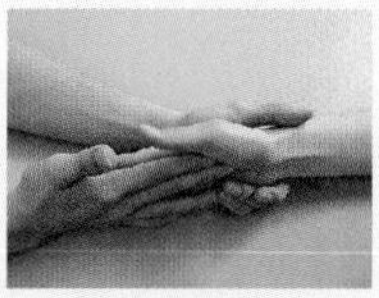 2の運動を行わせ，母指内転筋の筋収縮を母指と示指のあいだの水かき部分の掌側面で触知できれば1，できなければ0
対立	母指対立筋，小指対立筋	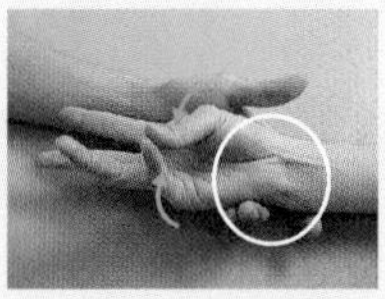 前腕回外位・手関節中間位・母指MCP関節とIP関節屈曲・内転位から，全運動範囲で母指の指腹と小指の指腹の対立ができる	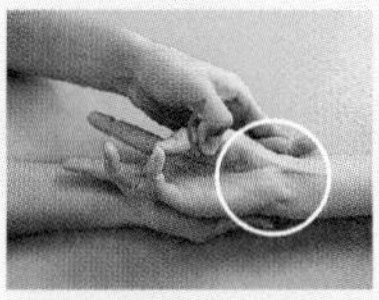 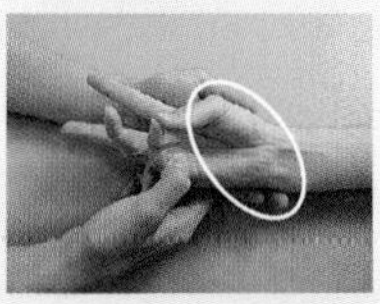 母指対立筋では，第1中手骨頭掌側面に母指を外旋・伸展・内転する方向へ抵抗を加える．小指対立筋では，第5中手骨頭掌側面に第5指を内旋する方向へ抵抗を加える．最大の抵抗に対して，その肢位を保持できれば5，中等度の抵抗で保持できれば4	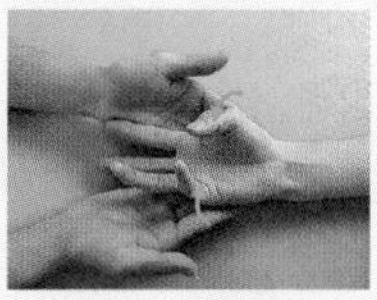 3の運動の一部ができる．なお，母指対立筋と小指対立筋は別々に評価する	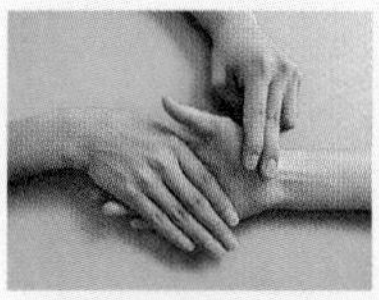 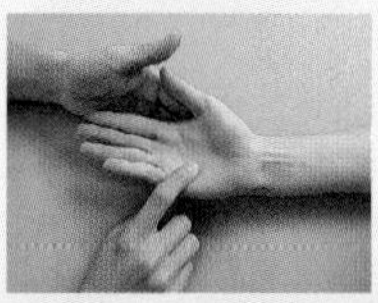 2の運動を行わせ，母指対立筋の筋収縮を第1中手骨幹橈側部で，小指対立筋の筋収縮を第5中手骨橈側縁で触知できれば1，できなければ0

図7 母指・小指（つづき）
青矢印（⟶）：運動方向，赤矢印（⟶）：抵抗方向，黄色丸（ ）：代償動作を抑制するための固定．

■参考文献

1）Avers D, Brown M 著，津山直一，中村耕三訳：新・徒手筋力検査法．原著第10版．協同医書出版社；2020.
2）伊藤俊一監，隈元庸夫，仙石泰仁編：MMT ―頭部・頸部・上肢．第2版．三輪書店；2016.

LECTURE 9

Step up

代償動作

運動に参加する筋を作用によって分類すると，主動作筋，補助筋，共同筋，固定筋，拮抗筋に分けることができる．代償動作は，主動作筋の弱化や麻痺により，その運動を主として補助筋，共同筋，固定筋が補い，見かけ上の類似の運動をする現象である．

MMT を実施する際，被検者が最大限の筋力を発揮しようとすることにより代償動作が出現し，評価の再現性が低下する．代償動作を防止するには，検査をする筋による正しい関節運動を知っておくこと，検査肢位，固定と抵抗の部位と抵抗の大きさ，測定する筋の走行，起始，停止などの解剖学の知識と触診能力が重要となる．

代表的な代償動作を表 1 に示す．

表 1　代表的な代償動作

運動	主動作筋	正確な運動	代償	代償動作
肩関節の屈曲	三角筋前部線維	手掌面を上に向け，上肢を前方挙上する	上腕二頭筋による代償	肩関節外旋位で上肢の前方挙上
			体幹・肩甲帯による代償	体幹伸展・肩甲帯挙上に伴い上肢の前方挙上
肩関節の外転	三角筋中部線維	手掌面を上に向け，上肢を側方挙上する	上腕二頭筋による代償	肩関節外旋位で上肢の側方挙上
			上腕三頭筋による代償	肩関節内旋位で肩伸展を伴い上肢の側方挙上
			体幹側屈による代償	体幹の側屈を伴い反対側の上肢の側方挙上
肘関節の屈曲	上腕二頭筋	前腕回外位にて肘関節を屈曲する	肩甲骨・肩関節による代償	肩甲骨挙上・肩関節外転に伴い肘関節の屈曲
			手根屈筋群による代償	手関節を強く掌屈しながらの肘関節の屈曲
肘関節の伸展	上腕三頭筋	前腕回外位で肘関節を伸展する	肩甲骨・肩関節による代償	肩甲骨内転・肩関節伸展に伴い肘関節の伸展
			手根伸筋群による代償	手関節を強く背屈しながら肘関節の伸展
股関節の屈曲	腸腰筋	股関節を矢状面上で屈曲する	縫工筋による代償	股関節の外旋・外転を伴う
			大腿筋膜張筋による代償	股関節の内旋・外転を伴う
股関節の伸展	大殿筋	股関節を矢状面上で伸展する	体幹・骨盤による代償	腰椎を後方に伸展し，重心を後方移動させて股関節を伸展させる
			腰方形筋・広背筋による代償	骨盤を持ち上げ，膝関節屈筋にて下肢を保持すると股関節が伸展したようにみえる
股関節の外転	中殿筋	股関節内旋・外旋中間位で，前額面上での股関節を外転する	骨盤による代償	骨盤を胸郭のほうに引き寄せることで外転したようにみえる
			大腿筋膜張筋による代償	股関節の外旋を伴う外転
膝関節の屈曲	ハムストリング	膝関節の完全伸展から屈曲する	腓腹筋による代償	体重のかからないときに作用する
			股関節屈筋群による代償	股関節の屈曲により，膝関節の屈曲が生じる
			縫工筋による代償	股関節の屈曲・外旋を伴う
膝関節の伸展	大腿四頭筋	膝関節を伸展する	股関節内転筋群による代償	股関節の内旋を伴っての膝関節の伸展
			大腿筋膜張筋による代償	股関節の外旋を伴っての膝関節の伸展
足関節の背屈・内がえし	前脛骨筋	足趾伸筋の活動のない状態で足関節を背屈する	長母趾伸筋・長趾伸筋による代償	足趾の伸展を伴う足関節の背屈・内がえし
			足趾屈筋群による代償	足趾の屈曲を伴う足関節の背屈・内がえし

LECTURE 10

筋力検査（3）

下肢・頭部・頸部・体幹の MMT

到達目標

- 下肢・頭部・頸部・体幹の徒手筋力検査（MMT）を適切に実施する．
- 代償動作を防止した正しい関節運動で，MMT を実施する．
- 検査肢位，固定と抵抗の部位と大きさを理解する．
- 検査する筋を触診できる．
- 肢位別の MMT を理解する．

この講義を理解するために

この講義では，下肢・頭部・頸部・体幹の MMT を適切に実施できる技術を身につけます．また，この講義で学習する下肢・頭部・頸部・体幹の検査法は，覚えるべき最低限の内容です．

頭部と頸部の運動に関与する筋は，多いうえに筋長が短く，検査時の可動範囲が小さいため，十分に注意して検査する必要があります．一方，体幹の主動作筋群は，筋長が長く大きいため，上部体幹と下部体幹の筋力の違いなどを見極める必要があります．

この講義の前に，以下の項目を学習しておきましょう．

□ 下肢・頭部・頸部・体幹の運動の主動作筋の起始，停止，神経支配，筋の機能解剖を学習しておく．

□ MMT の基本を復習しておく（Lecture 8 参照）．

講義を終えて確認すること

□ 下肢・頭部・頸部・体幹の MMT を健常者に適切に実施できた．

□ 代償動作を防止した正しい関節運動で，MMT を実施できた．

□ 検査肢位，固定と抵抗の部位と大きさを理解し，実施できた．

□ 検査する筋を触診できた．

□ 肢位別の MMT が理解できた．

講義

徒手筋力検査（manual muscle testing：MMT）の判定基準
▶ Lecture 8・表 1 参照.

覚えよう！

各運動の主動作筋，検査方法，MMT「1・0」の筋と触診部位は，必ず覚える.

1．股関節（図 1）

股関節の伸展において，大殿筋単独の筋力を検査する場合，膝関節 90° 屈曲位で検査する．

股関節の座位での検査における代償動作は，体幹の側屈や骨盤の挙上・下制となる場合が多く，背臥位や側臥位での検査における代償動作は，骨盤の挙上・下制となる場合が多い．

動作	主動作筋	MMT 3	MMT 5・4	MMT 2	MMT 1・0
屈曲 ▶ 36	腸骨筋，大腰筋	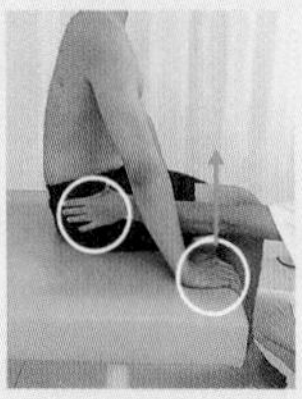 座位で，両上肢でベッド端を把持させ，骨盤を中間位で固定する．股関節を全運動範囲で屈曲できる	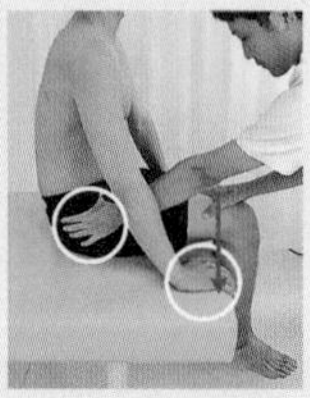 3 の終了肢位を保持させ，大腿遠位部に下方への抵抗を加える．最大の抵抗に対して，その肢位を保持できれば 5，中等度の抵抗で保持できれば 4	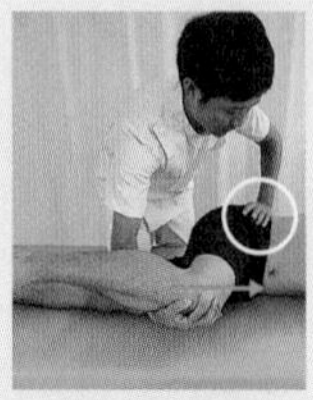 側臥位で，膝から下腿を支持する．股関節を全運動範囲で屈曲できる	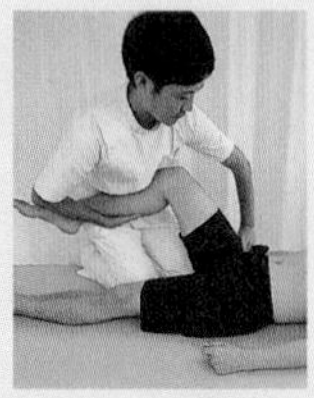 背臥位で，股関節屈曲を試みさせ，腸腰筋の筋収縮を触知できれば 1，できなければ 0
屈曲・外転・外旋と膝屈曲 ▶ 37	縫工筋	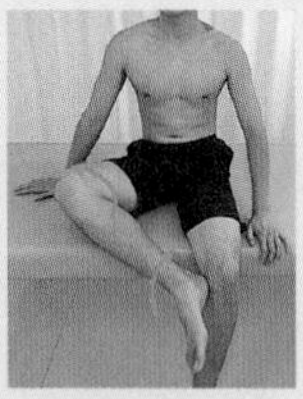 座位で，検査側上肢は体側に置き，反対側上肢はベッド端を把持させる．全運動範囲で股関節の屈曲・外転・外旋と膝の屈曲ができる	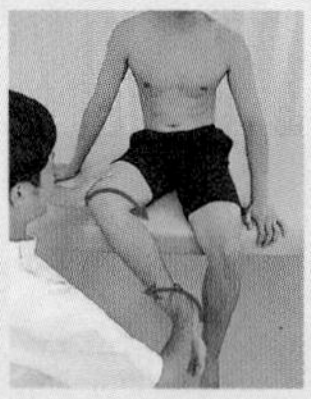 3 の終了肢位を保持させ，股関節の屈曲・外転への抵抗（大腿遠位部に下方かつ内方へ），股関節の外旋と膝の屈曲への抵抗（下腿遠位部に上方かつ外方へ）を加える．最大の抵抗に対して，その肢位を保持できれば 5，中等度の抵抗で保持できれば 4	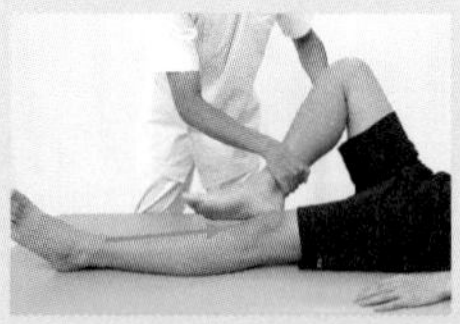 背臥位で，検査側の踵を，反対側の下腿前面から膝まで滑らせることができる	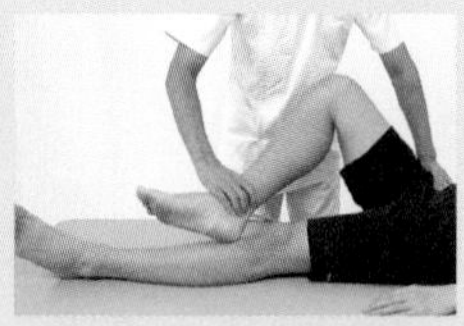 2 の運動を行わせ，縫工筋の筋収縮を触知できれば 1，できなければ 0
伸展 ▶ 38	股関節全伸筋群の検査；大殿筋，半腱様筋，半膜様筋，大腿二頭筋（長頭）	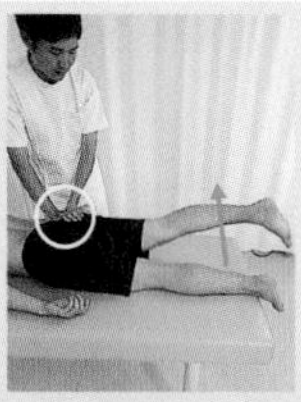 腹臥位で，骨盤を固定する．膝伸展位のまま股関節を全運動範囲で伸展できる	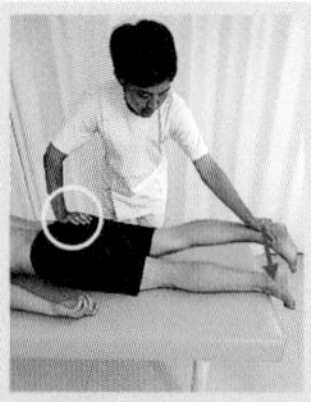 3 の終了肢位を保持させ，下腿遠位部に下方への抵抗を加える．最大の抵抗に対して，その肢位を保持できれば 5，中等度の抵抗で保持できれば 4	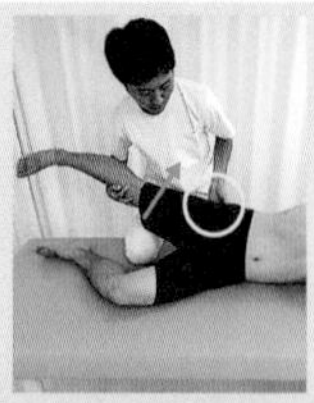 側臥位で，膝から下腿を把持する．膝伸展位のまま股関節を全運動範囲で伸展できる	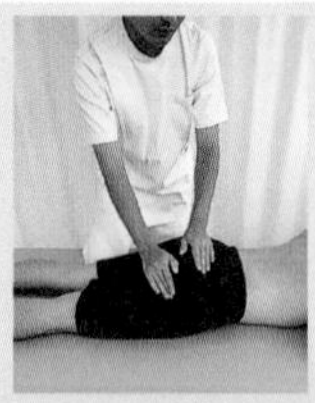 腹臥位で，股関節伸展を試みさせ，ハムストリングと大殿筋の筋収縮を触知できれば 1，できなければ 0

図 1　股関節
青矢印（⟶）：運動方向，赤矢印（⟶）：抵抗方向，黄色丸（　）：代償動作を抑制するための固定.

動作	主動作筋	MMT 3	MMT 5・4	MMT 2	MMT 1・0
伸展 ▶ 39	大殿筋単独の検査	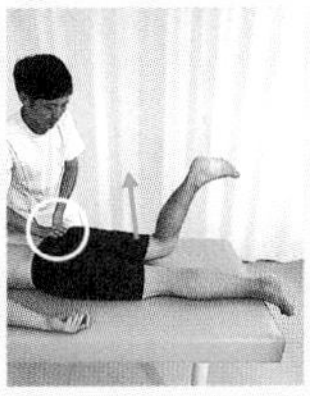 腹臥位で，骨盤を固定する．膝関節 90° 屈曲位のまま股関節を全運動範囲で伸展できる	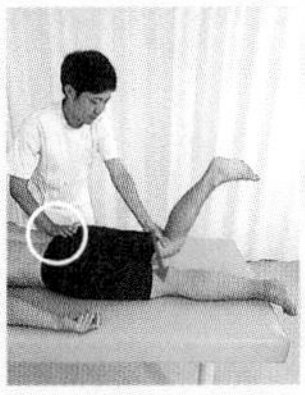 3 の終了肢位を保持させ，大腿遠位部に下方への抵抗を加える．最大の抵抗に対して，その肢位を保持できれば 5，中等度の抵抗で保持できれば 4	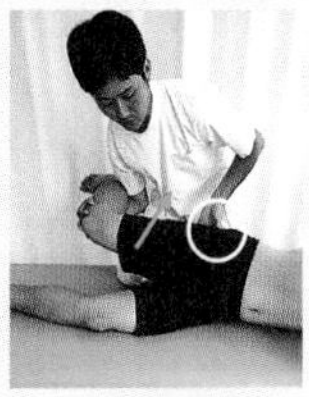 側臥位で，膝から下腿を把持する．膝関節 90° 屈曲位のまま股関節を全運動範囲で伸展できる	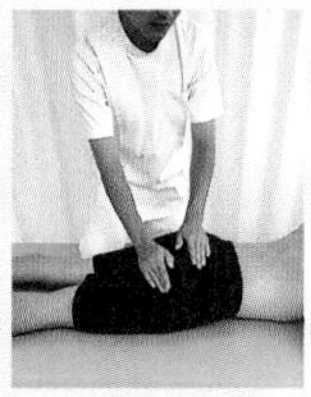 腹臥位で，股関節の伸展を試みさせ，大殿筋の筋収縮を触知できれば 1，できなければ 0
外転 ▶ 40	中殿筋，小殿筋	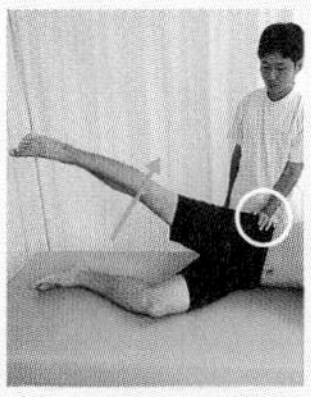 検査側を上とした側臥位で，反対側の膝関節は安定のため屈曲させ，骨盤を固定する．股関節を全運動範囲で外転できる	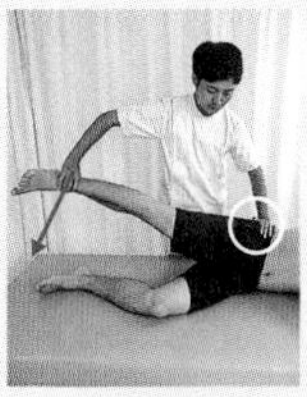 3 の終了肢位を保持させ，下腿遠位部に下方への抵抗を加える．最大の抵抗に対して，その肢位を保持できれば 5，中等度の抵抗で保持できれば 4	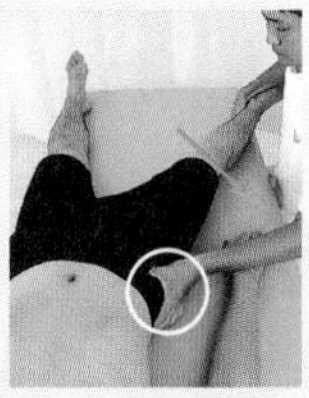 背臥位で，下腿を支持しベッドから浮かせる．股関節を全運動範囲で外転できる	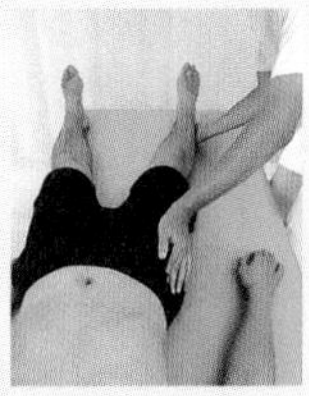 2 の運動を行わせ，中殿筋の筋収縮を触知できれば 1，できなければ 0
屈曲位からの外転 ▶ 41	大腿筋膜張筋	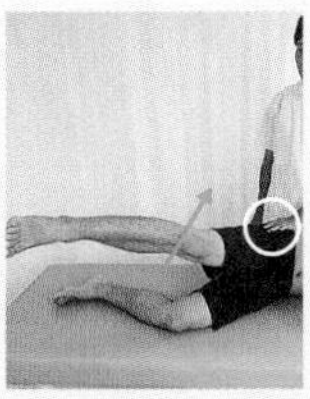 検査側を上とした側臥位で，反対側の膝関節は安定のため屈曲させ，骨盤を固定する．股関節を 45° 屈曲させ，足をベッド上に置かせる．その肢位から股関節を 30° 外転できる	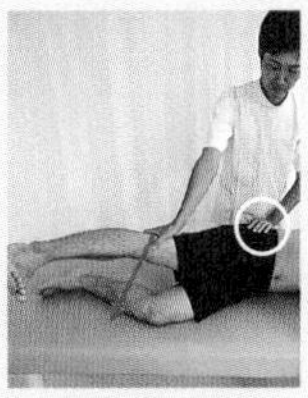 3 の終了肢位を保持させ，大腿遠位部に下方への抵抗を加える．最大の抵抗に対して，その肢位を保持できれば 5，中等度の抵抗で保持できれば 4	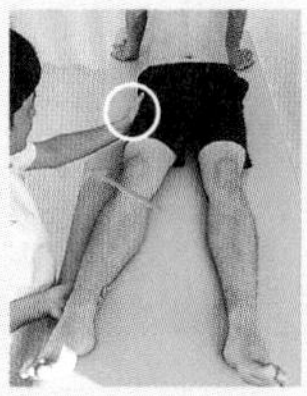 長座位で，体幹の傾きは垂直から 45° 伸展までとし，両手を後方に置き身体を支える．下腿を支持しベッドから浮かせる．その肢位から股関節を 30° 外転できる	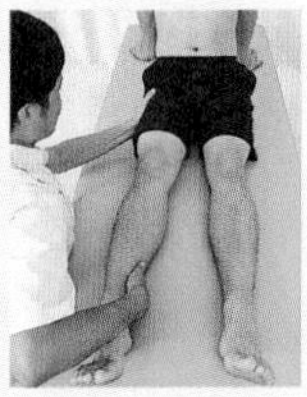 2 の運動を行わせ，大腿筋膜張筋の筋収縮を触知できれば 1，できなければ 0
内転 ▶ 42	大内転筋，短内転筋，長内転筋，恥骨筋，薄筋	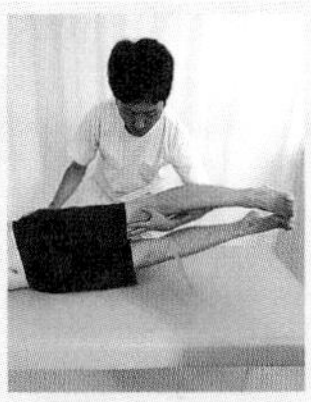 検査側を下とした側臥位で，反対側の股関節を約 25° 外転位に保持する．検査側下肢が反対側下肢に接触するまで股関節を内転できる	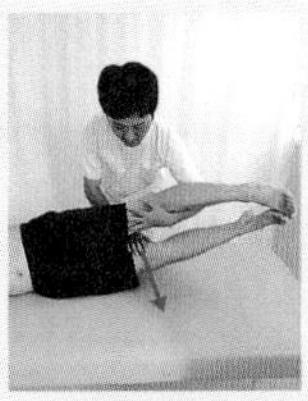 3 の終了肢位を保持させ，大腿遠位部に下方への抵抗を加える．最大の抵抗に対して，その肢位を保持できれば 5，中等度の抵抗で保持できれば 4	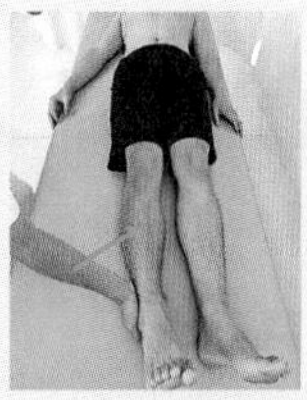 背臥位で，下腿を支持しベッドから浮かせる．股関節を全運動範囲で内転できる	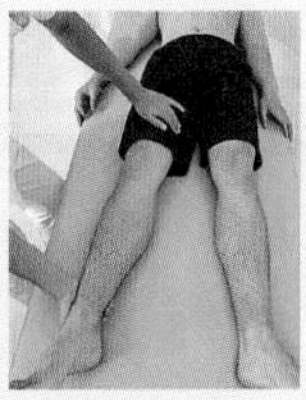 2 の運動を行わせ，内転筋群の筋収縮を触知できれば 1，できなければ 0

図 1　股関節（つづき）
青矢印（⟶）：運動方向，赤矢印（⟶）：抵抗方向，黄色丸（　）：代償動作を抑制するための固定．

LECTURE 10

動作	主動作筋	MMT 3	MMT 5・4	MMT 2	MMT 1・0
外旋 ▶ 43	外閉鎖筋, 内閉鎖筋, 大腿方形筋, 梨状筋, 上双子筋, 下双子筋, 大殿筋	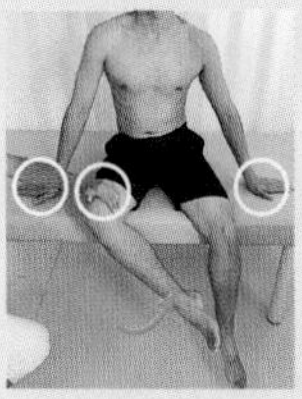 座位で，両手を体側に置かせ，膝関節を固定する．股関節を全運動範囲で外旋できる	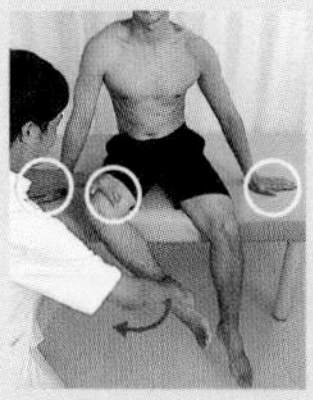 3の終了肢位を保持させ，下腿遠位部に下方かつ外側方向への抵抗を加える．最大の抵抗に対して，その肢位を保持できれば5，中等度の抵抗で保持できれば4	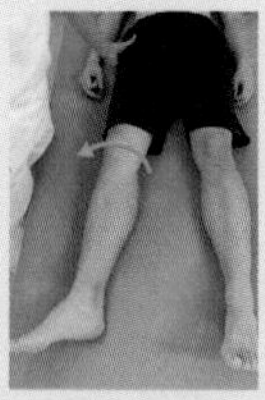 背臥位で，股関節内旋位から全運動範囲で外旋できる	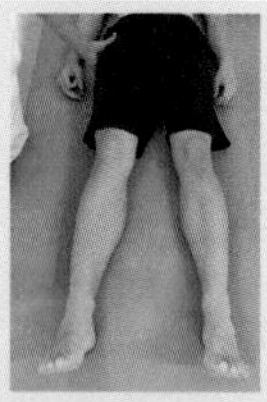 2の運動を行わせ，大殿筋の筋収縮を触知できれば1，できなければ0
内旋 ▶ 44	小殿筋, 大腿筋膜張筋, 中殿筋	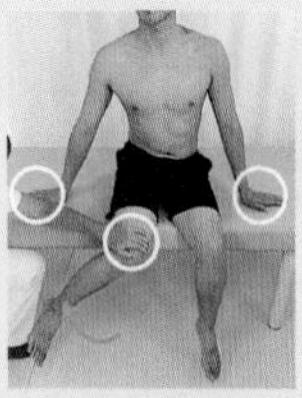 座位で，両手を体側に置かせ，膝関節を固定する．股関節を全運動範囲で内旋できる	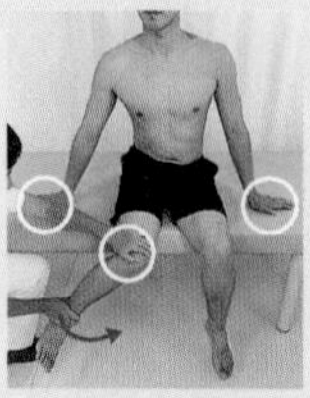 3の終了肢位を保持させ，下腿遠位部に下方かつ内側方向への抵抗を加える．最大の抵抗に対して，その肢位を保持できれば5，中等度の抵抗で保持できれば4	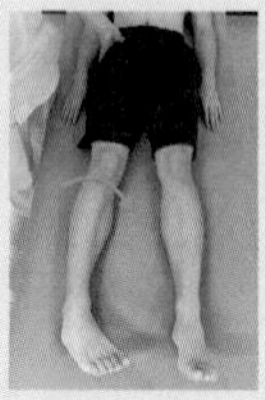 背臥位で，股関節外旋位から全運動範囲で内旋できる	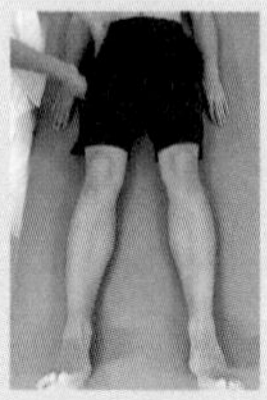 2の運動を行わせ，中殿筋と大腿筋膜張筋の筋収縮を触知できれば1，できなければ0

図1　股関節（つづき）
青矢印（⟶）：運動方向，赤矢印（⟶）：抵抗方向，黄色丸（　）：代償動作を抑制するための固定．

LECTURE 10

ここがポイント！
膝関節は，屈曲角度が増加するにしたがって筋力が発揮しにくくなるため，できるかぎり一定の角度で検査する．

2．膝関節（図2）

膝関節の屈曲において，下腿を内旋位で検査することで半腱様筋と半膜様筋，外旋位で検査することで大腿二頭筋を，それぞれ分けて検査できる．

動作	主動作筋	MMT 3	MMT 5・4	MMT 2	MMT 1・0
屈曲 ▶ 45	大腿二頭筋, 半腱様筋, 半膜様筋	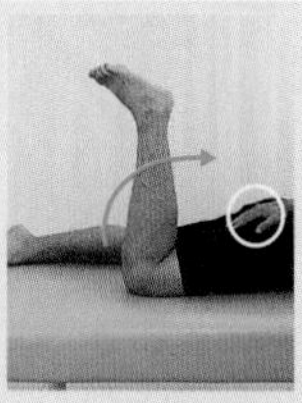 腹臥位で，殿部を固定する．ハムストリング全体では下腿を内旋・外旋中間位のまま，外側ハムストリングでは下腿を外旋位のまま，内側ハムストリングでは下腿を内旋位のまま，膝関節45°屈曲位から90°まで屈曲できる	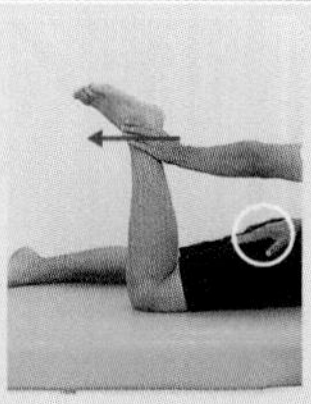 3の終了肢位を保持させ，下腿遠位部に伸展方向への抵抗を加える．最大の抵抗に対して，その肢位を保持できれば5，中等度の抵抗で保持できれば4	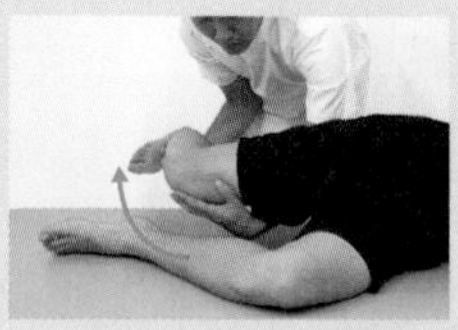 側臥位で，膝から下腿を支持する．膝関節伸展位から全運動範囲で屈曲できる	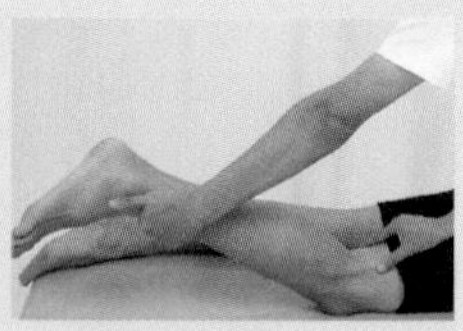 腹臥位で，下腿を把持し膝関節軽度屈曲位に支持する．膝関節の屈曲を試みさせ，ハムストリングの筋収縮を膝関節近位後部で触知できれば1，できなければ0

図2　膝関節
青矢印（⟶）：運動方向，赤矢印（⟶）：抵抗方向，黄色丸（　）：代償動作を抑制するための固定．

動作	主動作筋	MMT 3	MMT 5・4	MMT 2	MMT 1・0
伸展 ▶ 46	大腿四頭筋（大腿直筋，中間広筋，外側広筋，内側広筋）	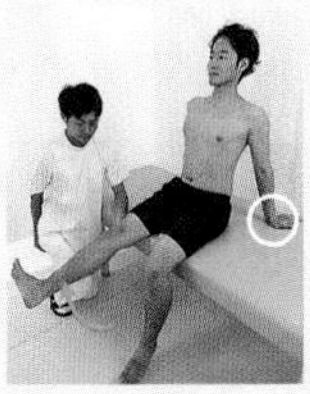 座位で，体幹を軽度伸展させ，両手を後方に置き身体を支える．膝関節を全運動範囲で完全伸展できる	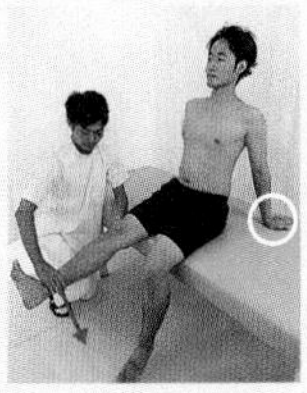 3 の終了肢位を保持させ，下腿遠位部に下方への抵抗を加える．最大の抵抗に対して，その肢位を保持できれば 5，中等度の抵抗で保持できれば 4	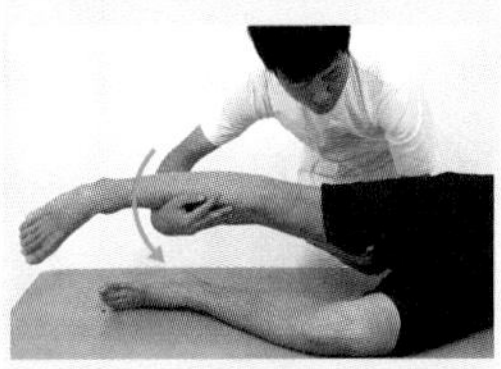 側臥位で，膝から下腿を支持する．股関節伸展・膝関節 90° 屈曲位から，膝関節を全運動範囲で伸展できる	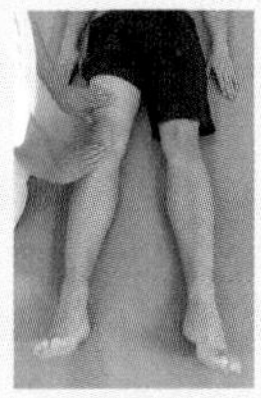 背臥位で，大腿部に力を入れるよう試みさせ，大腿四頭筋または膝蓋腱の収縮を触知できれば 1，できなければ 0

図 2　膝関節（つづき）
青矢印（⟶）：運動方向，赤矢印（⟶）：抵抗方向，黄色丸（　）：代償動作を抑制するための固定．

3. 足関節・足部（図 3）

足関節・足部の検査では，股関節・膝関節の運動による代償動作が起こりやすいので注意する．

ここがポイント！
底屈の 5・4 では，1 回ずつ止めて行わせる．続けて跳ねるように行うと，勢いで行うことができ，正しく筋力を検査できない．

動作	主動作筋	MMT 3	MMT 5・4	MMT 2	MMT 1・0
底屈 ▶ 47	下腿三頭筋（腓腹筋，ヒラメ筋）	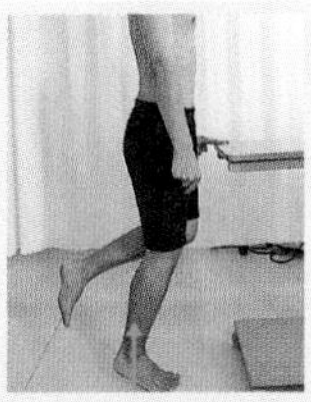 片脚立位で，検査側の膝関節は伸展位とする．肩の高さより高い壁に指を置くか，指 2 本で机などに触れてもよい．全可動域での踵上げを 1 回行い，体重を保持できる	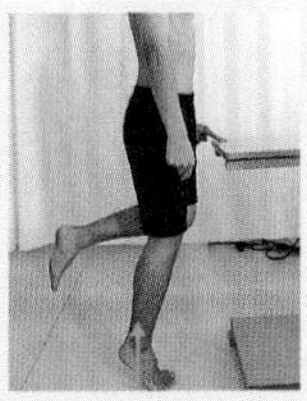 3 の肢位で，全可動域での踵上げを休まず連続して 25 回できれば 5，2～24 回できれば 4	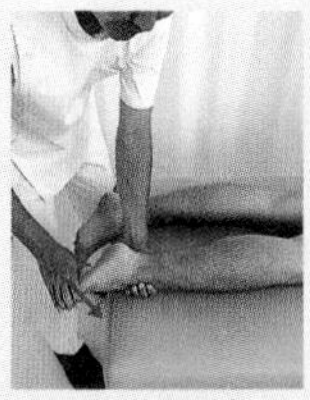 腹臥位で，足部をベッドの端から出させ，足関節の底屈の終了肢位を保持させる．中足骨頭レベルの足底面に背屈方向へ加えた最大の抵抗に対して，その肢位を保持できれば 2 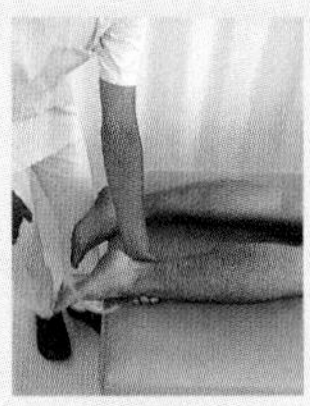 腹臥位で，足部をベッドの端から出させ，足関節底屈運動の一部ができれば 2−	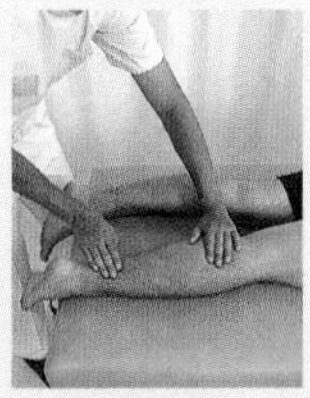 2 の運動を行わせ，腓腹筋の筋収縮を触知できれば 1，できなければ 0

図 3　足関節・足部
青矢印（⟶）：運動方向，赤矢印（⟶）：抵抗方向．

動作	主動作筋	MMT 3	MMT 5・4	MMT 2	MMT 1・0
背屈と内がえし ▶ 48	前脛骨筋	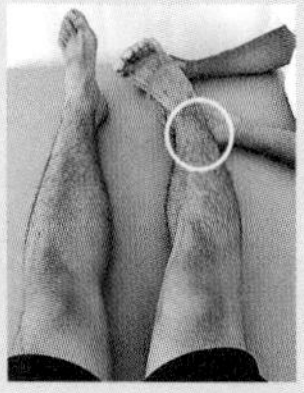 背臥位で，下腿遠位部を固定する．全運動範囲で足関節の背屈と足部の内がえしができる	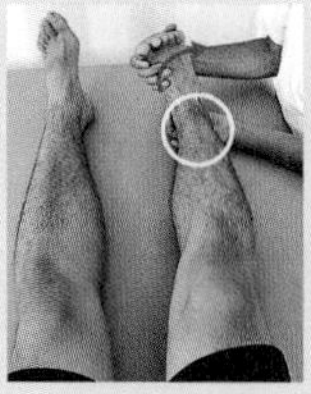 3の終了肢位を保持させ，足背内側部に下方かつ外方への抵抗を加える．最大の抵抗に対して，その肢位を保持できれば5，中等度の抵抗で保持できれば4	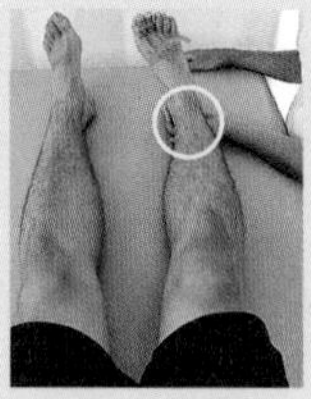 3の運動の一部ができる	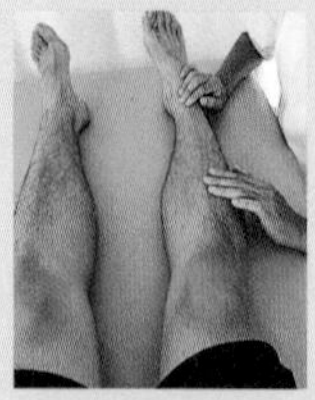 2の運動を行わせ，前脛骨筋の筋収縮を下腿近位外側前部で触知できれば1，できなければ0
内がえし ▶ 49	後脛骨筋	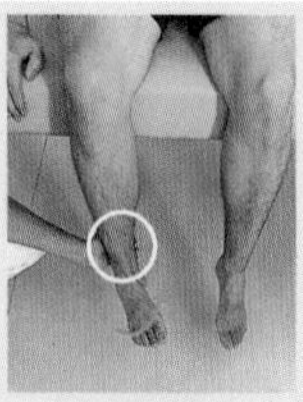 座位で，下腿遠位部を固定する．足部を全運動範囲で内がえしできる	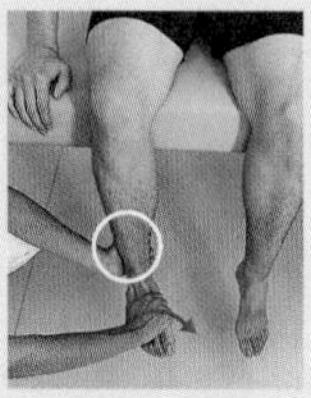 3の終了肢位を保持させ，足背中足骨頭に外方への抵抗を加える．最大の抵抗に対して，その肢位を保持できれば5，中等度の抵抗で保持できれば4	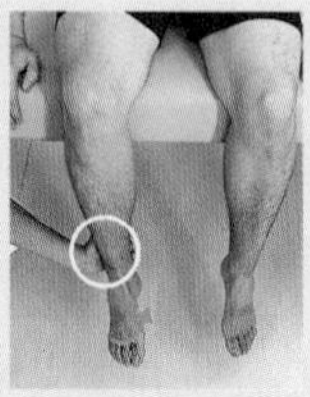 3の運動の一部ができる	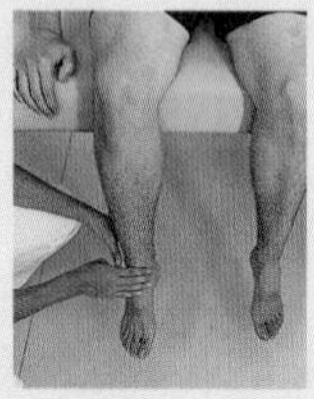 2の運動を行わせ，後脛骨筋の筋収縮を内果と舟状骨のあいだまたは内果直上で触知できれば1，できなければ0
底屈を伴う外がえし ▶ 50	長腓骨筋，短腓骨筋	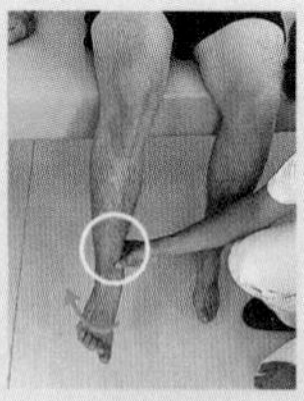 座位で，下腿遠位部を固定する．足部を全運動範囲で外がえしできる	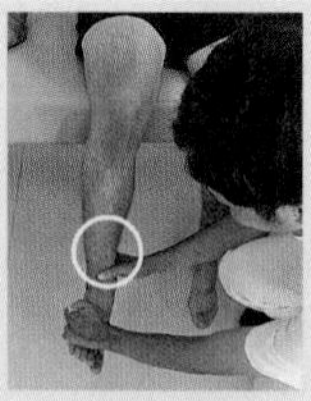 3の終了肢位を保持させ，足背前外側部に上方かつ内方への抵抗を加える．最大の抵抗に対して，その肢位を保持できれば5，中等度の抵抗で保持できれば4	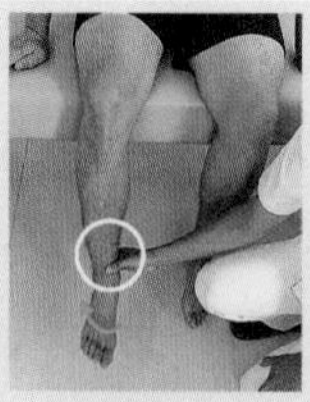 3の運動の一部ができる	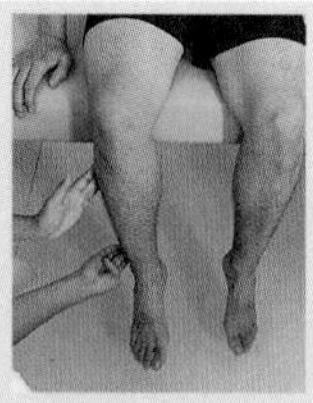 2の運動を行わせ，外果後方と腓骨頭直下で長腓骨筋，外果と第5中足骨底と下腿遠位外側で短腓骨筋の筋収縮を触知できれば1，できなければ0

図3　足関節・足部（つづき）
青矢印（⟶）：運動方向，赤矢印（⟶）：抵抗方向，黄色丸（○）：代償動作を抑制するための固定．

4. 足趾（図 4）

足趾の検査では，足関節の運動による代償動作が起こりやすいので注意する．

動作	主動作筋	MMT 3	MMT 5・4	MMT 2	MMT 1・0
複合屈曲 ▶ 51	MTP 関節屈曲：短母趾屈筋，虫様筋 IP関節屈曲：長母趾屈筋，長趾屈筋，短趾屈筋	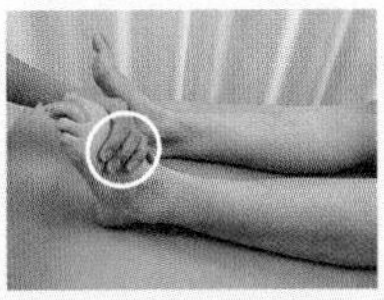 背臥位で，足趾の関節を全運動範囲で屈曲できる	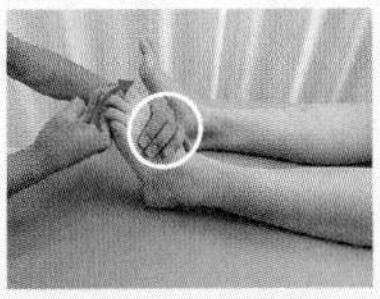 3 の終了肢位を保持させ，基節骨底部から中節骨底部と母趾 IP 関節では末節骨底部に上方への抵抗を加える．最大の抵抗に対して，その肢位を保持できれば 5，中等度の抵抗で保持できれば 4	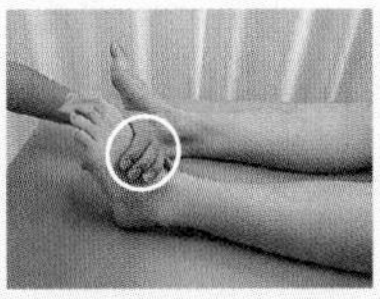 3 の運動の一部ができる	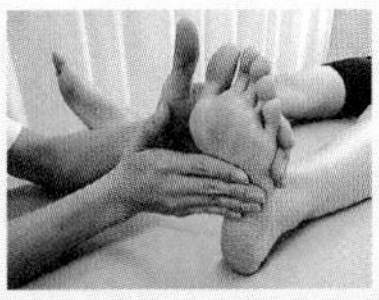 2 の運動を行わせ，足趾屈筋群の筋収縮を触知できれば 1，できなければ 0
複合伸展 ▶ 52	長母趾伸筋，長趾伸筋，短趾伸筋	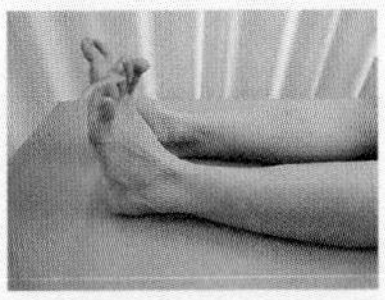 背臥位で，足趾の関節を全運動範囲で伸展できる	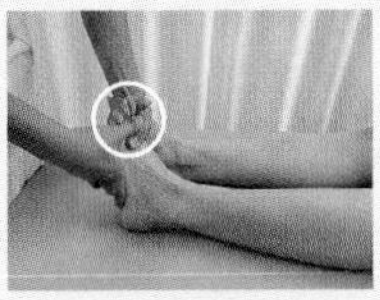 3 の終了肢位を保持させ，基節骨背部と母趾 IP 関節では末節骨背部に下方への抵抗を加える．最大の抵抗に対して，その肢位を保持できれば 5，中等度の抵抗で保持できれば 4	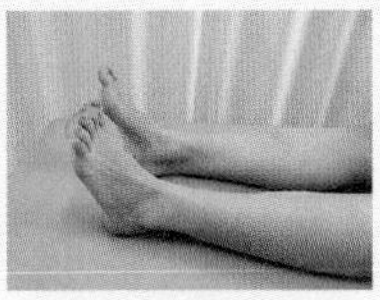 3 の運動の一部ができる	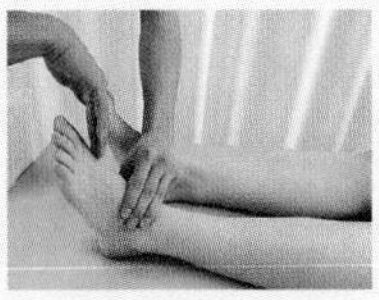 2 の運動を行わせ，足趾伸筋群の筋収縮を触知できれば 1，できなければ 0

図 4 足趾
青矢印（⟶）：運動方向，赤矢印（⟶）：抵抗方向，黄色丸（ ）：代償動作を抑制するための固定．
MTP（metatarsophalangeal）関節：中足趾節関節，IP（interphalangeal）関節：趾節間関節．

LECTURE 10

5. 頭部・頸部（図 5）

頭部と頸部の 1 つの運動に関与する筋は多い．さらに，筋長が短く，検査時の可動範囲が小さい．また，頭部の屈筋は深層にあるため，MMT「1・0」の際の筋の触知は困難である．

頭部と頸部の筋力は，体幹の筋力と密接に関連しているため，解釈の際には，頭部と頸部の検査結果だけでなく，体幹の検査結果も考慮する．

気をつけよう！
頸部疾患や関節リウマチの患者の検査では，疼痛や環軸椎亜脱臼などを起こさないように注意する．

動作	主動作筋	MMT 3	MMT 5・4	MMT 2	MMT 1・0
頭部伸展 ▶ 53	大後頭直筋，小後頭直筋，頭最長筋，上頭斜筋，下頭斜筋，頭板状筋，頭半棘筋，頭棘筋	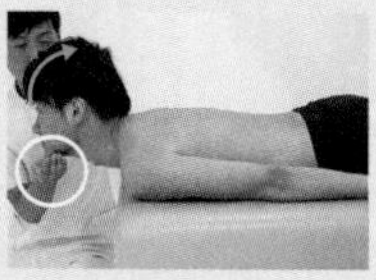 腹臥位で，頭をベッドの端から出させる．頭が下に落ちた場合に支持できるように，検査者は頭の下に手を置く．前を見るように指示し，全運動範囲で運動できる	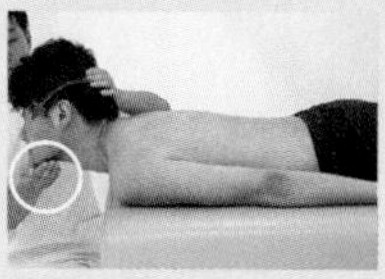 3の終了肢位を保持させ，後頭部に前を見る動作に抗する方向へ抵抗を加える．最大の抵抗に対して，その肢位を保持できれば5，中等度の抵抗で保持できれば4	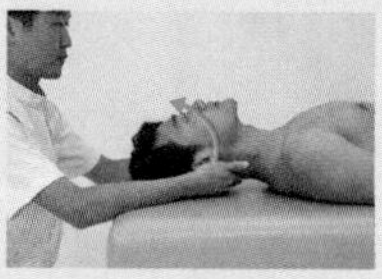 背臥位で，検査者は両手で患者の後頭部を支持する．検査者を見るように指示し，運動の一部ができる	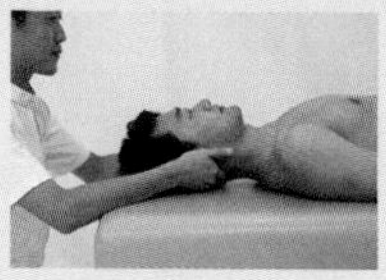 2の運動を行わせ，頭部伸筋群の筋収縮を触知できれば1，できなければ0
頸部伸展 ▶ 54	頸最長筋，頸半棘筋，頸腸肋筋，頸板状筋，僧帽筋（上部），頸棘筋	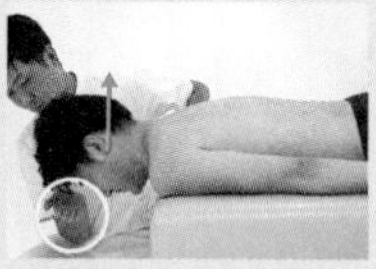 腹臥位で，頭を検査台の端から出させる．頭が下に落ちた場合に支持できるように，検査者は頭の下に手を置く．あごを引かせ床を見たままで頭を持ち上げるように指示し，全運動範囲で運動できる	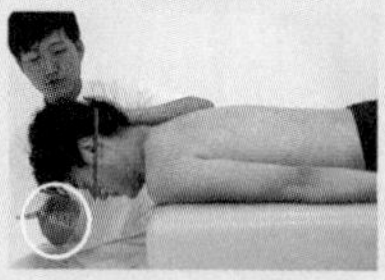 3の終了肢位を保持させ，後頭部に下方への抵抗を加える．最大の抵抗に対して，その肢位を保持できれば5，中等度の抵抗で保持できれば4	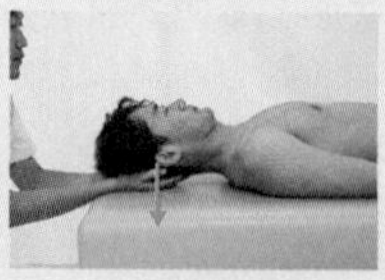 背臥位で，検査者は両手で患者の後頭部を支持する．あごを引かせたまま後頭部をベッドに押し付けるように指示し，運動の一部ができる	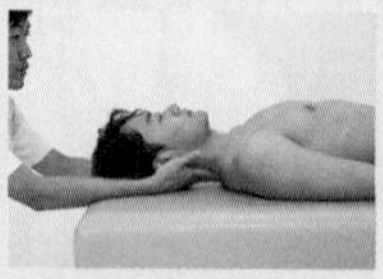 2の運動を行わせ，頸部伸筋群の筋収縮を触知できれば1，できなければ0
頭部屈曲 ▶ 55	前頭直筋，外側頭直筋，頭長筋	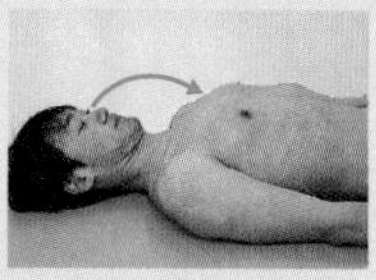 背臥位で，頭を検査台から離さず，あごを引くように（うなずきの動き）指示し，全運動範囲で運動できる	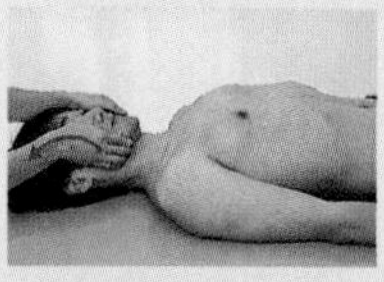 3の終了肢位を保持させ，両下顎にあごを引く動作に抗する方向に抵抗を加える．最大の抵抗に対して，その肢位を保持できれば5，中等度の抵抗で保持できれば4	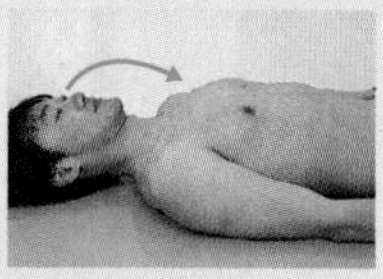 3の運動の一部ができる	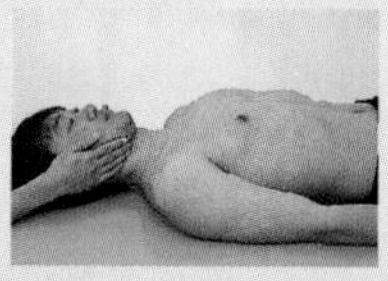 3の運動を行わせ，頭部屈筋群の筋収縮を触知できれば1，できなければ0
頸部屈曲 ▶ 56	胸鎖乳突筋，頸長筋，前斜角筋	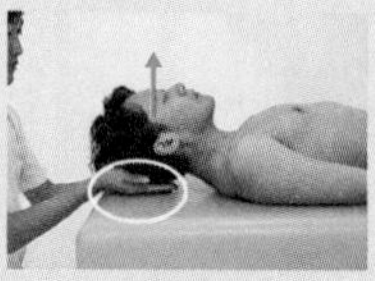 背臥位で，あごを引かせ天井を見たままで頭をまっすぐベッドから持ち上げるよう指示し，全運動範囲で運動できる．頭が下に落ちた場合に支持できるように，検査者は頭の下に手を置く	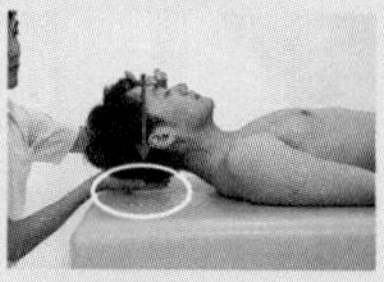 3の終了肢位を保持させ，前頭部に第2・3指の2本で下方への抵抗を加える．中等度の抵抗に対して，その肢位を保持できれば5，軽度の抵抗で保持できれば4	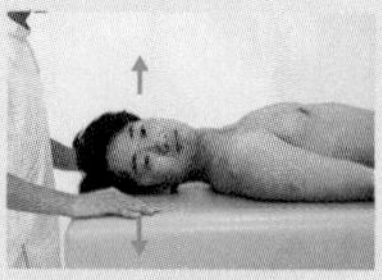 背臥位で，頭をベッドにつけたまま左右を向くように指示し，運動の一部ができる	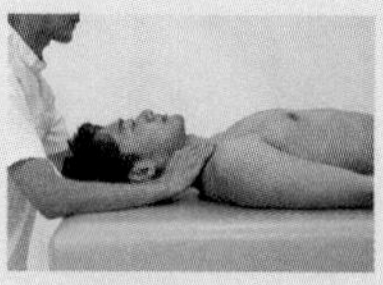 2の運動を行わせ，胸鎖乳突筋の筋収縮を触知できれば1，できなければ0（右の胸鎖乳突筋は左側に向けるはたらきをし，左はその逆のはたらきをする）

図 5　頭部・頸部
青矢印（⟶）：運動方向，赤矢印（⟶）：抵抗方向，黄色丸（　）：安全への配慮．

6. 体幹・骨盤帯（図 6）

体幹の主動作筋群は，筋長が長く大きいため，体幹屈曲時の検査では，上部体幹と下部体幹の筋力の違いなどを見極める必要がある．体幹の上部と下部に筋力の違いがある場合，体幹の屈曲の検査では臍が筋力の強いほうに偏位するため，必要に応じて臍の偏位を観察する．

体幹と頭部と頸部の筋力は関連しているため，頸部の筋力を先に測定し，頸部の筋力の低下をみとめる場合は，頸部の運動を補助する．

体幹の伸展筋力の低下がある場合は，骨盤の固定を十分に行えないため，体幹の屈曲や回旋の検査時に骨盤の後傾が起こる．股関節伸展位で股関節屈筋群の緊張を利用することや，検査者が骨盤を固定して検査する．

股関節の伸展筋力の低下がある場合は，骨盤の前傾や腰椎の前彎の増強に注意する．この場合，検査者が骨盤を固定して検査する．

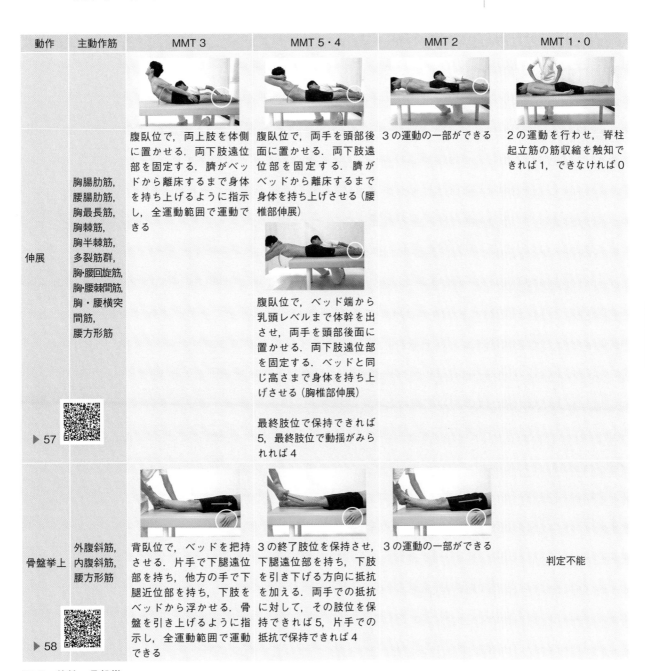

動作	主動作筋	MMT 3	MMT 5・4	MMT 2	MMT 1・0
伸展 ▶ 57	胸腸肋筋，腰腸肋筋，胸最長筋，胸棘筋，胸半棘筋，多裂筋群，胸・腰回旋筋，胸・腰棘間筋，胸・腰横突間筋，腰方形筋	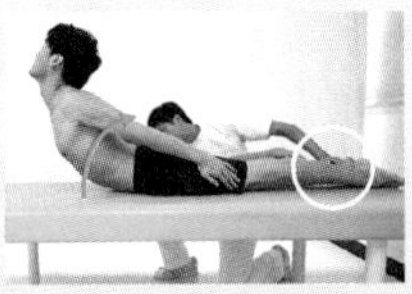 腹臥位で，両上肢を体側に置かせる．両下肢遠位部を固定する．臍がベッドから離床するまで身体を持ち上げるように指示し，全運動範囲で運動できる	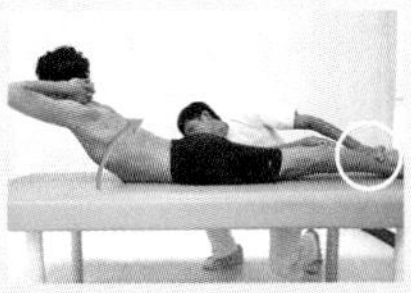 腹臥位で，両手を頭部後面に置かせる．両下肢遠位部を固定する．臍がベッドから離床するまで身体を持ち上げさせる（腰椎部伸展） 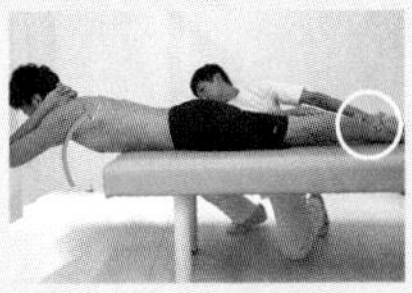 腹臥位で，ベッド端から乳頭レベルまで体幹を出させ，両手を頭部後面に置かせる．両下肢遠位部を固定する．ベッドと同じ高さまで身体を持ち上げさせる（胸椎部伸展） 最終肢位で保持できれば5，最終肢位で動揺がみられれば4	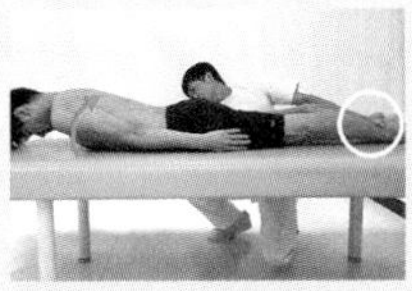 3の運動の一部ができる	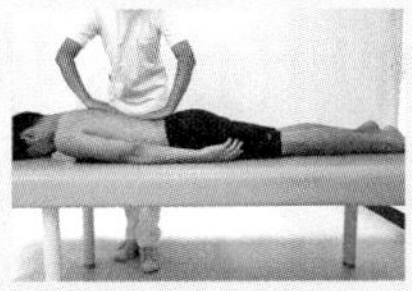 2の運動を行わせ，脊柱起立筋の筋収縮を触知できれば1，できなければ0
骨盤挙上 ▶ 58	外腹斜筋，内腹斜筋，腰方形筋	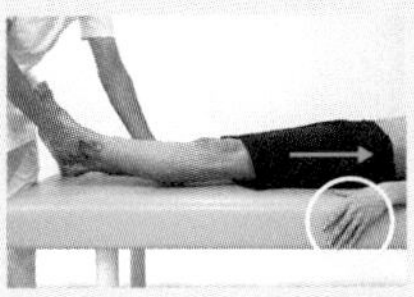 背臥位で，ベッドを把持させる．片手で下腿遠位部を持ち，他方の手で下腿近位部を持ち，下肢をベッドから浮かせる．骨盤を引き上げるように指示し，全運動範囲で運動できる	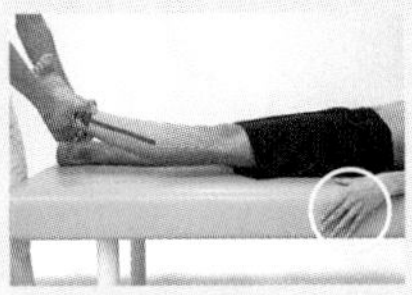 3の終了肢位を保持させ，下腿遠位部を持ち，下肢を引き下げる方向に抵抗を加える．両手での抵抗に対して，その肢位を保持できれば5，片手での抵抗で保持できれば4	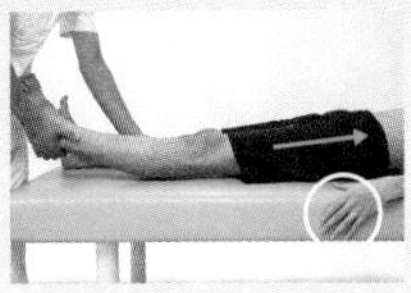 3の運動の一部ができる	判定不能

図 6 体幹・骨盤帯
青矢印（⟶）：運動方向，赤矢印（⟶）：抵抗方向，黄色丸（ ）：固定．

LECTURE 10

動作	主動作筋	MMT 3	MMT 5・4	MMT 2	MMT 1・0
屈曲 ▶ 59	腹直筋, 外腹斜筋, 内腹斜筋	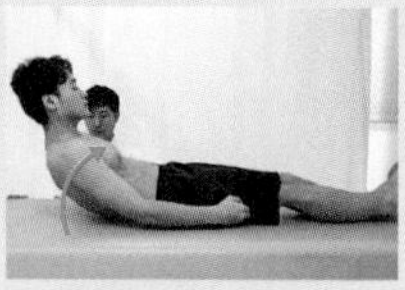 背臥位で，両肘関節伸展位で両上肢を体幹前方に置き，肩甲骨下角がベッドから離床するまで体幹を持ち上げることができる	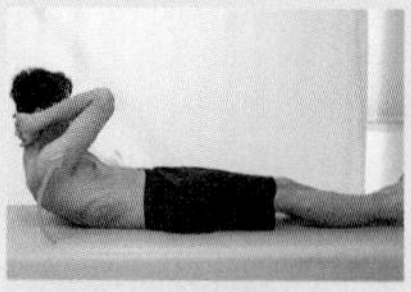 両手を頭部後面に置き，肩甲骨下角がベッドから離床するまで体幹を持ち上げることができれば5 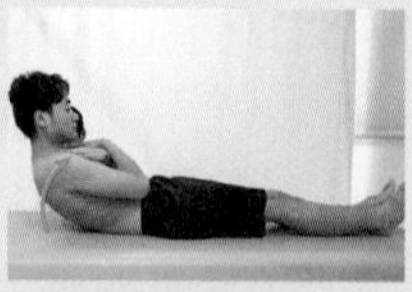 両上肢を体幹前面で組ませ，肩甲骨下角がベッドから離床するまで体幹を持ち上げることができれば4	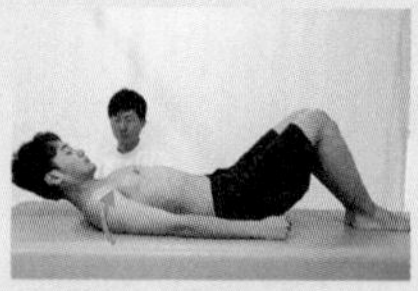 背臥位で，両上肢を体側に置き，両膝を立てさせる．体幹を持ち上げさせるが，肩甲骨下角がベッドから離床できない 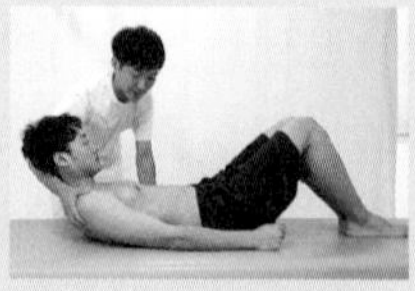 検査者が頭部と上体を抱え起こす．体幹を前傾させ，胸郭に凹みが認められる 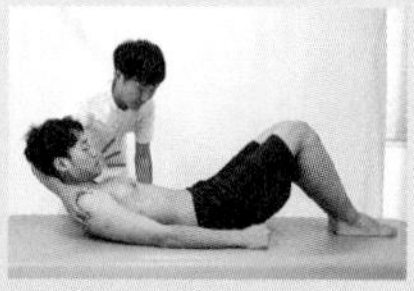 検査者が頭部と上体を抱え起こす．咳をさせ，胸郭の下降が認められる	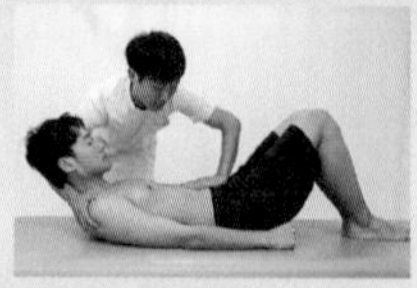 検査者が頭部と上体を抱え起こす．体幹を前傾させ，腹直筋の筋収縮を触知できれば1，できなければ0 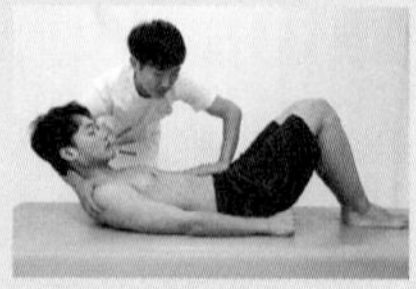 検査者が頭部と上体を抱え起こす．咳をさせ，腹直筋の筋収縮を触知できれば1，できなければ0
回旋 ▶ 60	左回旋：右外腹斜筋, 左内腹斜筋 右回旋：左外腹斜筋, 右内腹斜筋	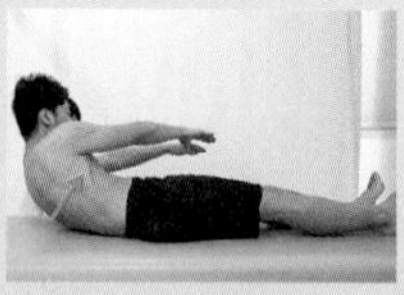 背臥位で，両肘関節伸展位で両上肢を体幹前方に置き，反対側の肩甲骨下角がベッドから離床するまで体幹を持ち上げることができる	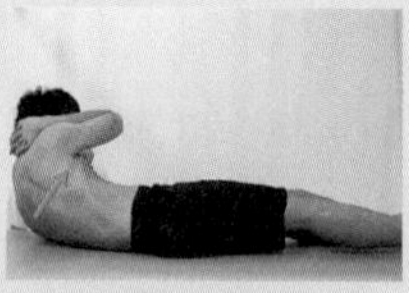 両手を頭部後面に置き，反対側の肩甲骨下角がベッドから離床するまで体幹を持ち上げることができれば5 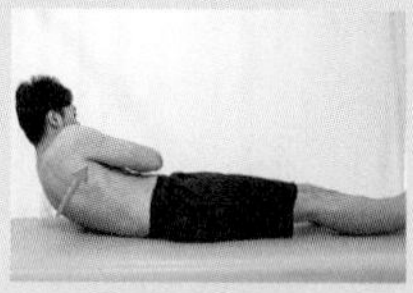 両上肢を体幹前面で組ませ，反対側の肩甲骨下角がベッドから離床するまで持ち上げることができれば4	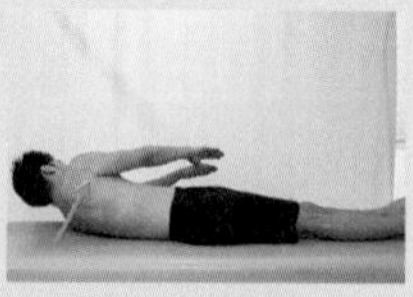 3の運動の一部ができる	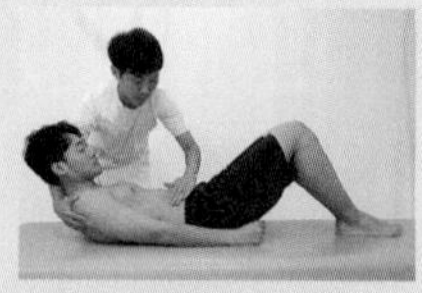 検査者が頭部と上体を抱え起こす．体幹を回旋させ，反対側の外腹斜筋と体幹回旋側の内腹斜筋の筋収縮を触知できれば1，できなければ0

図6　体幹・骨盤帯（つづき）
青矢印（⟶）：運動方向.

■**参考文献**

1) Avers D, Brown M 著，津山直一，中村耕三訳：新・徒手筋力検査法．原著第10版．協同医書出版社；2020.
2) 伊藤俊一監，隈元庸夫，仙石泰仁編：MMT—頭部・頸部・上肢．第2版．三輪書店；2016.
3) 伊藤俊一監，隈元庸夫，仙石泰仁編：MMT—体幹・下肢．第2版．三輪書店；2016.

Step up

1. 肢位別での徒手筋力検査（MMT）

検査中の肢位の変換はできるかぎり少なくし，同一の肢位で実施できるものは，まとめて行えるように，測定する順序を肢位別に計画する．以下に，Daniels らの MMT[1] をもとに，同一肢位で行える検査を列挙した．なお，それぞれの項目の（　）内の検査の区分は，Lecture 9 の**図 1〜7**，Lecture 10 の**図 1〜6** の動作の区分に対応している．

運動ごとの検査が実施できるようになったら，以下を参考にして肢位別の検査も実施できるようにしたい．

1）背臥位でできる検査　（図 1）

①頭部（屈曲の全部の検査，伸展の 2・1・0：Lecture 10・**図 5**）
②頸部（屈曲の全部の検査，伸展の 2・1・0，回旋の 5・4・3：Lecture 10・**図 5**）
③体幹（屈曲・回旋の全部の検査：Lecture 10・**図 6**）
④骨盤帯（挙上の全部の検査：Lecture 10・**図 6**）
⑤肩甲帯（挙上の 2・1・0：Lecture 9・**図 1**）
⑥肩関節（水平内転の全部の検査：Lecture 9・**図 2**）
⑦手指（すべての関節の全部の検査：Lecture 9・**図 6**）
⑧股関節（屈曲・伸展の 1・0，股関節屈曲・外転・外旋と膝屈曲の 2・1・0，外転・内転・外旋・内旋の 2・1・0：Lecture 10・**図 1**）
⑨足関節（背屈・内反の全部の検査，内がえし・底屈を伴う外がえしの 1・0：Lecture 10・**図 3**）
⑩足趾（すべての関節の全部の検査：Lecture 10・**図 4**）

2）腹臥位でできる検査　（図 2）

①頭部（伸展の 5・4・3：Lecture 10・**図 5**）
②頸部（伸展の 5・4・3：Lecture 10・**図 5**）
③体幹（伸展の全部の検査：Lecture 10・**図 6**）
④骨盤帯（挙上の全部の検査：Lecture 10・**図 6**）
⑤肩甲帯（挙上・内転の全部の検査，内転と下方回旋の 5・4・3：Lecture 9・**図 1**）
⑥肩関節（伸展・外旋・内旋の全部の検査，水平外転の 5・4・3：Lecture 9・**図 2**）
⑦肘関節（伸展の 5・4・3：Lecture 9・**図 3**）
⑧股関節（伸展，伸展の大殿筋単独の検査の 5・4・3・1・0：Lecture 10・**図 1**）
⑨膝関節（屈曲の 5・4・3・1・0：Lecture 10・**図 2**）
⑩足関節（底屈の 2・1・0：Lecture 10・**図 3**）

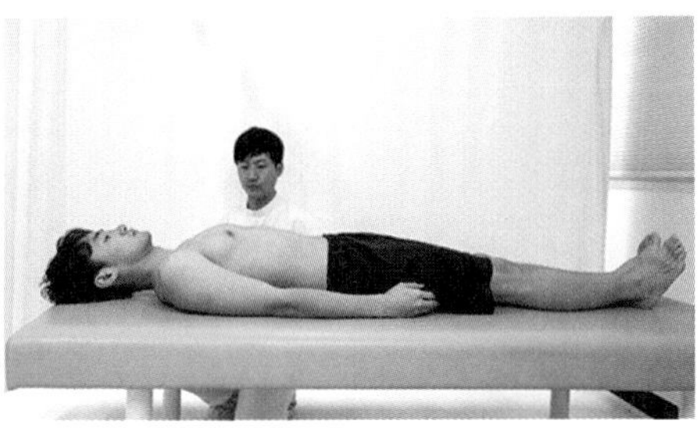
図 1　背臥位でできる検査

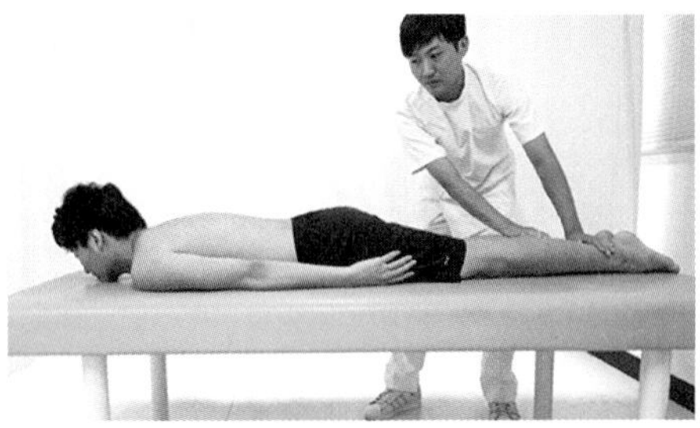
図 2　腹臥位でできる検査

LECTURE 10

3）側臥位でできる検査　（図3）

①肘関節（屈曲の1・0：Lecture 9・**図3**）

②股関節（屈曲・伸展・伸展の大殿筋単独の検査の2，外転・屈曲位からの外転・内転の5・4・3：Lecture 10・**図1**）

③膝関節（屈曲・伸展の2：Lecture 10・**図2**）

4）座位でできる検査　（図4）

①肩甲帯（挙上の5・4・3，外転と上方回旋の全部の検査，内転と下方回旋の2・1・0：Lecture 9・**図1**）

②肩関節（屈曲・肩甲骨面挙上・外転の全部の検査，水平外転の2・1・0：Lecture 9・**図2**）

③肘関節（屈曲の5・4・3・2，伸展の2・1・0：Lecture 9・**図3**）

④前腕（回外・回内の全部の検査：Lecture 9・**図4**）

⑤手関節（屈曲・伸展の全部の検査：Lecture 9・**図5**）

⑥手指（すべての関節の全部の検査：Lecture 9・**図6**）

⑦股関節（屈曲の5・4・3，股関節屈曲・外転・外旋と膝屈曲の5・4・3，屈曲位からの外転・外旋・内旋の5・4・3：Lecture 10・**図1**）

⑧膝関節（伸展の5・4・3：Lecture 10・**図2**）

⑨足関節（背屈と内がえし・内がえし・底屈を伴う外がえしの全部の検査：Lecture 10・**図3**）

⑩足趾（すべての関節の全部の検査：Lecture 10・**図4**）

5）立位でできる検査　（図5）

①足関節（底屈の5・4・3・2：Lecture 10・**図3**）

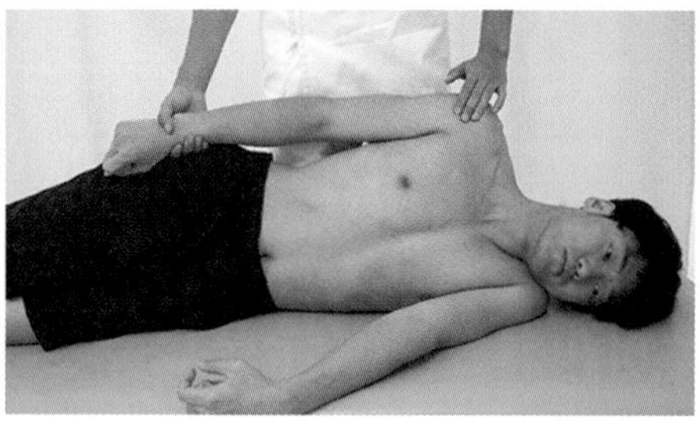

図3　側臥位でできる検査

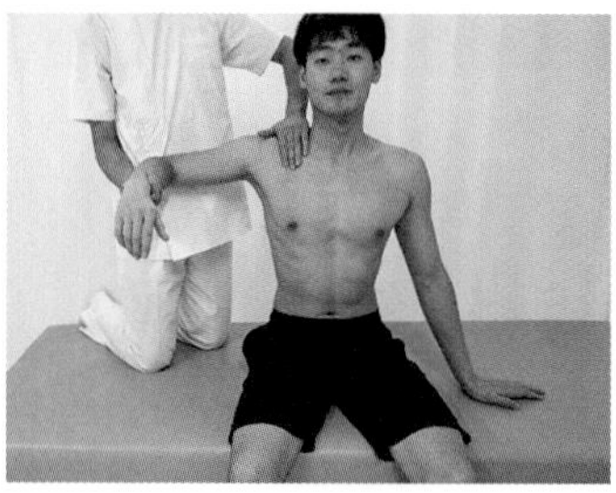

図4　座位でできる検査

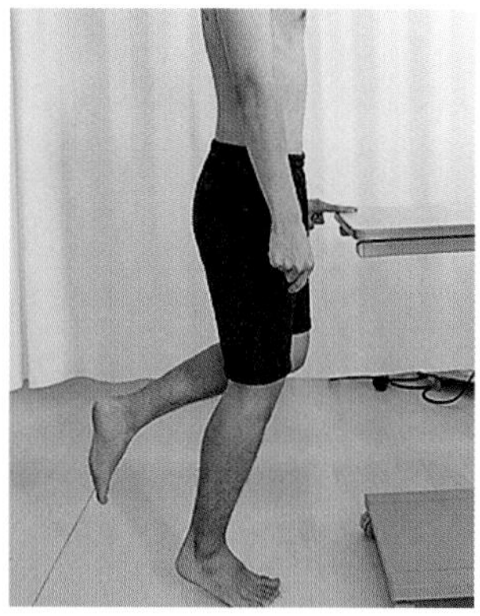

図5　立位でできる検査

2. 肢位別での徒手筋力検査（MMT）の順

被検者の疲労を考慮して，「背臥位→腹臥位→側臥位→座位→立位」の順で実施するとよい．また，検査前に，被検者のとれない肢位を把握しておくことで，MMTの規定外の方法を行うときに，もれなく同一の肢位で実施できる．

■引用文献

1）Avers D, Brown M 著，津山直一，中村耕三訳：新・徒手筋力検査法．原著第10版．協同医書出版社；2020.

LECTURE 11

感覚検査

到達目標

- 感覚の定義と種類を理解する.
- 表在感覚と深部感覚の伝導路を理解する.
- 感覚検査の目的と手順を理解する.
- 感覚検査を適切に実施する.

この講義を理解するために

この講義では，理学療法士が行う感覚検査の方法を学びます．最初に感覚の定義と種類，感覚が伝わる経路（感覚伝導路）について学習します．そして，感覚検査の目的と具体的な手順を理解したうえで，適切に実施できる技術を身につけます．

感覚検査により，感覚障害の有無や程度を把握することができます．また，感覚検査の結果とそれ以外の所見を組み合わせることで，病変部位を推定できるようになります．

講義の前に，以下の項目を学習しておきましょう．

□ 感覚の受容器を調べておく．

□ 感覚の受容器が存在する部位（皮膚，筋など）を学習しておく．

□ 感覚が伝わる経路に関連する脊髄と脳の構造を学習しておく．

講義を終えて確認すること

□ 感覚の定義と知覚との違いが理解できた．

□ 感覚の分類と種類が理解できた．

□ 感覚伝導路が理解できた．

□ 感覚検査の目的と手順が理解できた．

□ 感覚検査を健常者に適切に実施できた．

講義

感覚（sensation）

1. 感覚とは

1) 定義

私たちは，目を閉じていても，音やにおいを手がかりに周囲の状況を知ることができる．それだけでなく，皮膚に何かが触れたり，筋肉が伸ばされたり，関節が動かされたりすることで，自分の手足がどういう姿勢にあるかも感じることができる．このように，ある特定の感覚器が刺激されることによる，個々の直接的・要素的な意識経験を感覚という[1]．

MEMO
意識経験
見たり，聞いたり，感じたり，考えたりすること．

知覚（perception）

2) 感覚と知覚の違い

感覚と似た言葉として知覚がある．知覚とは，感覚を介して刺激の性質を把握するはたらきをいい[1]，外界の対象の性質，形態，関係や，体内の諸臓器・器官の状態を，感知し分別することである[2]．よって，知覚は感覚に基づいて外界の対象物になんらかの意味づけをすることといえる．ただし，意味づけはその人の過去の経験や好みなどが反映されるため，同じ感覚でも知覚は人によってさまざまである．例えば，崖の上に立って見た風景は同じでも，高所恐怖症の人とそうでない人ではその感じ方（知覚）は異なる．

2. 感覚の分類と種類

私たちの感覚は，体性感覚，特殊感覚，内臓感覚に分類される（**図 1**）．以下にそれぞれの特徴を述べる．

体性感覚（somatic sensation）
表在感覚（superficial sensation）
深部感覚（deep sensation）

1) 体性感覚

体性感覚には，表在感覚，深部感覚，複合感覚がある．

(1) 表在感覚

皮膚，粘膜，皮下，粘膜下に受容器のある感覚の総称である．表在感覚には，触覚（圧覚），温度覚，痛覚がある．

覚えよう！
- 表在感覚，深部感覚，複合感覚それぞれに含まれる感覚の種類は，試験によく出題される．
- どの感覚がどの受容器によって検出（感知）されるかも，試験によく出題される．

a. 触覚（圧覚）

皮膚や粘膜の表面に何かが接触したときに生じる感覚である．圧覚は触覚の一つ

LECTURE 11

MEMO
受容器は，物理的な刺激を認識し，かつ応答するための器官である[1]．

気をつけよう！
皮膚にある受容器と感覚の関係については，複数の学説がある．

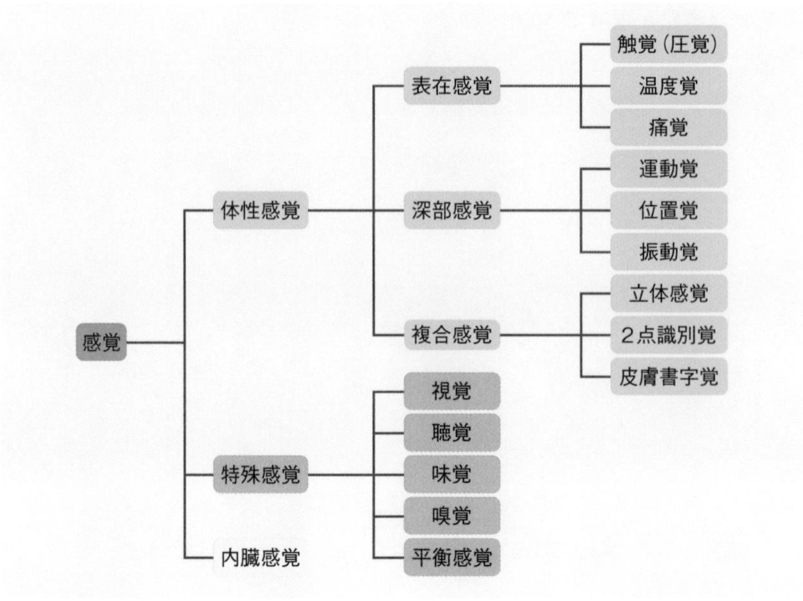

図 1　感覚の種類

で，皮膚や粘膜の表面が押されたり引っ張られたりしたときに生じる感覚である．これらの感覚の受容器には，皮下組織にあるマイスナー小体，メルケル盤，パチニ小体，ルフィニ小体，毛包に終わる神経終末などがある．

マイスナー（Meissner）小体
メルケル（Merkel）盤
パチニ（Pacini）小体
ルフィニ（Ruffini）小体

b．温度覚

温かさや冷たさを識別する皮膚感覚である．温覚の受容器はルフィニ小体であり，冷覚の受容器はクラウゼ小体である．

クラウゼ（Krause）小体

c．痛覚

疼痛に関する感覚である．痛みの質によって，一次痛（鋭い痛み，速い痛み）と二次痛（鈍い痛み，遅い痛み）に分けられる．また，原因に基づけば，痛みは侵害受容性疼痛（炎症や刺激による痛み），神経因性疼痛（神経の痛み），心因性疼痛（心理的な要因による痛み）に分類される．そのうち侵害受容性疼痛の受容器は，ポリモーダル受容器と高閾値機械的受容器であり，これらは自由神経終末に属する．

MEMO
痛覚を中枢へ伝える末梢神経線維
Aδ線維とC線維があり，これらは，神経の太さが異なるため，伝導速度に差がある．また，対応する受容器や反応する刺激も異なる．

（2）深部感覚

視覚を用いず，身体の運動の速度や方向，四肢の位置，さらには四肢の重量感や抵抗感を識別する感覚である．深部感覚は，関節覚（運動覚，位置覚）と振動覚に分けられる．筋に存在する受容器には筋紡錘があり，腱にはゴルジ腱器官がある．

MEMO
自由神経終末
感覚神経線維で，末端に感覚受容器構造をもたず，皮下組織，真皮，表皮の細胞間でその末端が終わっており，無髄で終末分枝に分かれていることが多い．痛覚，触覚，温度覚を感知する．

a．運動覚

視覚などを用いず，四肢の運動の速度や方向を識別する感覚である．

b．位置覚

視覚などを用いず，四肢の相対的な位置関係を識別する感覚である．

c．振動覚

揺れ動く物体からの刺激を識別する感覚である．低い振動数の受容器は皮膚表層にあるマイスナー小体，高い振動数の受容器は皮膚深層にあるパチニ小体と考えられている．

MEMO
筋紡錘とゴルジ（Golgi）腱器官の機能の違い
筋紡錘は，筋が伸ばされた速さや強さを感知し，Ⅰa感覚神経とⅡ感覚神経を興奮させて情報を脊髄へ伝える．一方，ゴルジ腱器官は，筋の伸張によって生じた腱の伸張の度合いを感知し，Ⅰb感覚神経を興奮させて情報を脊髄へ伝える．

（3）複合感覚

上記の諸感覚から刺激情報の詳細を識別するための感覚である．複合感覚には，立体感覚，2点識別覚，皮膚書字覚がある．

a．立体感覚

視覚を用いず，物体の大きさ，厚み，形などを識別する感覚である．

b．2点識別覚

皮膚に同時に加えられた2点を識別する感覚である．

c．皮膚書字覚

皮膚に書かれた文字や記号を識別する感覚である．

2）特殊感覚

特殊感覚には，視覚，聴覚，味覚，嗅覚，平衡感覚が含まれる．

（1）視覚

外界からの光刺激によって生じる感覚である．受容器は眼で，明暗や色を感じる．

（2）聴覚

音によって生じる感覚である．受容器は内耳の蝸牛（かぎゅう）で，音の高さや大きさ，音源などが感知される．

MEMO
蝸牛
内耳の一部を構成するカタツムリのような形状の受容器である．内耳は蝸牛，前庭，三半規管の3つの部分から成る．

（3）味覚

化学物質が味覚受容器に受容されて生じる感覚である．受容器は舌の味蕾（みらい）で，甘味，塩味，うま味，酸味，苦味を感じ取る．

（4）嗅覚

においの感覚である．受容器は嗅細胞（嗅覚受容神経）で，揮発性の物質が嗅神経を刺激して感じられる．

(5) 平衡感覚

空間における身体の位置や姿勢，動作の変化を察知する感覚である．受容器は前庭である．

MEMO
前庭
内耳の一部で，球形嚢と卵形嚢から成る．球形嚢は垂直方向の加速度を検出し，卵形嚢は水平方向の加速度を検出する．

3) 内臓感覚

胃や腸などの内臓の状態（動きや炎症など）に関する感覚である．空腹や口の渇きが含まれる．

3. 表在感覚と深部感覚の伝導路

1) 神経支配

脊髄神経と末梢神経は各々，ある特定の皮膚の表在感覚を支配している．これを模式図にして表したものが，脊髄や神経根のデルマトーム（**図2**）と，末梢神経の皮膚支配領域（**図3**）である．これらを用いて，感覚異常をきたした領域がどこかを調べることで，障害のある脊髄や神経根，あるいは末梢神経が推測できる．なお，比較的，分節領域がはっきりしている体幹に対し，四肢では異なる髄節領域が重なり合っているため，境界線を意識しすぎないように注意する．

デルマトーム（dermatome；皮膚分節）

2) 感覚伝導路

表在感覚や深部感覚の情報は，皮膚などにある受容器から出た感覚神経（一次ニューロン）に伝わり，脊髄でシナプスを介して脳幹，視床へと伝えられる．その後，視床で再びシナプスを介し，最終的には一次体性感覚野に伝えられる．このような，受容器から一次体性感覚野までの経路を感覚伝導路という．感覚伝導路は，感覚の種類によって異なる（**図4**）．

MEMO
感覚伝導路は感覚の種類によって異なるため，障害された脊髄の部位ごとに感覚障害のパターンが異なる．
▶ Step up 参照．

以下，表在感覚と深部感覚に分けて説明する．

(1) 表在感覚

a. 触覚（圧覚）

触覚の感覚路は，粗大な触覚と精密な触覚で異なる．

粗大な触覚の経路は，前脊髄視床路とよばれる．前脊髄視床路では，一次ニューロ

覚えよう！
試験では，デルマトームに関する問題がよく出題される．目安となる部位と髄節を合わせて覚えておくと役立つ．
例：後頭部 C_2，母指 C_6，中指 C_7，乳頭 Th_4，剣状突起 Th_6〜Th_7，臍 Th_{10}，母趾 L_5，肛門 S_5．

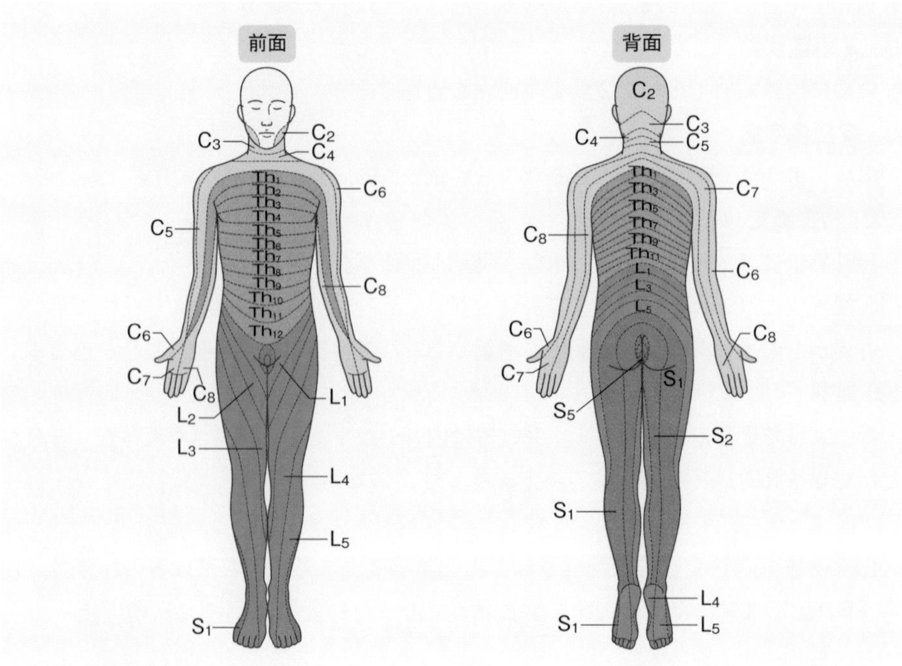

図2 デルマトーム

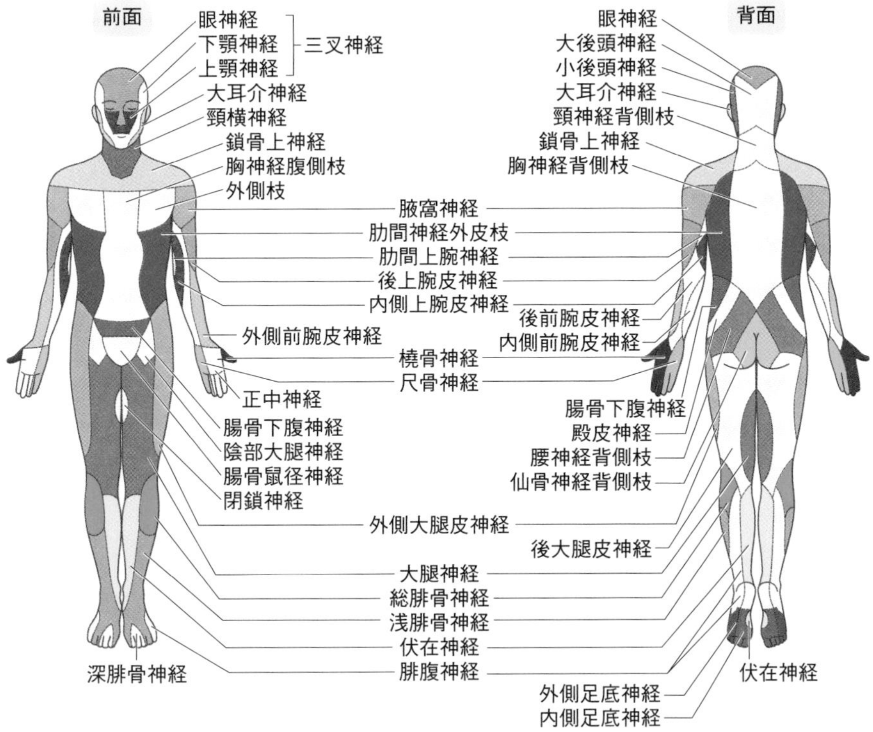

図３ 末梢神経の皮膚支配領域

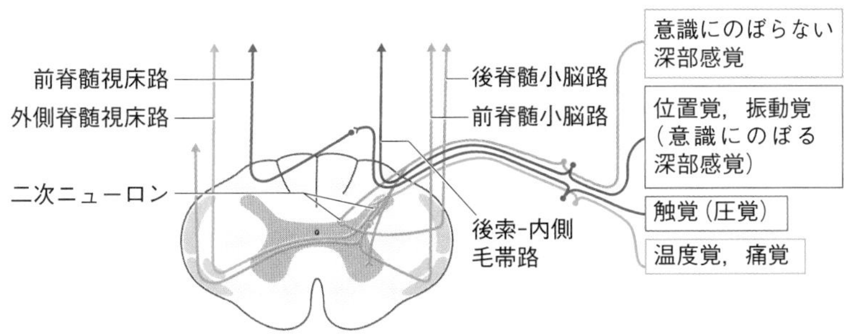

図４ 感覚の種類と伝導路

ンが脊髄後角に入り，ここで二次ニューロンとシナプスを形成する．二次ニューロンは脊髄内で反対側に向かい，反対側の脊髄前索を通って視床へ上行する．視床では三次ニューロンとシナプスを形成し，三次ニューロンは一次体性感覚野へ興奮を伝える．

精密な触覚の経路は，後索-内側毛帯路とよばれる．後索-内側毛帯路では，前脊髄視床路と異なり一次ニューロンが脊髄で交叉せず，同側の脊髄後索を上行して延髄下部へ向かう．その後，延髄で形成されたシナプスから二次ニューロンが反対側へ向かい，橋を通って視床に到達する．視床で形成されたシナプスから三次ニューロンが一次体性感覚野へと向かう．

b．温度覚，痛覚

外側脊髄視床路とよばれる経路を通る．外側脊髄視床路では，一次ニューロンが脊髄後角に入り，脊髄後角で形成されたシナプスから出た二次ニューロンが脊髄の反対側に向かう．その後，二次ニューロンは反対側の脊髄側索を通って視床でシナプスを形成し，視床から出た三次ニューロンが一次体性感覚野で終わる．

MEMO
内側毛帯
延髄の後索核（楔状束核と薄束核）から視床に至る神経束をいう．後索-内側毛帯路では，二次ニューロンは内側毛帯に相当する．

LECTURE 11

(2) 深部感覚

深部感覚の経路は，意識にのぼる深部感覚と意識にのぼらない深部感覚で異なる．

a．意識にのぼる深部感覚

骨，筋，腱，関節などから伝えられる感覚である．位置覚や振動覚は，意識にのぼる深部感覚に含まれる．この感覚は，精密な触覚と同じく後索-内側毛帯路を通る．一次ニューロンが脊髄後索から延髄下部まで上行し，延髄から出た二次ニューロンが内側毛帯と視床を通り，その後は三次ニューロンが一次体性感覚野へと向かう．

b．意識にのぼらない深部感覚

MEMO
意識にのぼらない深部感覚
姿勢保持や関節運動の調整にはたらく感覚．

筋紡錘やゴルジ腱器官から伝えられる感覚である．意識にのぼらない深部感覚の経路は，大まかに上半身と下半身に分けられる．上半身からの情報は，後索（楔状束）を上行し，延髄の副楔状束核でシナプスを形成して同側の小脳に入る．この経路は前脊髄小脳路とよばれ，前脊髄小脳路の一部は脊髄で交叉して反対側の前索を上行するが，再び交叉して同側の小脳に終わる．

一方，下半身からの情報は，一次ニューロンが脊髄後根から脊髄内に入ると後角でシナプスを形成し，二次ニューロンが同側の前索あるいは後索を上行して同側の小脳に入る．この経路は，後脊髄小脳路とよばれる．

3）一次体性感覚野

MEMO
損傷を受けた脳の部位と障害の出る身体部位は一致するため，画像診断に役立つ．

受容器から伝達されてきた興奮は，最終的に一次体性感覚野とよばれる領域に伝えられる．一次体性感覚野は中心溝の後方，中心後回にある．一次体性感覚野のニューロンは，体性感覚情報を受け取る身体の部位ごとに局在している．顔面や手指などの感覚が鋭敏な部位，言い換えると多くの感覚ニューロンがある部位ほど，一次体性感覚野に占める面積の割合は大きい．一般に，手指や顔は感覚が鋭敏である．

4．感覚検査

1）目的

理学療法士が行う感覚検査は，神経学的な診断が主な目的ではなく，その障害が被検者の動作や日常生活にどのような影響を与えているかを考えることが重要である．

感覚障害は，感覚経路になんらかの異常がある場合に生じる．感覚障害には，普通より感じにくくなる「鈍麻」，まったく感じることのできない「消失」以外に，本来の感覚よりも過剰に感じる「過敏」，違った感覚としてとらえる「錯感覚」，外界から刺激を受けていないのにしびれなどを自発的に感じる「異常感覚」がある．感覚検査を行うことで，感覚障害の有無やその程度を把握できる．また，感覚検査の結果とそれ以外の所見を組み合わせることで，病変部位を絞り込むことも可能となる．

LECTURE 11

2）手順と注意事項

(1) 事前準備

①医師からの情報，カルテからの情報，画像所見などを確認する．
②検査を行う部屋を静かで適温に整えておく．
③使用するベッド，机，椅子が清潔で，測定中に被検者が不安定になったり，滑り落ちたりしないことを確認する．
④必要な検査器具（**図5**）を準備する．
⑤被検者の疾患の特徴（禁忌となる肢位，使用している薬など）や身体の状態を確認する．

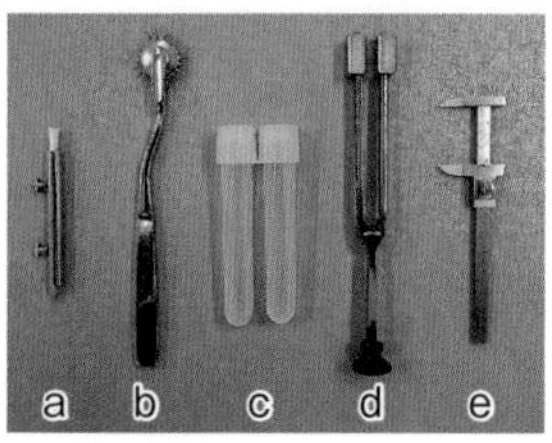

図5　検査器具
a：筆と針，b：ピン車（ルーレット知覚計），c：試験管，d：音叉，e：ノギス．

(2) オリエンテーション

被検者の協力が得られないと困難な検査であるため，オリエンテーションが重要である．

①被検者に検査の目的と検査方法を十分に説明し，許可を得る．
②余分な刺激が加わらないように検査部位をできるだけ露出する．必要に応じて，カーテンなどで仕切られたスペースを確保しておく．
③被検者が理解したことを確認し，了解を得る．

(3) 検査

①検査器具を見せ，実際に行ってみせる．被検者には，どのような刺激が身体に加えられるかを体験してもらう．
②肩や手足の力を抜き，リラックスするよう伝える．検査者が刺激を加えた後，どのように返答すればよいか説明する．
③表在感覚の検査では，刺激の強さは健常部位と異常部位で同一になるようにし，同部位の左右差，同側の上下肢の差，同一肢の近位部と遠位部の差を比較する．
④姿勢変換を繰り返すと被検者に負担となるため，同一の姿勢で行える検査は一緒に行う．

(4) 記録

①「正常」「鈍麻（または低下）」「脱失（または消失）」「過敏」で判定する．また，その程度を，被検者の返答から判定する方法（「軽度」「中等度」「重度」）か，正常部位を「10」としたときの障害部位で感じる割合を数値化する方法（「5/10」など）で記録する．
②被検者に結果をフィードバックする．

3) 表在感覚の検査方法

(1) 触覚（図6）

①被検者は閉眼する．
②検査者は，筆やティッシュペーパーを，皮膚に最初は軽く，強く押さないように，垂直に当てる．それでわからないときは少しなでる．
③被検者は，触れたらすぐ「はい」と返答する．

(2) 痛覚（図7）

①被検者は閉眼する．
②検査者は，ピン車（ルーレット知覚計）を用いて，大まかに障害部位を把握する．
③針やつまようじを，強く刺さないように，先端を斜めにして当てる．
④被検者は，痛みを感じたら「はい」と返答する．
⑤異常部位が見つかった場合，その範囲を調べる．
※意識障害のある被検者の場合，刺激による反応（手足を動かす，顔をしかめるなど）で検査する．

MEMO
痛覚の検査
検査器具がないときは母指と示指で皮膚をつまみ，検査部位に軽く痛み刺激を加える．被検者は，痛みの有無を答える．

気をつけよう！
針で皮膚を軽く刺激したとき，最初は触った感じだが，2～3秒遅れて痛みを感じることがある．これは二次痛覚といい，痛覚鈍麻に含まれる．

LECTURE 11

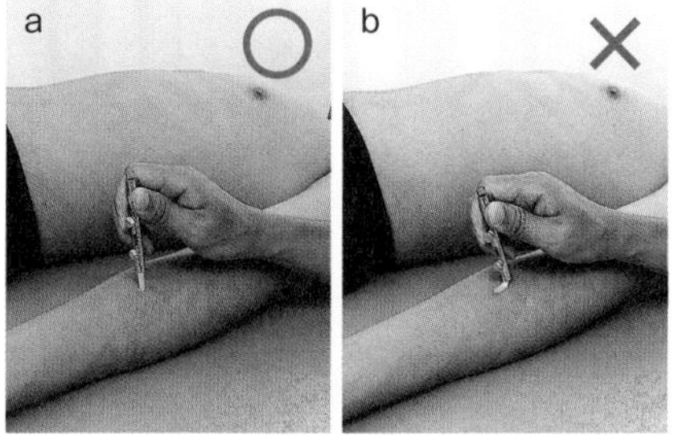

図6　触覚の検査
a：正しい刺激，b：誤った刺激（強く押しつけている）．

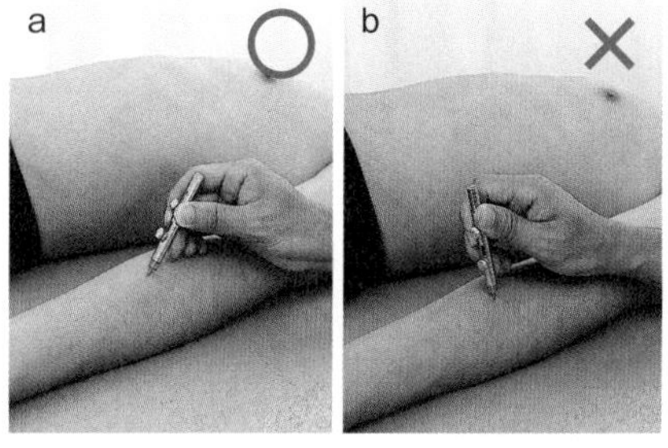

図7　痛覚の検査
a：正しい刺激，b：誤った刺激（垂直に当てると強く刺さる）．

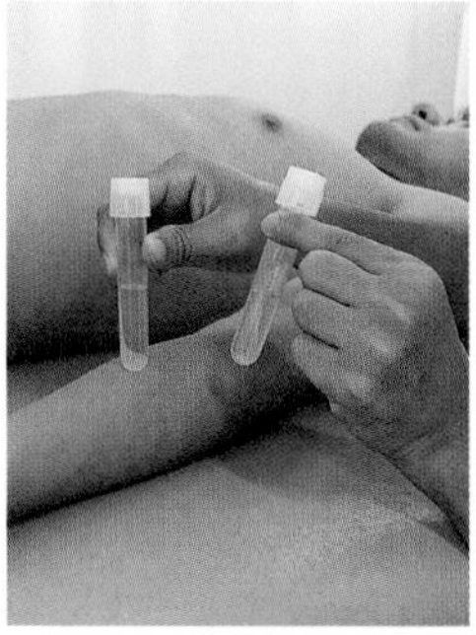

図8　温度覚の検査

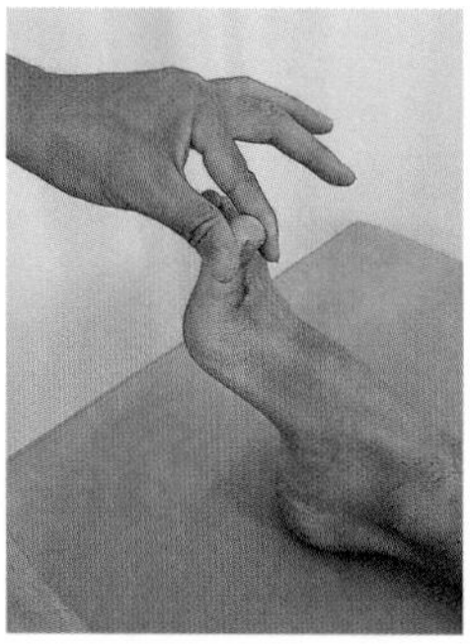

図9　運動覚の検査

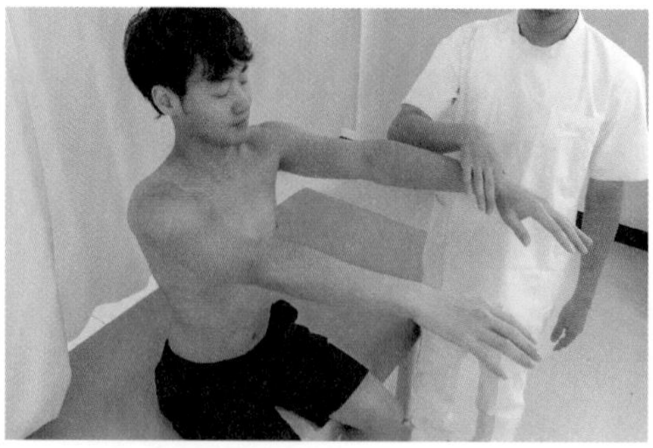

図10　位置覚の検査

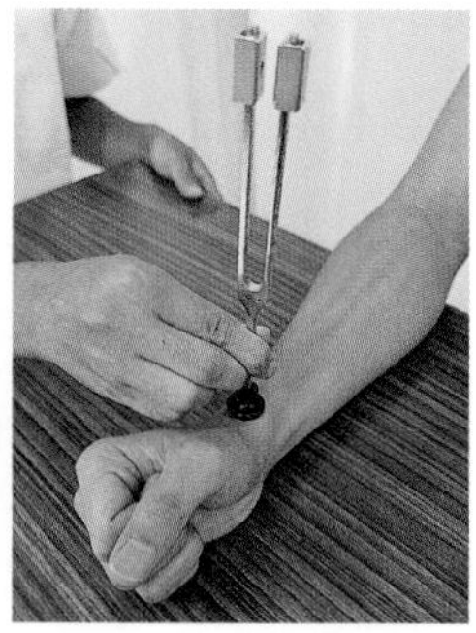

図11　振動覚の検査

(3) 温度覚 (図8)

①被検者は閉眼する.

②検査者は，温水と冷水を入れた試験管やフラスコを皮膚に密着させ，その接触面積を一定にする.

※温水は40～45℃，冷水は10℃くらいがよい.

③接触時間は3秒程度，交互に接触させ，わからないときは接触時間を延長する.

④左右を比較する場合，必ず同一の状態とする.

⑤被検者は「温かい」か「冷たい」かを答える.

覚えよう！

温水や冷水の適温は試験で問われることもあるので覚えておこう.

4) 深部感覚の検査方法

(1) 運動覚 (図9)

道具は使用しない.

①検査者は閉眼した被検者の足趾や手指を受動的に伸展・屈曲する.

※検査者は足趾などの側面をつかみ，最初は大きく指を動かす.

②被検者にこれを見せ，伸展したら「上」，屈曲したら「下」と返答するよう指示する.

③検査者は閉眼した被検者の足趾などを受動的に伸展・屈曲する.

④被検者は「上」か「下」かを答える.

⑤間違えることがあれば数回繰り返し，何回正しかったかを記録する.

⑥間違える回数が多い場合，異常が疑われる.

※検査は遠位関節から単関節ごとに行う.

(2) 位置覚 (図10)

道具は使用しない.

①検査者は，閉眼した被検者の一側上下肢を受動的に一定の位置にする.

②被検者は，その位置を答えるか，反対側の上下肢でまねをする.

③位置が合っていない，またはまねができない場合，異常が疑われる.

(3) 振動覚 (図11)

①検査者は，閉眼した被検者に，振動させた音叉を骨突起部（胸骨，橈骨茎状突起，尺骨茎状突起，鎖骨，内果，外果，膝蓋骨など）に当てる.

②被検者は振動を感じたら「はい」，止まったら「止まった」と答える.

③「止まった」との返答後，すぐ反対側の同部位に当てて振動の有無を確認する．ここで振動を感じたら，先に当てた部位の振動覚が鈍麻していることになる.

5) 複合感覚の検査方法

気をつけよう！

複合感覚は，表在感覚と深部感覚が正常であることが前提となる．そのため，複合感覚の検査前に，表在感覚と深部感覚が正常であるか確かめておく.

(1) 立体感覚

①閉眼した被検者に鉛筆やはさみなど，日頃よく使用する物品を握らせる.

②被検者は，握った物品が何かを答える.

③一側で判定できなければ，反対側で同様の検査を行う.

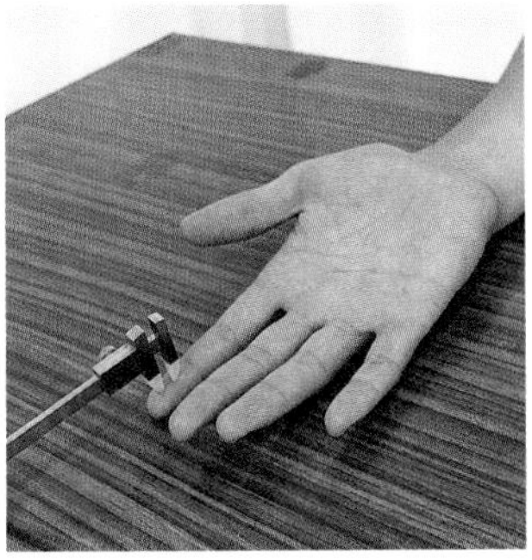

図12 2点識別覚の検査

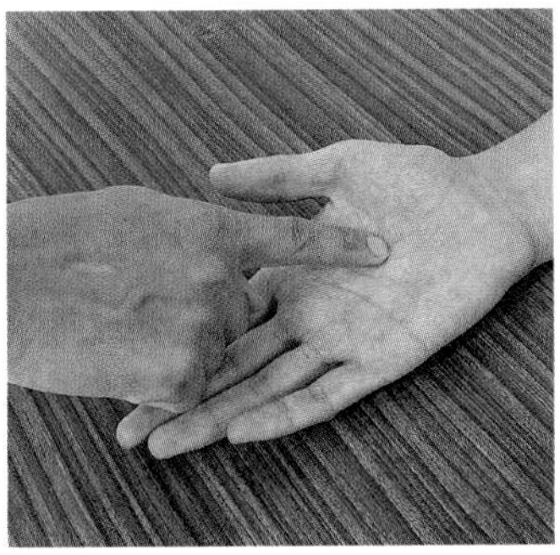

図13 皮膚書字覚の検査

④表在感覚が障害されていないにもかかわらず，立体感覚が障害されている場合は，頭頂葉の障害を疑う．

(2) 2点識別覚（図12）

①ノギスを用意する．ノギスがない場合は先端が鋭利なもの2つで代用する．
②検査者は，開眼した被検者に，ノギスで皮膚の1点もしくは2点を触る．
※2点刺激は身体の長軸に沿ったほうがよい．
※2点は同時に触れるようにする．
③被検者は，2点で触ったら「2」，1点で触ったら「1」と答える．
④閉眼した被検者に同様の検査を行う．
⑤2点刺激と1点刺激をそれぞれ10回ずつ行う．
※検査は指先などわかりやすい部位から始める．

2点識別能は身体各部で異なる．2点識別の最短距離は，指先で3～6 mm，手掌や足底で15～20 mm，手背や足背で30 mm，脛骨面で40 mmとされる．この距離以上でないと2点を識別できない，識別を誤る，左右差がみられる場合，頭頂葉の障害を疑う．

覚えよう！
試験では，2点を識別できる距離に関する問題が出題されることがある．具体的な数字を覚えておこう．

(3) 皮膚書字覚（図13）

①検査者は，指先，鉛筆，マッチ棒など先端が尖ったもので被検者の皮膚上（一般に手掌，前腕，下腿前面，足背，顔面など）に，0から9までの数字や○×△などの記号を書く．最初は開眼で1～2回テストし，次に閉眼で行う．
②被検者は，何が書かれたかを当てる．
③表在感覚は障害されていないにもかかわらず，一側の皮膚書字覚が障害されている場合は，反対側の頭頂葉の障害を疑う．

LECTURE 11

■引用文献

1) 上田 敏，大川弥生編：リハビリテーション医学大辞典．医歯薬出版；1996.
2) 田崎義昭，斎藤佳雄：ベッドサイドの神経の診かた．改訂17版．南山堂；2010．p.95-105.

■参考文献

1) 伊藤俊一監，隈元庸夫，久保田健太編：形態測定・感覚検査・反射検査．第2版．三輪書店；2014.

Step up

感覚障害が生じる主な疾患

特定の神経が損傷されると，その神経が支配している皮膚領域の感覚が鈍麻もしくは消失する．また，脳卒中や脊髄損傷などによって中枢神経が障害されると，より広範囲に感覚障害が生じることもある．

以下，感覚検査が必要となる代表的な疾患を説明する．

1）末梢神経の損傷

- **腕神経叢麻痺**：腕神経叢が外傷，分娩，薬剤などによって，損傷や圧迫牽引を受けて起こる麻痺である．障害レベルによって，上位型（C_5，C_6，〈C_7〉）の損傷，下位型（〈C_7〉，C_8，Th_1）の損傷，全型の損傷に分けられる．また，神経根が脊髄から引きちぎられる神経根引き抜き損傷と，神経根より末梢の損傷に分けられる．感覚検査では，腕神経叢を構成するC_5～Th_1が支配する皮膚領域の一部あるいは全体で，感覚消失や感覚鈍麻が観察される．
- **胸郭出口症候群**：胸郭出口部で腕神経叢および鎖骨下動脈が圧迫され，それにより上肢の脱力，疼痛，冷感，静脈怒張などが生じる症状とその病態の総称である．脳，脊髄，神経根の病変がないにもかかわらず，上肢の筋力低下や疼痛の訴えがあり，感覚検査によって上肢の表在感覚に異常がみとめられた場合，本症候群が疑われる．
- **橈骨神経麻痺**：上腕中央から末梢外側にかけて上腕骨に接して走行する橈骨神経への物理的圧迫，上腕骨骨折の合併症として生じる麻痺である．感覚検査によって，橈骨神経の支配領域であるC_6～C_8に，感覚消失もしくは感覚低下がみとめられた場合，本神経の損傷が疑われる．
- **尺骨神経麻痺**：肘部管あるいは手根管を通る尺骨神経への物理的な圧迫によって生じる麻痺である．感覚検査では，尺骨神経の支配領域であるC_8～Th_1の皮膚領域に，感覚消失もしくは感覚鈍麻がみとめられる．
- **総腓骨神経麻痺**：足関節および足部の運動や感覚を支配する総腓骨神経への物理的な圧迫によって生じる麻痺である．感覚検査では，L_4～S_1の皮膚領域に，感覚消失もしくは感覚鈍麻がみとめられる．
- **腰椎椎間板ヘルニア**：下部腰椎の椎間板髄核が脱出し，神経根を圧迫して腰痛，坐骨神経痛をきたす疾患である．第4～第5腰椎間が最も多く，次いで第5腰椎～仙椎間が多い．第3～第4腰椎間は比較的まれである．痛みに加えて，筋力低下や感覚障害をきたす．感覚障害は，圧迫を受けている神経（根）が支配する皮膚領域に生じる．

2）中枢神経系疾患

- **脳卒中**：脳血管の病的過程により，それに対応する局所的な精神症状や神経症状が急激に現れた病気の総称である．原因疾患には，脳梗塞（脳血栓，脳塞栓），脳出血，くも膜下出血の他，一過性脳虚血，高血圧性脳症などがあげられる．発症した場合，障害部位によっては一側に感覚障害が生じる．特に，感覚の中継地点である視床が病巣である場合，強い感覚障害を伴うことがある．
- **脊髄損傷**：脊柱に強い外力が加えられることにより脊椎が破壊され，脊髄が損傷された状態をいう．完全麻痺の場合，障害レベル以下の全感覚が低下，消失する．なお，脊椎が破損しなくても，脊柱管内にある後縦靱帯の骨化や，脊髄に栄養を供給している動脈の閉塞によって脊髄が損傷を受け，感覚障害が生じることがある．感覚の伝導路はその種類によって脊髄内の走行が異なるため，脊髄内のどこが損傷されるかによって感覚障害のパターンが変わってくる．
- **脳腫瘍**：頭蓋内の脳実質，髄膜，下垂体，脳神経などに発生した腫瘍の総称である．腫瘍が大脳半球に存在する場合，脳の局所症状の一つとして感覚障害を生じることがある．神経膠腫は，大脳半球に好発する脳腫瘍の一つであり，悪性度の高い退形成性星細胞腫や膠芽腫を含む．
- **頭部外傷**：外力によって頭蓋骨や脳実質が損傷されるだけでなく（一次性損傷），それによって生じた出血や浮腫などが脳実質を圧迫することもある（二次性損傷）．感覚障害は，外力や圧迫によって損傷を受けた脳実質の神経症状の一つとして現れることがある．

LECTURE 12 反射検査

到達目標

- 反射の定義と種類を理解する.
- 反射検査の目的と手順を理解する.
- 反射検査を適切に実施する.

この講義を理解するために

この講義では，反射検査の方法を学びます．最初に反射の定義と種類について学習します．そして，反射検査の目的と具体的な手順を理解したうえで，適切に実施できる技術を身につけます．

Lecture 11 で学んだ感覚検査では，被検者の回答から障害の有無を判断するため，検査結果は被検者の主観に左右されます．それに対して，反射検査は，筋収縮や関節運動の観察から障害の有無を判定するため，感覚検査よりも信頼できる情報が得られます．正しい方法と判定基準を理解していれば，反射検査の結果とそれ以外の所見を組み合わせることで，病変部位をより正確に推定できます．

この講義の前に，以下の項目を学習しておきましょう．

- □ 錐体路障害の徴候を学習しておく．
- □ 筋収縮にかかわる遠心性神経線維の種類を学習しておく．
- □ 筋や腱の張力を感知する受容器を学習しておく．
- □ 筋や腱の張力を中枢に伝える求心性神経線維の種類を学習しておく．

講義を終えて確認すること

- □ 反射の定義とメカニズムが理解できた．
- □ 反射の種類が理解できた．
- □ 反射検査の目的と手順が理解できた．
- □ 腱反射の検査を健常者に適切に実施できた．
- □ 表在反射の検査を健常者に適切に実施できた．
- □ 病的反射の検査を健常者に適切に実施できた．

講義

反射（reflex）

1．反射とは

1）定義

銭湯などで何気なく湯に手をつけたら思いのほか熱くて，思わず手を引っ込めた，という経験はないだろうか．これは，「反射的に手を引っ込めた」ということである．この状況を生理学的に解説すると，痛み刺激が感覚神経を興奮させ，その興奮が脊髄を上行して大脳皮質の一次体性感覚野に到達することで，痛みを感じたといえる．このとき，その興奮は脊髄を上行するだけでなく，脊髄内で運動神経を興奮させ，屈筋を収縮させて痛み刺激のもとから手を離すという運動を同時に引き起こしている．このように，求心性神経の興奮が中枢神経に送り込まれた結果，意識とは無関係に中枢神経から遠心性神経に興奮が送り出され，その効果が遠心性神経の支配器官に出現する現象を反射という[1)]．

2）反射のメカニズムと反射弓

反射の例をもう一つあげる．膝蓋骨の下にある腱をハンマーで叩くと，自分の意図と無関係に大腿四頭筋が収縮して，膝関節が伸展する．これは腱反射とよばれる現象である．腱反射のメカニズムを**図1**に示す．このように，反射は「受容器→求心性線維→反射中枢→遠心性線維→効果器」の経路をたどって生じており，特定の反射を起こすインパルスが走る神経経路を反射弓という[1)]．

MEMO

筋紡錘

骨格筋のなかに多数存在する筋の伸展受容器で，2〜7 mmの長さの紡錘形を呈す．内部に数本の特殊な筋細胞である錘内筋線維（γ運動ニューロン支配）がある．感覚神経には，錘内筋線維の中央部をらせん状にとりまいて終わる太い線維（一次終末）と，これより細い錘内筋線維の辺縁部に終わる線維（二次終末）がある．一次終末は，脊髄内で同一の筋束を支配するα運動ニューロンとシナプスを形成し，反射弓をなす線維である．筋が引き伸ばされ，錘内筋線維が伸展すると，感覚線維は求心性の刺激を中枢神経に送る[1)]．

2．反射の種類

理学療法士が行う反射検査には，腱反射以外に表在反射と病的反射の検査がある．表在反射は，皮膚または粘膜への刺激で，筋の収縮が引き起こされる反射である．病的反射は，正常では原則としてみとめられない反射であり，筋の伸張や皮膚表面の刺激により引き起こされ，狭義には，錐体路系の障害にのみ出現する反射を指す[1)]．

LECTURE 12

ここがポイント！

腱反射（伸張反射）という現象を説明するためには，反射弓の構成要素を知っておく必要がある．

MEMO

錐体路

運動ニューロンの遠心性経路のうち，延髄錐体を通る経路で，大脳皮質の運動野に発し，内包を通り，延髄錐体で大部分が交叉し，脊髄の前索（前皮質脊髄路）外側（外側皮質脊髄路）を下りる．随意運動をつかさどる．

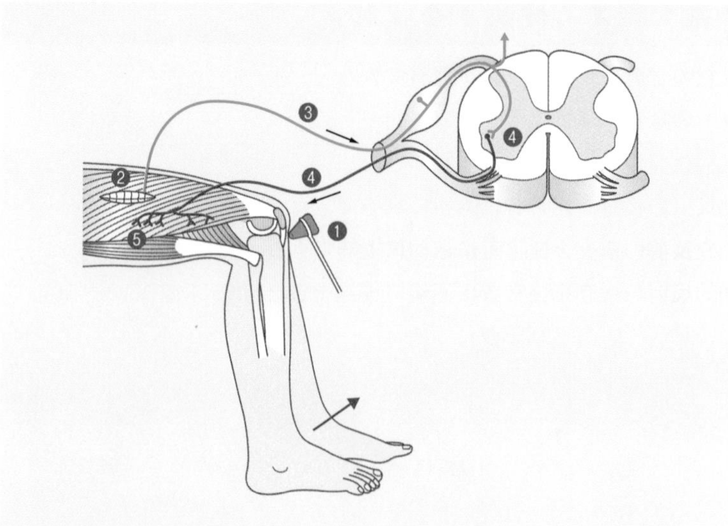

図1　腱反射のメカニズム

①腱を叩いて伸展させると，筋が伸張する．
②筋の長さを感知する受容器である筋紡錘が興奮する．
③求心性線維（感覚神経）が，脊髄前角細胞へその興奮を伝達する．
④脊髄前角細胞で興奮が伝達された遠心性線維（運動神経）は，その興奮を神経筋接合部に伝える．
⑤効果器である筋が収縮する．

この他にも，立ち直り反射や姿勢反射など，理学療法士が検査する反射はいくつかあるが，この講義では腱反射，表在反射，病的反射について学習する．

3. 反射検査

1）目的

身体に刺激を加えることで，多くの反射を観察できる．身体が正常であれば観察できる反射（腱反射など）や，身体に異常があってはじめて観察できる反射（病的反射など）がある．理学療法士は，腱反射や病的反射を確認し，反射弓，錐体路，前頭葉の障害の有無を調べる．このように，反射の特徴を上手に応用して神経系の異常を見つけることが反射検査の目的である．

反射検査には，運動にかかわる神経系の異常を検出するという意義がある．ただし，健常者でも腱反射が亢進または消失することがあるので，左右で比べる必要がある．

2）手順と注意事項

（1）事前準備

①医師からの情報，カルテからの情報，画像所見などを確認する．

②検査を行う部屋を静かで適温に整えておく．

③使用するベッド，机，椅子が清潔で，測定中に被検者が不安定になったり，滑り落ちたりしないことを確認する．

④検査に使用するハンマーを準備する．

⑤被検者の疾患の特徴（禁忌となる肢位，使用している薬など）や身体の状態を確認する．

（2）オリエンテーション

①被検者にハンマーを見せ，あごや手足を軽く叩いて反射をみる検査を行う旨を説明する．

②被検者が理解したことを確認し，了解を得る．

（3）検査

①被検者に楽な姿勢をとらせ，全身の力を抜いてリラックスするよう伝える．

②ハンマーで被検者の前腕などを軽く叩き，感じをつかんでもらう．

③検査部位を露出するため，必要に応じて，カーテンなどで仕切る．

④ハンマーは，手首のスナップをきかせてスムーズに振り，痛みを生じないくらいの適度な強さで叩く（**図 2a**）．

※ハンマーはバランスの良い部分を軽く持つ．余計な力が入って手首が固定されると，反射を誘発する適度な刺激が加えられない（**図 2b**）．

※腱反射の検査では，被検者に不快な疼痛刺激とならないよう，部位によっては直接叩くのではなく，検査者の母指を当てその上をハンマーで叩く．

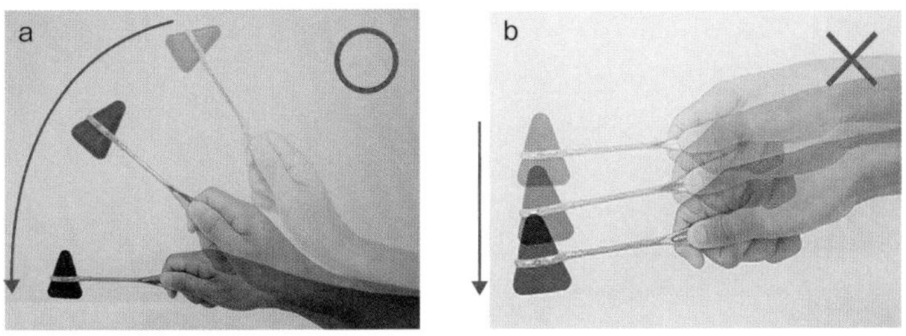

図 2　ハンマーの使い方
a：良い例，b：悪い例．

気をつけよう！
腱反射から，ゴルジ（Golgi）腱器官（腱紡錘）の異常がわかるわけではない．腱反射によって観察される伸張反射には，筋紡錘が関与している．

ここがポイント！
病的反射の有無や他の所見と組み合わせることで，より精度の高い診断ができる．

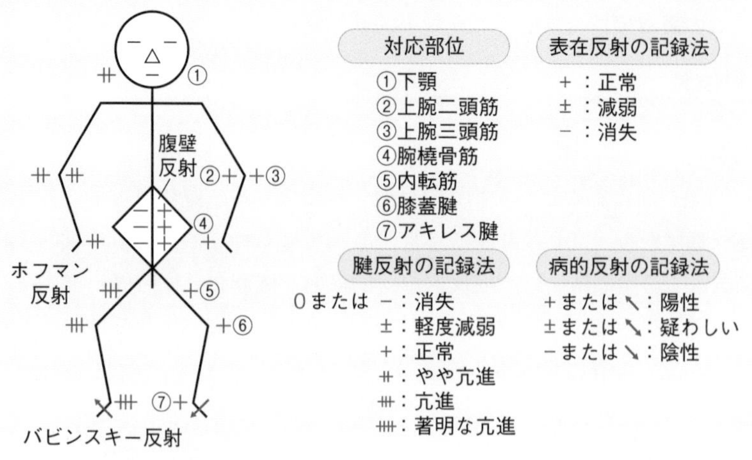

図3　反射検査の記録法

表1　腱反射の種類

観察される部位	腱反射	求心性神経	反射中枢	遠心性神経
顔面	下顎反射	三叉神経	橋	三叉神経
上肢	上腕二頭筋反射	筋皮神経	C_5, C_6	筋皮神経
	腕橈骨筋反射	橈骨神経	C_5, C_6	橈骨神経
	上腕三頭筋反射	橈骨神経	C_6～C_8	橈骨神経
下肢	膝蓋腱反射	大腿神経	L_2～L_4	大腿神経
	内転筋反射	閉鎖神経	L_3, L_4	閉鎖神経
	アキレス腱反射	脛骨神経	L_5～S_2	脛骨神経

（田崎義昭ほか：ベッドサイドの神経の診かた．改訂17版．南山堂；2010．p.91[2] をもとに作成）

覚えよう！

反射の種類と反射中枢の組み合わせは，試験でよく問われる．

MEMO

イェンドラシック（Jendrassik）法

座位で胸の前で組んだ両手を左右に引き，奥歯を噛みしめながら検査する方法である．

腱反射（tendon reflex）

ここがポイント！

筋を収縮させる遠心性線維には，α運動ニューロンの他にγ運動ニューロンがある．γ運動ニューロンは錘内筋線維を収縮させる．錘内筋線維の収縮は筋紡錘の感度に影響を及ぼすため，過剰なγ運動ニューロンの興奮は筋紡錘の感度を高め，結果的に伸張反射が出やすくなる．γ運動ニューロンの興奮は，中枢神経によって制御されている．もし，中枢神経がγ運動ニューロンの興奮を制御できなくなったら，γ運動ニューロンは過剰に興奮した状態となり，筋紡錘の感度が高まり，伸張反射は出やすくなる．このことから，腱反射の亢進は，中枢神経の異常が疑われる．

LECTURE 12

⑤被検者が緊張して身体を固くしている場合などでは反射が出現しないこともあるため，増強法を用いる．増強法には，被検者の注意を検査からそらすように話しかける方法や，イェンドラシック法のように検査する部位から離れた部位の筋を強く収縮させる方法がある．

⑥姿勢変換を繰り返すと被検者に負担となるため，同一の姿勢で行える検査は一緒に行う．

(4) 記録

①腱反射は「消失」から「著明な亢進」までの6段階，表在反射は「正常」「減弱」「消失」の3段階，病的反射は「陽性」「疑わしい」「陰性」の3段階で記録する（**図3**）．

②同じ反射で左右差がないか，局所的な変化がないか評価する．

③被検者に結果をフィードバックする．

3) 腱反射の検査方法 （表1）[2]

腱反射は，正常であれば関節運動が観察されるが，筋萎縮が著明な場合には収縮のみのこともある．腱反射が減弱あるいは消失していれば，前述の反射弓を構成する受容器，求心性線維，反射中枢，遠心性線維，効果器のいずれかの異常を疑う．逆に，腱反射が亢進していれば，その反射中枢より上位の運動ニューロンの障害（錐体路障害など）を疑う．

(1) 顔面での腱反射

下顎反射（咬筋反射）

①被検者は座位にて，口を軽く開く．

②検査者は下顎に示指を当て，その上をハンマーで叩く．

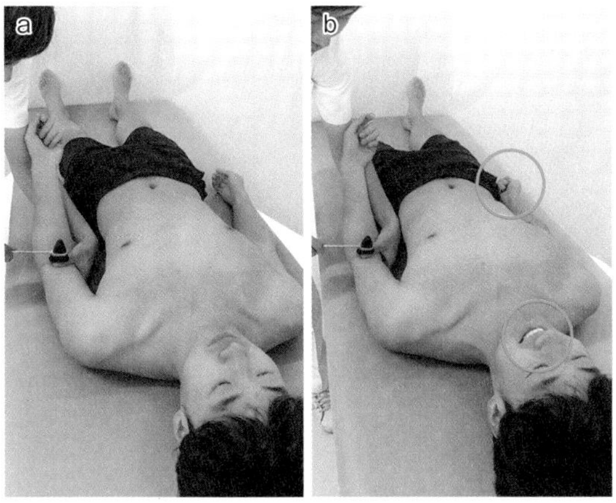

図４　上腕二頭筋反射

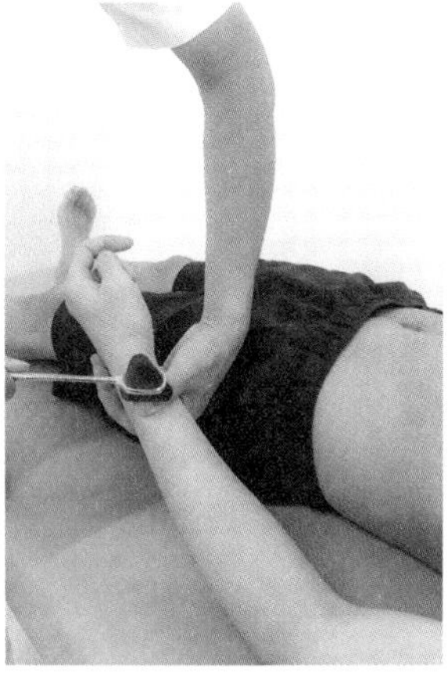

図５　腕橈骨筋反射

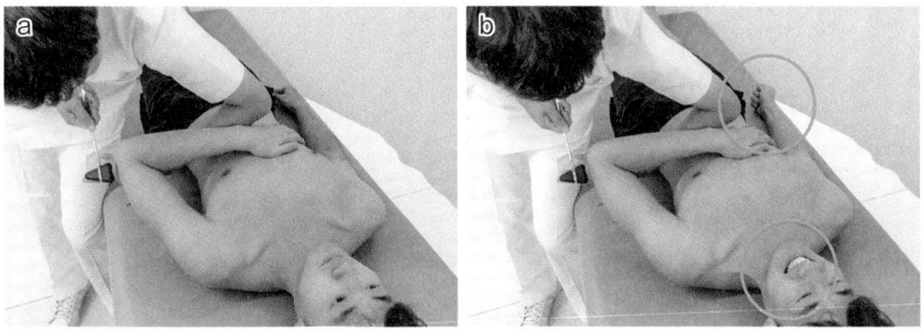

図６　上腕三頭筋反射

③両側の咬筋が収縮，下顎が上昇し口が閉じた場合，陽性と判定し，橋の三叉神経路より上位の病変を疑う．

(2) 上肢での腱反射

a．上腕二頭筋反射（図 4）

①被検者は背臥位または座位にて，肩関節軽度外転位，肘関節軽度屈曲位，前腕軽度回外位とし，前腕を検査者の腕にあずけて力を抜く．

②検査者は上腕二頭筋腱に母指を当て，その上をハンマーで叩く（**図 4a**）．

③正常では，若干の肘関節の屈曲とともに，上腕二頭筋の軽度の筋収縮がみとめられる．明らかな肘関節の屈曲がみとめられた場合，亢進と判定し，C_5～C_6 より上位の錐体路障害を疑う．

④反射が消失あるいは低下している場合，確認のため，反対側の手を握りしめて力を入れ，奥歯を噛みしめる増強法を用いて再度検査する（**図 4b**）．

b．腕橈骨筋反射（図 5）

①被検者は背臥位または座位にて，肩関節軽度外転位，肘関節軽度屈曲位，前腕回内・回外中間位とする．

②検査者は橈骨茎状突起の 2～3 cm 上に母指を当て，その上をハンマーで叩く．

③正常では，若干の肘関節の伸展とともに，上腕三頭筋の軽度の筋収縮がみとめられる．明らかな肘関節の伸展がみとめられた場合，亢進と判定し，C_5～C_6 より上位の錐体路障害を疑う．

c．上腕三頭筋反射（図 6）

①被検者は背臥位または座位にて，肩関節軽度外転位，肘関節屈曲位，前腕回内位とし，前腕を検査者の腕にあずけて力を抜く．

ここがポイント！

下顎反射は，正常ではみとめられないか，わずかにみとめられる程度である．錐体路障害や仮性球麻痺などで反射が亢進する．筋萎縮性側索硬化症（amyotrophic lateral sclerosis：ALS）で亢進することがあり，診断に用いられる．

MEMO

錐体路障害

錐体路に病変があるときに出現しうる症状の総称で，中枢性麻痺，筋緊張亢進（痙性），腱反射の亢進，病的反射が出現する．

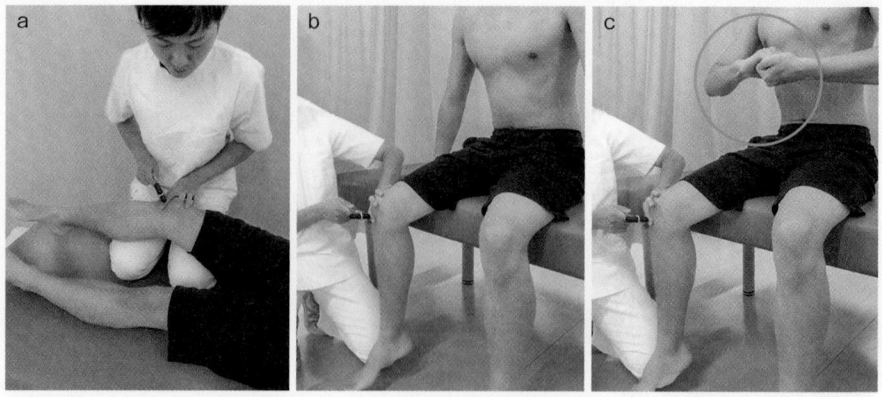

図 7　膝蓋腱反射

②検査者は肘頭のすぐ上で上腕三頭筋腱に示指を当て，その上をハンマーで叩く（**図 6a**）.

③正常では，若干の肘関節の伸展とともに，上腕三頭筋の軽度の筋収縮がみとめられる．明らかな肘関節の伸展がみとめられた場合，亢進と判定し，C_6～C_8 より上位の錐体路障害を疑う.

④反射が消失あるいは低下している場合，確認のため，反対側の手を握りしめて力を入れ，奥歯を噛みしめる増強法を用いて再度検査する（**図 6b**）.

(3) 下肢での腱反射

a. 膝蓋腱反射（図 7）

①被検者は，背臥位にて膝関節 30～50° 屈曲位になるよう検査者の膝の上に下腿をのせ，足底を離床した肢位（**図 7a**），または座位にて下腿をベッドから垂らし足底が離床した肢位（**図 7b**）とする.

②検査者は膝蓋腱に示指を当て，その上をハンマーで叩く.

③正常では，若干の膝関節の伸展がみとめられる．明らかな膝関節の伸展がみとめられた場合，亢進と判定し，L_2～L_4 より上位の錐体路障害を疑う.

④反射が消失あるいは低下している場合，確認のため，イェンドラシック法（**図 7c**）を用いて再度検査する.

b. 内転筋反射

①被検者は背臥位にて，股関節軽度外転・外旋位，膝関節伸展位とする.

②検査者は大腿骨内側遠位部で大内転筋腱に示指を当て，その上をハンマーで叩く.

③正常では，若干の股関節の内転とともに，大内転筋の軽度の筋収縮がみとめられる．明らかな股関節の内転がみとめられた場合，亢進と判定し，L_3～L_4 より上位の錐体路障害を疑う.

④反射が消失あるいは低下している場合，確認のため，イェンドラシック法を用いて再度検査する.

c. アキレス腱反射（図 8）

①被検者は，背臥位にて股関節軽度外転・外旋位，膝関節軽度屈曲位（**図 8a**），または座位にて下腿をベッドから垂らした肢位（**図 8b**）とする.

②検査者は，いずれの肢位でも，足底を押して軽度背屈位にしたまま，アキレス腱を直接ハンマーで叩く.

③正常では，若干の足関節の底屈がみとめられる．明らかな足関節の底屈がみとめられた場合，亢進と判定し，L_5～S_2 より上位の錐体路障害を疑う.

LECTURE 12

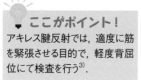

ここがポイント！
アキレス腱反射では，適度に筋を緊張させる目的で，軽度背屈位にて検査を行う[3].

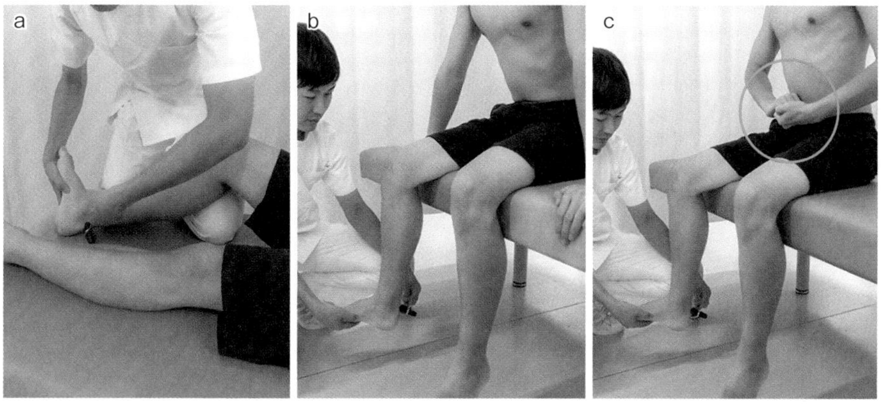

図８ アキレス腱反射

表２ 表在反射の種類

観察される部位	表在反射	求心性神経	反射中枢	遠心性神経
顔面	角膜反射	三叉神経	橋	顔面神経
	くしゃみ反射	三叉神経	脳幹および上部脊髄	三叉，顔面，舌咽，迷走神経および呼気に関する脊髄神経
	咽頭反射	舌咽神経	延髄	迷走神経
体幹	腹壁反射	5～12 神経	Th_5，Th_6	5～12 神経
	挙睾筋反射	大腿神経	L_1，L_2	陰部大腿神経
	肛門反射	陰部神経	S_3～S_5	陰部神経
下肢	足底反射	脛骨神経	L_5，S_1，S_2	脛骨神経

（田崎義昭ほか：ベッドサイドの神経の診かた．改訂 17 版．南山堂；2010．p.91[2] をもとに作成）

④反射が消失あるいは低下している場合，確認のため，イェンドラシック法（**図 8c**）を用いて再度検査する．

4）表在反射の検査方法 （表 2）[2]

表在反射（superficial reflex）

表在反射の消失あるいは減弱は，反射に関する神経，反射中枢，錐体路障害が疑われる．なお，刺激を繰り返すと，反射が出現しにくくなるため，やむをえず繰り返す際には十分な間隔をとって検査する．

（1）顔面での表在反射

a．角膜反射

①検査者は，示指を立てて被検者に注視させる．
②反対側の手でよじったティッシュを持ち，外側から被検者の角膜を刺激する．
③被検者の両眼がすぐに閉じれば正常である．一側ずつ刺激し左右差がみとめられれば，反射弓の障害を疑う．なお，左右ともに減弱していれば病的な意味は乏しい．

b．くしゃみ反射

①こよりで被検者の鼻の粘膜を刺激する．
②正常では，くしゃみが誘発される．

c．咽頭反射

①被検者の咽頭後壁の粘膜を舌圧子で刺激する．
②正常では，催吐しそうになる．

MEMO
咽頭反射
催吐（さいと）反射，絞扼（こうやく）反射，嘔吐反射ともいう．催吐と嘔吐はどちらも胃の内容物を吐き出すことをいう．

（2）体幹での表在反射

a．腹壁反射（図 9）

皮膚刺激や筋の伸展刺激による腹壁筋の反射の総称で，一般には腹皮反射を指す．
①被検者を背臥位にし，腹壁を肋骨縁，上部，中部，下部に分け，ハンマーの柄で刺

LECTURE 12

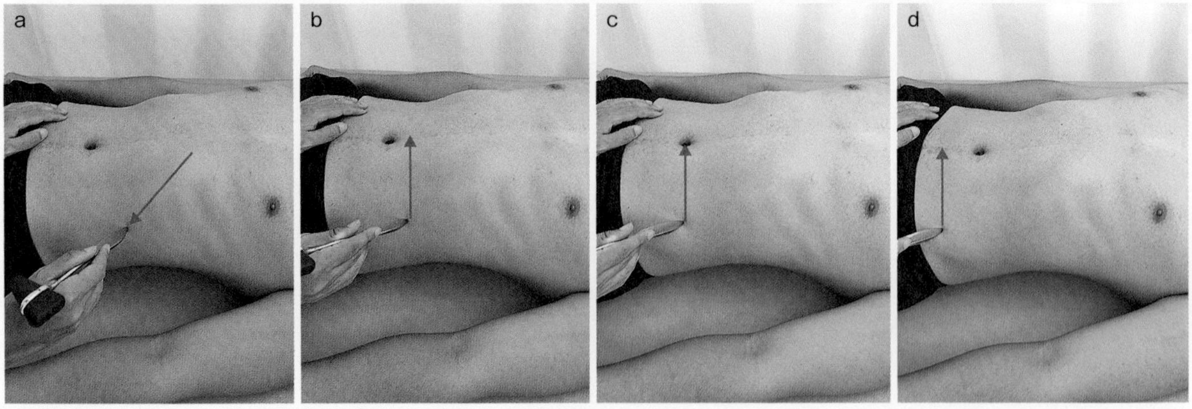

図 9　腹壁反射
a：肋骨線，b：上部，c：中部，d：下部.

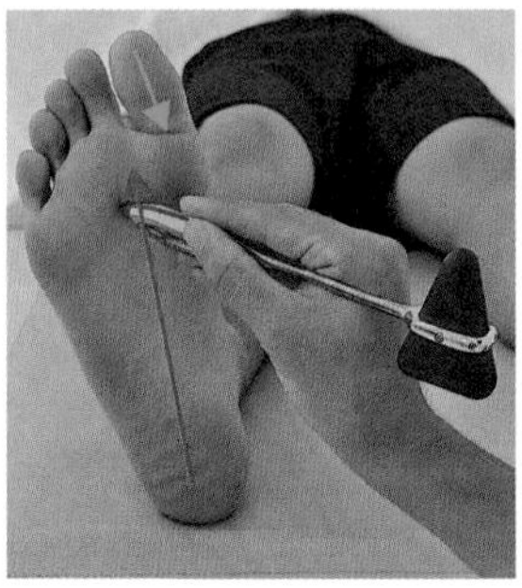

図 10　足底反射

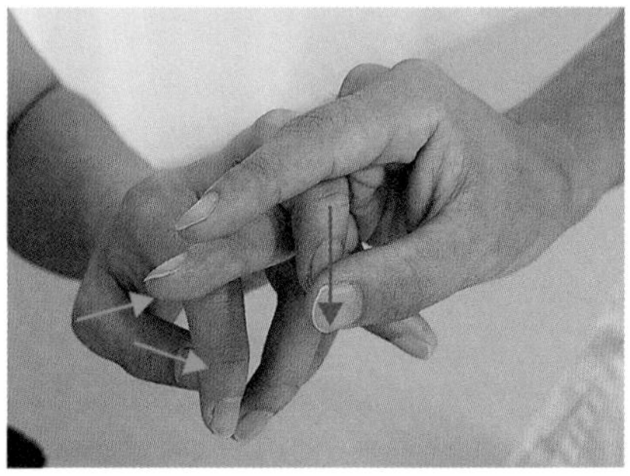

図 11　ホフマン反射

激する．呼気の終わりに，肋骨縁では肋骨弓内側縁に沿って頭尾方向へ（**図 9a**），上部では臍と肋骨縁間を外側から内側方向へ（**図 9b**），中部では臍の高さで外側から内側方向へ（**図 9c**），下部では臍より下位で外側から内側方向へ（**図 9d**）擦る．

②正常では，刺激側で筋収縮がみとめられ，臍あるいは白線が刺激された側に動く．左右差がなければ，減弱していても病的ではない．一側での消失ないし減弱では，錐体路障害を疑う．

MEMO
白線
胸骨下端から恥骨に達する正中線.

b．挙睾筋反射

①被検者の大腿内側上部を，上から下に擦る．

②正常では，挙睾筋（精巣挙筋）が収縮し，精巣が挙上する．消失していれば，錐体路障害を疑う．

※小児では出現しやすいが，高齢者では出現しにくい．

c．肛門反射

①被検者の肛門周辺や会陰部を針で擦るか，直腸内に指を挿入する．

②正常では，肛門括約筋が収縮する．一側の消失ないし減弱では，会陰部の感覚消失，脊髄円錐部または馬尾神経の障害を疑う．

(3) 下肢での表在反射

足底反射（図 10）

①被検者を背臥位にし，足底をハンマーの柄で踵から足尖方向へ擦る（**図 10** ⟶）．

②正常では，母趾が屈曲する（**図 10** ⟶）．

※足底の内側をこするほうが母趾の屈曲が出現しやすい．

③一側の消失ないし減弱では，錐体路障害の可能性がある．

※健常者でも，約 10%は両側ともに消失している．

気をつけよう！
足底反射と刺激方法が類似する反射として，バビンスキー反射がある．バビンスキー反射陽性では，足底反射とは逆に母趾の伸展が生じるため，混同しないよう注意する．

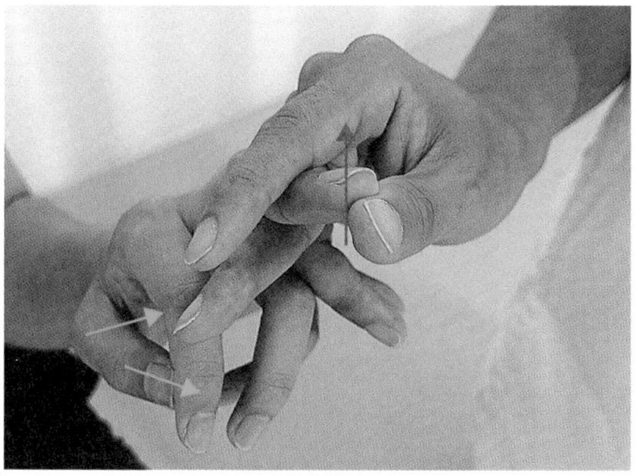
図 12　トレムナー反射

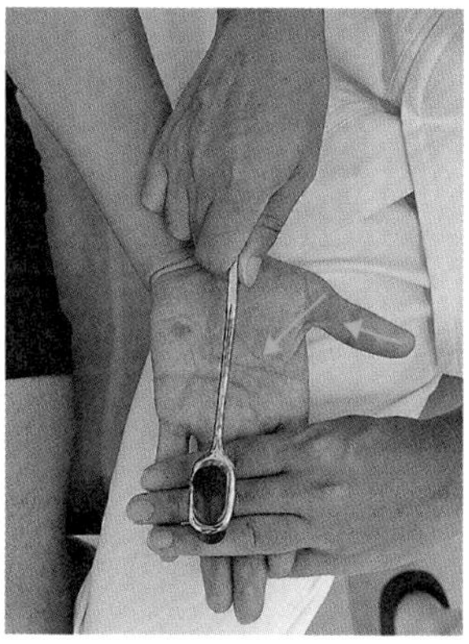
図 13　ワルテンベルク反射

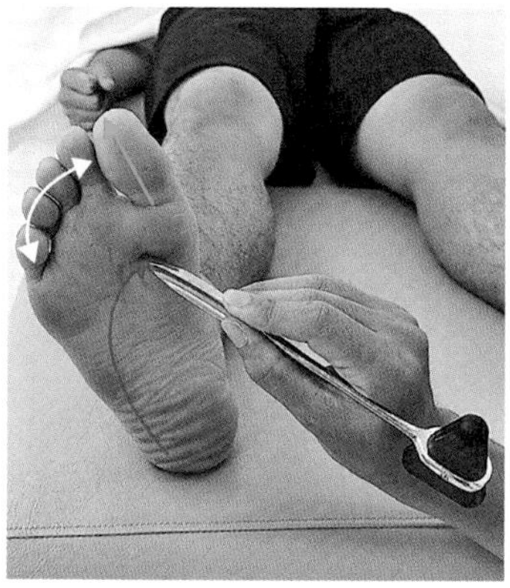
図 14　バビンスキー反射

5) 病的反射の検査方法

病的反射 (pathologic reflex)

(1) 上肢での病的反射

a. ホフマン反射 (図 11)

ホフマン (Hoffmann) 反射

①被検者を座位または背臥位にし，手関節を軽度背屈させ，中指の中節骨部を，検査者の示指と中指で挟む．
②検査者の母指で被検者の中指の爪を屈曲方向へ素早くはじく (**図 11** ⟶)．
③母指の内転と屈曲 (**図 11** ⟶) がみとめられた場合，陽性と判定する．一側のみの陽性で，錐体路障害を疑う．

b. トレムナー反射 (図 12)

トレムナー (Trömner) 反射

①被検者を座位または背臥位にし，手関節を軽度背屈させ，中指の中節骨部を，検査者の示指と中指で挟む．
②検査者の母指で被検者の中指の指腹を伸展方向へ素早くはじく (**図 12** ⟶)．
③母指の内転と屈曲 (**図 12** ⟶) がみとめられた場合，陽性と判定する．一側のみの陽性で，錐体路障害を疑う．

c. ワルテンベルク反射 (図 13)

ワルテンベルク (Wartenberg) 反射

①被検者を座位または背臥位にし，前腕を軽度回外，手指を軽度屈曲させる．
②手指の手掌面に検査者の示指と中指を当て，その上をハンマーで叩く．
③母指の内転と屈曲 (**図 13** ⟶) がみとめられた場合，陽性と判定する．一側のみの陽性で，錐体路障害を疑う．
※正常では，ワルテンベルク反射は欠如ないしきわめて軽度である．

(2) 下肢での病的反射

a. バビンスキー反射 (図 14)

バビンスキー (Babinski) 反射

バビンスキー反射は，最も有名な病的反射であり，かつ最も信頼できる錐体路徴候である．
①被検者を背臥位にし，ハンマーの柄で足底の外側縁を踵から足趾方向へ擦る (**図 14** ⟶)．
②母趾の伸展 (**図 14** ⟶) がみとめられた場合，陽性と判定し，錐体路障害を疑う．このとき，開扇(かいせん)現象 (**図 14** 　) をしばしば伴う．正常でも 1～2 歳までは存在する．

MEMO
開扇現象 (funning sign)
足底を刺激すると，母趾以外の 4 趾が扇のように開く現象．

調べてみよう
バビンスキー反射の変法
オッペンハイム (Oppenheim) 反射，ゴードン (Gordon) 反射，シェファー (Schäffer) 反射，ゴンダ (Gonda) 反射，ストランスキー (Stransky) 反射がある．

b. チャドック反射 (図 15)

チャドック (Chaddock) 反射

バビンスキー反射の変法であり，出現率が高い．
①被検者を背臥位にし，ハンマーの柄で外果下方を後ろから前へ擦る (**図 15** ⟶)．
②母趾の伸展 (**図 15** ⟶) がみとめられた場合，陽性と判定し，錐体路障害を疑う．チャドック反射陽性でも，開扇現象 (**図 15** 　) をしばしば伴う．

LECTURE 12

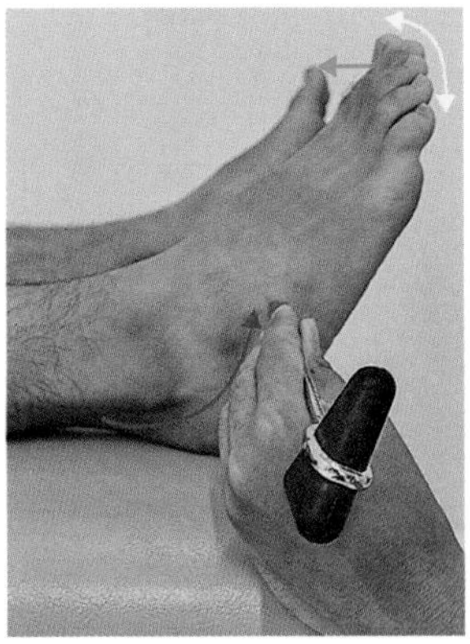

図 15　チャドック反射

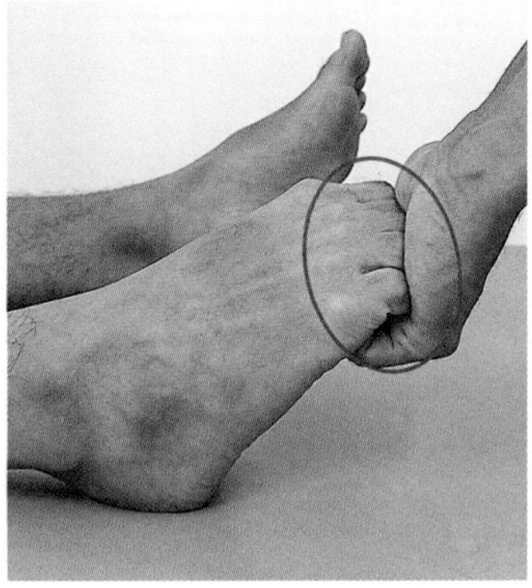

図 16　マリー・フォア反射

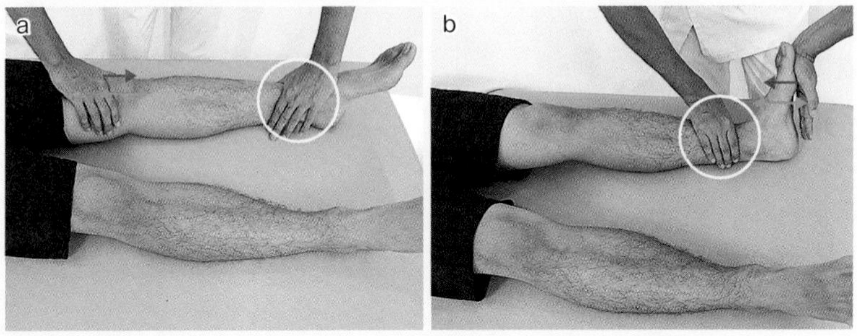

図 17　クローヌス
a：膝クローヌス，b：足クローヌス．

マリー・フォア（Marie-Foix）反射

MEMO
脊髄性自動運動
正常では抑制されているが，高位中枢からの抑制がなくなると出現する反射である．

クローヌス（clonus；間代）

MEMO
膝クローヌスと足クローヌスで陽性と判定する上下運動が，持続せず数回で終わってしまうものを偽（性）クローヌスという．しかし，これは偽陽性ではなく，一過性で持続時間が短いだけで真のクローヌスと同義である．

LECTURE 12

c．マリー・フォア反射（図 16）

脊髄性自動運動の一つである．

①被検者を背臥位にし，一側の足趾全体を握り，強く屈曲させる（図 16 ○）．

②膝関節が屈曲，足関節が背屈した場合，陽性と判定し，錐体路障害を疑う．

d．クローヌス（図 17）

膝クローヌス（図 17a）と足クローヌス（図 17b）がある．

①被検者を背臥位にし，膝関節を伸展させ，足関節を固定する（図 17 ○）．

②膝クローヌスでは，検査者は膝蓋骨を母指と示指でつかみ，下方へ強く押し下げた（図 17a ⟶）とき，膝蓋骨が連続して上下に動けば（図 17a ⟷）陽性である．

③足クローヌスでは，足底に手を置き，背屈方向へ強く押し上げた（図 17b ⟶）とき，足部が連続して上下に動けば（図 17b ⟷）陽性である．

④クローヌスは，腱反射が著明に亢進していることと同義であり，陽性の場合，錐体路障害や筋緊張亢進を疑う．

■引用文献

1）上田　敏，大川弥生編：リハビリテーション医学大辞典．医歯薬出版；1996．
2）田崎義昭，斎藤佳雄：ベッドサイドの神経の診かた．改訂 17 版．南山堂；2010．p.67-93．
3）伊藤俊一監，隈元庸夫，久保田健太編：形態測定・感覚検査・反射検査．第 2 版．三輪書店；2014．

Step up

代表的な神経・筋の異常と腱反射

腱反射は，反射弓を構成する神経や筋などに異常があると低下する．一方，反射弓には異常がなくても錐体路に異常があれば，腱反射は亢進する．このように，どの部位に異常があるかによって，腱反射は低下したり亢進したりする．

神経や筋の異常を示す代表的な疾患として，筋疾患，末梢神経障害，神経変性疾患，脱髄性疾患がある．

筋疾患は，筋細胞の異常，エネルギー代謝の異常，炎症性ミオパチーが原因となる．シナプス前膜および後膜の異常は，神経筋接合部疾患として扱われる．

末梢神経障害は，末梢神経の異常に起因する運動麻痺，感覚障害，自律神経障害の総称である．

神経変性疾患は，ある系統の神経細胞が徐々に侵される原因不明の疾患群の総称である．大脳皮質，大脳基底核，小脳，上位運動ニューロン，脊髄，下位運動ニューロンなど，いずれの部位でも起こりうる．

脱髄性疾患は，中枢神経や末梢神経の髄鞘が一次的に脱落する疾患を総括したものである．髄鞘は有髄線維にあり，有髄線維ではランビエ（Ranvier）絞輪でのみ活動電位が生じるが（跳躍伝導），髄鞘が脱落すると伝導が遅延し，重い脱髄であれば伝導速度が停止してしまう．

疾患ごとに腱反射の特徴を知っておけば，病態の理解に役立つ（表 1）．

1）腱反射が低下・消失する疾患

(1) 筋ジストロフィー（muscular dystrophy：MD）

筋組織が変性，壊死することで，四肢，体幹，顔面，嚥下などの筋が萎縮して，筋力が低下する疾患である．時に心筋も障害される．筋ジストロフィーを筋萎縮症とよぶこともある．遺伝性の疾患であり，筋力低下が緩やかに進行する．デュシェンヌ（Duchenne）型，ベッカー（Becker）型，顔面肩甲上腕型などいくつかの型があり，型によって障害像は異なる．一般に，腱反射は低下あるいは消失する．ただし，アキレス腱反射は残っていることが多く，感覚障害は伴わない．

(2) 多発性筋炎（polymyositis：PM）

主に四肢近位筋の筋力低下，筋肉痛を主症状とする自己免疫疾患である．筋ジストロフィーは筋細胞に異常をみとめる疾患であるのに対し，多発性筋炎は炎症性のミオパチー（筋障害）であり，炎症細胞の浸潤により筋細胞が障害される．

(3) 糖尿病性ニューロパチー（糖尿病性神経障害）(diabetic neuropathy：DN)

ニューロパチーは末梢神経障害の総括的名称であり，神経の軸索の変性，脱髄，ワーラー（Waller）変性（神経細胞から切断された遠位の神経線維に起こる変性）などがみられる．腎症と網膜症とあわせ糖尿病の三大合併症の一つであり，そのなかで最も頻度が高い．原因には，糖尿病による代謝障害や神経を栄養する血管の障害がある．膝蓋腱反射やアキレス腱反射の低下あるいは消失以外に感覚障害も生じ，障害の分布が手袋や靴下の位置に相当するという特徴がある．

表 1　神経・筋の異常と腱反射

神経・筋の異常	腱反射		
	低下・消失	亢進	正常
筋疾患	筋ジストロフィー（アキレス腱反射は正常） 多発性筋炎		
末梢神経障害	糖尿病性ニューロパチー ギラン・バレー症候群		
神経変性疾患		多系統萎縮症 筋萎縮性側索硬化症	パーキンソン病
脱髄性疾患		多発性硬化症	

(4) ギラン・バレー症候群 (Guillain-Barré syndrome : GBS)

神経根の炎症が多発性に起こる疾患であり，運動麻痺を主徴とする．しばしば，いわゆるかぜに似た症状（上気道感染，消化器症状）が運動麻痺よりも先に起こる．末梢神経の髄鞘や軸索が障害され，四肢だけでなく，顔面，舌，咽頭，呼吸にかかわる筋の筋力が低下することもある．筋力低下は急速に起こるが，その後，自然に回復することが多い．髄鞘の障害（脱髄）が主である場合，感覚障害がみられる．

2) 腱反射が亢進する疾患

(1) 多系統萎縮症 (multiple system atrophy : MSA)

脊髄小脳変性症の一つである．多系統萎縮症には，オリーブ橋小脳萎縮症，線条体黒質変性症，シャイ・ドレーガー (Shy-Drager) 症候群が含まれる．代表的な症状は，オリーブ橋小脳萎縮症では小脳性運動失調，線条体黒質変性症ではパーキンソニズム，シャイ・ドレーガー症候群では自律神経症状である．いずれも進行性の疾患であり，進行するにつれて錐体路徴候が出現する．

(2) 筋萎縮性側索硬化症 (amyotrophic lateral sclerosis : ALS)

上位運動ニューロン障害（腱反射亢進，病的反射出現など）と下位運動ニューロン障害（筋萎縮，筋力低下など）を呈する神経変性疾患である．徐々に全身の筋萎縮が進行する原因不明の難病であり，予後は不良で3～4年で呼吸筋麻痺をきたす．筋萎縮が主徴であり，一般的には感覚障害，眼球運動障害，膀胱直腸障害はみられない．

(3) 多発性硬化症 (multiple sclerosis : MS)

中枢神経系の白質の髄鞘がなんらかの原因によって脱落する疾患（脱髄性疾患）である．一般に，中枢神経系のみが侵され，末梢神経系は障害されない．障害部位により，視力や視野の障害，運動麻痺，感覚障害，膀胱直腸障害などが生じる．これらの症状は寛解と悪化を繰り返し，進行性に悪化する．

3) 腱反射は正常な疾患

パーキンソン病 (Parkinson disease : PD)

静止時振戦（静止時の手足のふるえ），無動・動作緩慢，筋固縮（受動運動に対する関節の歯車様または鉛管様の抵抗），姿勢反射障害（前傾姿勢となり転びやすくなる）を四主徴とする慢性進行性の神経変性疾患である．運動がスムーズに行われるようにはたらく大脳基底核のニューロンネットワークのなかの黒質に存在するドパミンニューロンが変性し，線条体の被殻への入力が減少して発症する．運動の制御が障害されるが，腱反射は正常であり，病的反射も出現しない．

■参考文献

1) 最新医学大辞典編集委員会：最新医学大辞典．第3版．医歯薬出版；2005.
2) 医療情報科学研究所編：病気がみえる7 脳・神経．第2版．メディックメディア；2017.

LECTURE 13

協調性・バランス検査

到達目標

- 協調性，バランス，バランス能力，運動失調の概念を理解する．
- バランス能力の検査方法を理解し，適切に実施する．
- 運動失調の検査方法を理解し，適切に実施する．

この講義を理解するために

この講義では，協調性・バランス検査の方法を学びます．最初に協調性とバランスの定義と種類，バランス能力について学習します．そして，協調性・バランス検査の具体的な手順を理解したうえで，適切に実施できる技術を身につけます．

バランス検査により，バランス能力が総合的に判定でき，転倒なく安全に日常生活を過ごす能力を把握することができます．また，バランス能力と運動失調の検査と，感覚検査の結果を組み合わせることで，運動失調の原因となっている部位が推定でき，予後予測や理学療法の立案に役立てることができます．

この講義の前に，以下の項目を学習しておきましょう．

□ 立ち直り反射を調べておく．

□ 表在感覚と深部感覚の検査方法を復習する（Lecture 11 参照）．

講義を終えて確認すること

□ 協調性，バランス，バランス能力，運動失調の概念が理解できた．

□ バランス能力の検査方法の手順が理解できた．

□ バランス能力の検査を健常者に適切に実施できた．

□ 運動失調の検査方法の手順が理解できた．

□ 運動失調の検査を健常者に適切に実施できた．

□ 運動失調の型が理解できた．

講義

1. 協調性とバランスの定義

1）協調性とは

運動が目的にふさわしく，無駄なく円滑に行われることである．協調性のある運動には，空間的な協調と時間的な協調が必要とされる．明らかな筋力低下や感覚異常がなくても，屈筋と伸筋の両方が同時に収縮したり，筋活動のタイミングがずれたりすると，状況に適した運動ができなくなる．

協調性は，立つ，歩くなど全身を使う粗大運動にかかわる協調性と，書字，食事など手や指を使う巧緻運動にかかわる協調性がある．粗大運動にかかわる協調性は，姿勢調節機構が担っている．姿勢調節には，姿勢や運動の方向性をコントロールする姿勢の定位と安定性という2つの側面があり，後者の姿勢の安定性はバランスと言い換えることができる．

2）バランスとは

重力をはじめとする環境に対する生体の情報処理機能の帰結や現象を指し，支持基底面に重心を投影するために必要な平衡にかかわる神経機構に加えて，骨のアライメント，関節機能，筋力などが含まれる．なお，バランスと類似した用語に平衡機能がある．平衡機能は，種々の運動や行動に伴う姿勢を維持・調節するために必要な神経機能であり，バランスは平衡性，敏捷性，柔軟性，瞬発性，持久性などを統合したものであることから，平衡機能を包含するより広い能力ととらえることができる．

バランスには，静的バランスと動的バランスがある．前者は身体の動きを伴わない姿勢の保持や維持を指し，後者は安定した状態から姿勢が変化する過程での姿勢調節を指す．静的バランスの検査には，後述する片脚立ち検査，ロンベルク検査，マン検査があり，動的バランスの検査には，外乱に対する姿勢保持能力，ファンクショナルリーチテスト（FRT），Timed Up and Go（TUG）test，さらに静的バランスと動的バランスをともに検査できるBerg Balance Scale（BBS）がある．

2. バランス能力の検査

1）バランス能力とは

バランスにかかわる身体能力をバランス能力という．バランス能力には，視覚，前庭迷路，体性感覚などの感覚情報，それらを統合する中枢神経機構，中枢からの神経信号を伝える末梢神経，神経信号を力に変換する骨格筋，骨格筋が収縮することにより運動を起こす骨と関節が含まれる．

バランス能力の低下は，平衡機能や固有感覚の障害を中心に，身体アライメント，筋緊張，筋力，呼吸・循環動態など，さまざまな障害により生じる．したがって，バランス能力の低下を伴う疾患はきわめて多岐にわたり，理学療法が対象とする疾患が網羅されている．

2）検査方法

(1) 片脚立ち検査

開眼での片脚立ちを維持できる時間（開眼片脚起立時間）を計測する．裸足で行うことが望ましいが，靴を履いて行ってもよい．

①滑らない平らな床の上で，両手を腰に当て，片脚立ちになる（**図1**）．

②左右各2回行い，維持できる時間（秒）を小数第1位まで記録し，それぞれを記録する．

MEMO
- **空間的な協調**：ある筋がはたらくときに，その他の筋が抑制されるなど．
- **時間的な協調**：ある筋活動の次に良いタイミングで次の筋活動が始まるなど．

MEMO
- **姿勢の定位**：身体の各部位の位置を，ある環境下で求められるものに合わせたことによる姿勢．
- **姿勢の安定性**：定位を維持する能力，あるいは維持する強さや平衡を乱す力に対する抵抗．

支持基底面
▶ Lecture 14 参照．

MEMO
開眼片脚起立時間は40歳を超えると著明に減少し，80歳以上で15秒可能な割合は50%を下回る．5秒未満の高齢者は転倒のリスクが高い．

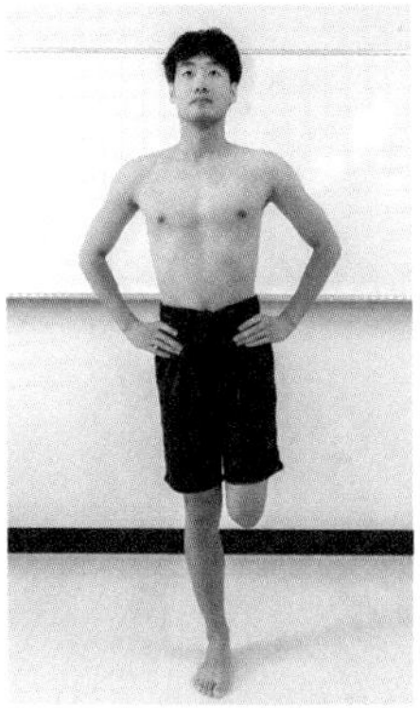

図1 片脚立ち検査

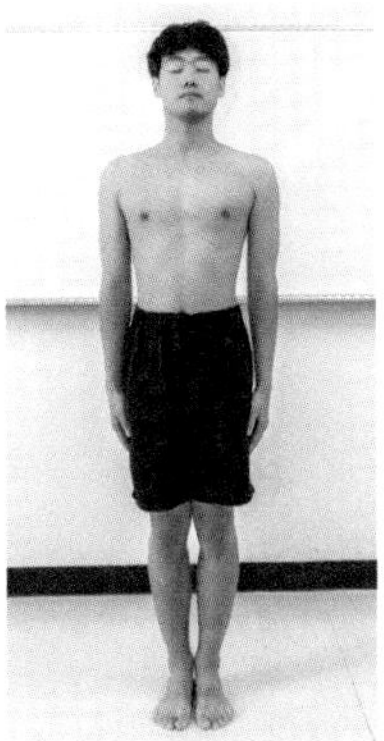

図2 ロンベルク検査

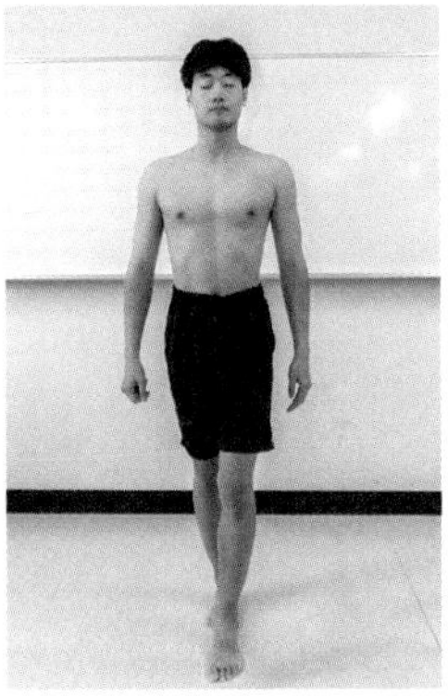

図3 マン検査

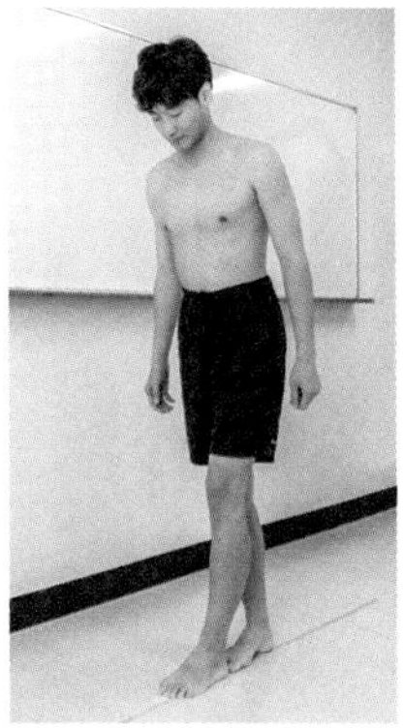

図4 継ぎ足歩行検査

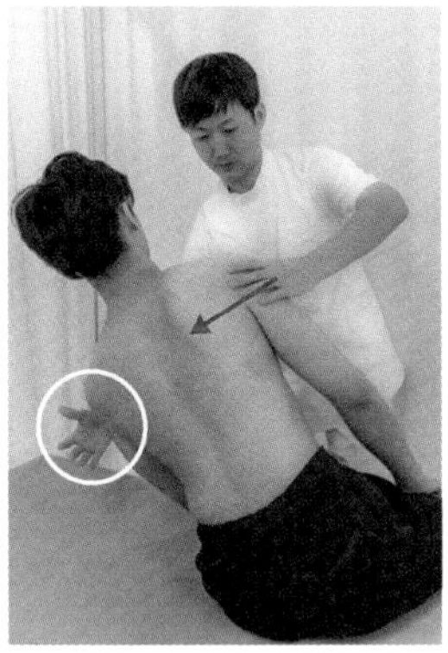

図5 外乱に対する座位保持能力の検査

※最長時間は120秒とし，1回目で120秒を超えた場合は2回目は行わない.

(2) ロンベルク検査（図2）

ロンベルク（Romberg）検査

①両足をそろえて立位になる.

②開眼と閉眼での身体の動揺を比較する.

③健常者では，開眼時と閉眼時で立位保持時間と身体動揺に差がない．閉眼することで立位保持時間が短縮し，身体動揺が増加した場合，深部感覚障害が疑われる．また，開眼，閉眼ともに身体動揺がみられる場合は，小脳に病変があることが疑われる.

(3) マン検査（図3），継ぎ足歩行検査（図4）

マン（Mann）検査

①一側の爪先を他側の踵に接し，一直線上に置いて起立する（マン姿勢：**図3**）.

②保持時間と身体動揺を評価する.

③健常者では，開眼時と閉眼時で立位保持時間と身体動揺に差がない．閉眼することで立位保持時間が短縮し，身体動揺が増加した場合，深部感覚障害が疑われる．また，開眼，閉眼ともに身体動揺がみられる場合には，小脳に病変があることが疑われる.

マン検査の応用として，継ぎ足歩行検査がある（**図4**）.

①2m程度の線を引き，その線上を，マン姿勢から片側の爪先に反対側の踵をつける動作を交互に行い歩く（継ぎ足歩行）.

②歩行動作の円滑さと身体動揺を評価する.

③バランス能力の低下がある場合，直線上に足を接地できず，よろめいたり倒れたりする.

(4) 外乱に対する姿勢保持能力の検査（図5）

MEMO
外乱
平衡を乱す外からの力.

①座位か立位を保持する.

②外乱を加えた際の立ち直り反応の出現角度と転倒し始める限界角度，外乱の強さを検査する.

※外乱は，側方（**図5** ⟶）だけでなく，前方や後方へ，また急激に加えず，ゆっくり加える.

※転倒防止のため，いつでも支持できるよう手を添えておく（**図5** ）.

※外乱に対する姿勢保持能力の検査は，**図5**の座位以外にも，さまざまな姿勢に応用できる.

(5) ファンクショナルリーチテスト（FRT）（図6）

ファンクショナルリーチテスト（functional reach test：FRT）

MEMO
FRTの基準値の目安
20～40歳の男性42 cm，女性37 cm，41～69歳の男性38 cm，女性35 cm，70～87歳の男性33 cm，女性26 cmである.

①足を軽く開き，安定した立位で，上肢を肩の高さに前方挙上し，手を軽く握る（**図6a**）.

LECTURE 13

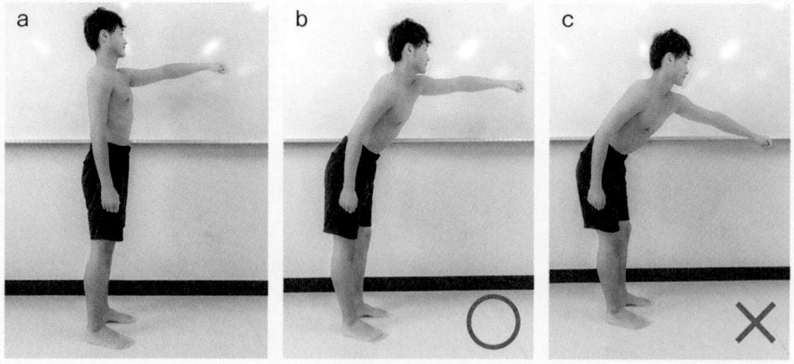

図 6　ファンクショナルリーチテスト（FRT）

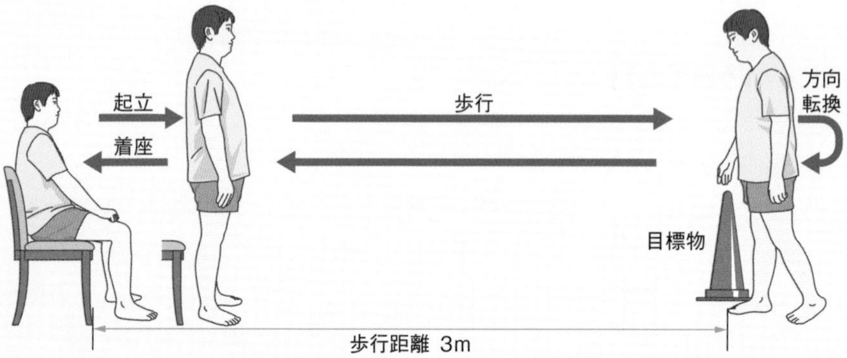

図 7　Timed Up and Go（TUG）test

②体幹の回旋は伴ってもよいが，接地した足底を動かさず，踵を浮かせることなく，前方へ最大限伸ばし（**図 6b**），指先の開始肢位からの移動距離を測定する．上肢の位置は，開始肢位から終了肢位まで水平位を保ち，下降してはいけない（**図 6c**）．

③5 回計測し，最初の 2 回は練習とし，最後の 3 回分の最大値を測定値とする．

④高齢男性で 15 cm 未満であれば，転倒のリスクが高くなる．また，25 cm 以上の高齢者に対して，15 cm 未満の高齢者は転倒のリスクが 4 倍高い．

(6) Timed Up and Go (TUG) test（図 7）

①背もたれのある椅子に座った状態から起立し，3 m 先の目標物へ歩行する．

②方向転換をし，3 m 歩行してもとの椅子へ着座する．

③この一連動作での動的バランスや安定性を評価し，所要時間を計測する．

④所要時間は，健常者で 10 秒以内，高齢者で 20 秒以下であれば ADL（日常生活活動）自立，30 秒以上では日常生活に介助を要する．

(7) Berg Balance Scale (BBS)（表 1）[1)]

14 項目の各課題を 0～4 点の 5 段階で評価する．56 点満点で，高得点ほどバランス能力が高いことを示す．転倒リスクのカットオフ値と，地域在住高齢者で歩行補助具や監視を必要とするカットオフ値はともに 45 点が目安となる．

3. 運動失調の検査

1）運動失調とは

主に小脳の病変に起因して協調性が障害された状態である．協調性には粗大運動にかかわるものと巧緻運動にかかわるものがあり，バランス能力の低下は主に粗大運動にかかわる協調性の障害により生じ，原因となる疾患も多岐にわたる．一方，運動失

MEMO
TUG test 原法では椅子の座面の高さは 46 cm で肘かけ付きとし，手は肘かけの上に置いた状態から開始するとされているが，椅子の形状が結果に影響しないことが確かめられている．

MEMO
TUG test のカットオフ値
転倒経験者と非経験者のカットオフ値 13.5 秒，地域在住高齢者と施設利用者のカットオフ値 12 秒，要支援の高齢者の平均値は 12.2 秒，運動器不安定症のカットオフ値は 11 秒である．

ADL（activities of daily living；日常生活活動）

MEMO
Berg Balance Scale（BBS）カットオフ値の 45 点は，BBS 開発者の Berg が臨床経験に基づいて提唱した値である．これに関する多くの研究があり，異なる報告があるが，45 点を目安として，大きな問題はない．

運動失調（ataxia）

運動失調の型，トレーニング
▶ Step up 参照．

表1 Berg Balance Scale (BBS)

スコアリングでは，各項目に該当する最も低い点数を記録する

1) 座位からの立ち上がり
指示：手を使わずに立ち上がってください
4：手を使用せずに安定して立ち上がり可能
3：手を使用して立ち上がり可能
2：数回の施行後，手を使用して立ち上がり可能
1：立ち上がり，または安定のために最小介助が必要
0：立ち上がりに中等度または最大介助が必要

2) 立位
指示：つかまらずに2分間立ってください
4：安全に2分間立位可能
3：監視下で2分間立位可能
2：30秒間立位可能
1：数回の試行にて30秒間立位可能
0：介助なしでは30秒間立位不可

3) 座位（背もたれなし，足底は接地）
指示：腕を組んで2分間座ってください
4：安全に2分間座位可能
3：監視下で2分間座位可能
2：30秒間座位可能
1：10秒間座位可能
0：介助なしでは10秒間座位不可

4) 着座
指示：座ってください
4：ほとんど手を使用せずに安全に着座可能
3：手を使用して着座を制御
2：下腿後面を椅子に押し付けて着座を制御
1：一人で座れるが，制御は困難
0：座るのに介助が必要

5) 移乗
指示：まず肘かけを使用し，次に肘かけを使用せずに移乗してください
4：ほとんど手を使用せずに安全に移乗可能
3：手を使用して安全に移乗可能
2：言語指示や監視があれば移乗可能
1：介助者が1人必要
0：介助あるいは監視に2人必要

6) 閉眼立位
指示：目を閉じて10秒間立ってください
4：安全に10秒間閉眼立位可能
3：監視下で10秒間閉眼立位可能
2：3秒間閉眼立位可能
1：3秒間閉眼立位不可だが，立位は安定
0：転倒を予防するために介助が必要

7) 閉脚立位
指示：足を閉じてつかまらずに立ってください
4：自分で足を閉じ，安全に1分間閉脚立位可能
3：自分で足を閉じ，監視下で1分間閉脚立位可能
2：自分で足を閉じ，30秒間閉脚立位可能
1：足を閉じるのに介助が必要だが，15秒間閉脚立位可能
0：足を閉じるのに介助が必要で，かつ15秒間閉脚立位不可

8) 立位での前方リーチ
指示：腕を90°屈曲して伸ばし，できるだけ前方にリーチしてください（腕を90°屈曲したときに被検者の指先に定規を当てる．リーチする際，被検者の手が定規に触れてはならない．被検者が最も前方に傾いたときの，指先の前方到達位置を記録する）
4：安全に25 cm以上前方リーチ可能
3：安全に12.5 cm以上前方リーチ可能
2：安全に5 cm以上前方リーチ可能
1：前方リーチ可能だが，監視が必要
0：バランスを崩す，あるいは介助が必要

9) 立位で床から物を拾い上げる
指示：足の前にある靴（スリッパ）を拾い上げてください
4：安全に，かつ容易に拾い上げ可能
3：監視下で拾い上げ可能
2：拾い上げ不可だが，靴（スリッパ）まで2～5 cmの所にはバランスを保持したままリーチ可能
1：拾い上げ不可で，監視が必要
0：試行不可，あるいは転倒を予防するために介助が必要

10) 立位で左右の肩越しに後ろを振り向く
指示：左肩越しに後ろを振り向き，同様に右にも振り向いてください（検者は振り向きを促すために，物品を提示してもよい）
4：両側から振り向き可能で，体重移動も良好
3：片側のみ振り向き可能で，対側では体重移動が不十分
2：側方までしか振り向けないが，バランスは安定
1：振り向くときに監視が必要
0：転倒を予防するために介助が必要

11) 360°回転
指示：1周回転して止まり，次に逆方向に回転してください
4：両方向ともに4秒以内で安全に360°回転可能
3：片方向のみ4秒以内で安全に360°回転可能
2：360°回転可能だが，両方向ともに4秒以上かかる
1：近位監視，あるいは言語指示が必要
0：回転するときに介助が必要

12) 交互に台への足乗せ
指示：各足4回ずつ，台の上に交互に足を乗せてください
4：支持なしで，20秒以内に安全に8回ステップ可能
3：支持なしで可能だが，8回ステップに20秒以上必要
2：監視下で補助具を使用せずに4回ステップ可能
1：最小介助で2回以上ステップ可能
0：転倒を予防するために介助が必要，あるいは試行不可

13) 継ぎ足立位
指示：片方の足を反対側の足のすぐ前に置いてください．困難であれば，踵を反対側の爪先から十分前に離して置いてください（スコア3：ステップ長が足長を超えている，横幅が通常の歩隔と同程度であること）
4：自分で継ぎ足となり，30秒間保持可能
3：自分で足を前に出して，30秒間保持可能
2：自分で足をわずかに前に出して，30秒間保持可能
1：足を出すのに介助を要するが，15秒間保持は可能
0：足を出すとき，または立位中にバランスを崩す

14) 片脚立位
指示：つかまらずにできるだけ長く片脚で立ってください
4：自分で片脚を挙上して，10秒間以上保持可能
3：自分で片脚を挙上して，5秒間以上保持可能
2：自分で片脚を挙上して，3秒間以上保持可能
1：片脚を挙上して3秒間以上保持不可であるが，自分で立位保持は可能
0：試行不可，あるいは転倒を予防するために介助が必要

（Berg K, et al.：Physiotherapy Canada 1989；41〈6〉：304-11[1]）

LECTURE 13

調では粗大運動のみならず，巧緻運動も障害される．

運動失調には，測定異常，反復拮抗運動不能症，運動分解，協働収縮不能（協働収縮異常），振戦，時間測定障害などがある．

覚えよう！

運動失調の検査の種類は，試験で出題されることがあるので，覚えておこう．

運動失調の検査の目的は，運動失調の有無を特定することや，表在感覚と深部感覚の検査結果と運動失調の検査結果を組み合わせることで，運動失調の原因となる病変を推定することである．

運動失調には，小脳性の他，大脳性（前頭葉，側頭葉，頭頂葉），脊髄（後索）性，前庭迷路性，末梢神経性がある．運動失調の検査には，小脳の病変による運動失調と，それ以外の運動失調を鑑別する意義もある．

小脳性運動失調をきたす代表的な疾患
▶ Step up 参照.

2）検査方法

（1）測定異常

随意運動を目的のところで止めることができないことである．目的のところを行きすぎることを測定過大といい，達しないことを測定過小という．

a. 鼻指鼻試験（図8）

①被検者は座位にて示指で自身の鼻尖に触れ，次にその指で検査者の指に触れる．
②①を反復し，鼻と指を往復する．指が目標を越えた場合，測定異常を疑う．
③検査者の指の位置や，被検者が動かす指のスピードを変えても，正しく滑らかに動くか評価する．

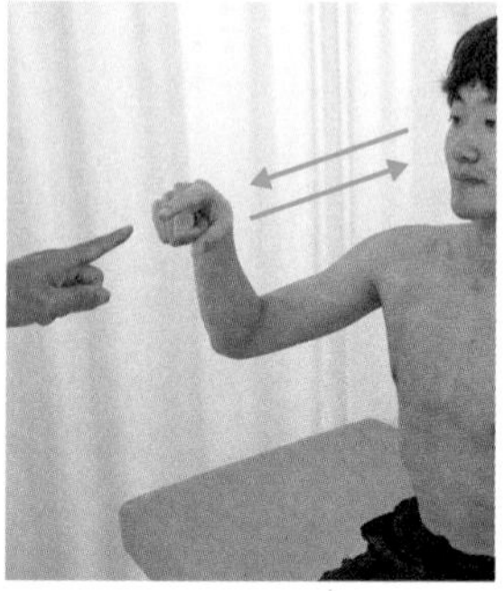
図8　鼻指鼻試験

b. 指鼻試験

①被検者は座位にて上肢を伸展させ，示指で自身の鼻尖を触れる動作を反復する．測定異常であれば，指が滑らかに鼻に達しない．
②上肢を伸展させる方向や反復させる速度を変えたり，閉眼で行ったりした際に，運動に変化がないか評価する．

c. コップ把握試験

①被検者は座位にて障害側の手でコップをとるしぐさと，反対側の手で同じしぐさを行う．
②違いを評価する．
③運動失調では，障害側の手指を過度に開き伸展し，コップより上に持っていってから，コップをつかむしぐさがみられる．

d. 過回内試験（図9）

①被検者は座位にて両手掌面を上に向けて，上肢を肩の高さまで前方挙上する．
②手を回内させて下向きにすると，障害側の手は回りすぎ，母指が反対側より下方に向く．

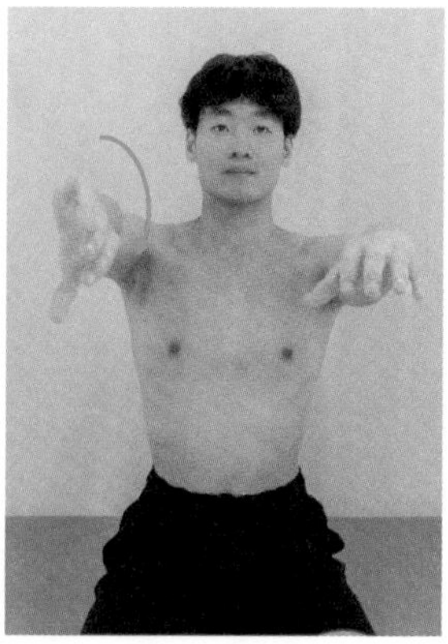
図9　過回内試験

e. 線引き試験（図10）

①被検者は紙に約10 cm離して2本の平行な縦線を引き，この縦線間に直交する横線を左から右に引く．
②小脳障害では，右側の縦線に到達せず測定過小となるか，縦線を越えて測定過大となる．

f. 踵膝試験（図11）

①被検者は背臥位にて一側の踵を反対側の膝につけた後，下腿に沿って下降する．
②動きが拙劣であれば陽性とする．
※この検査は閉眼で行うとよい．

g. 向こう脛叩打試験（図12）

①被検者は背臥位にて一側の足を10 cmほど上げ，踵で反対側の下腿前面を軽く叩く動作を反復する．

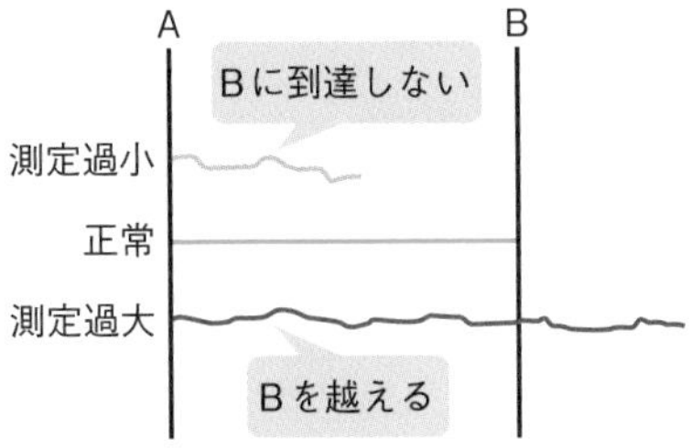

図 10 線引き試験

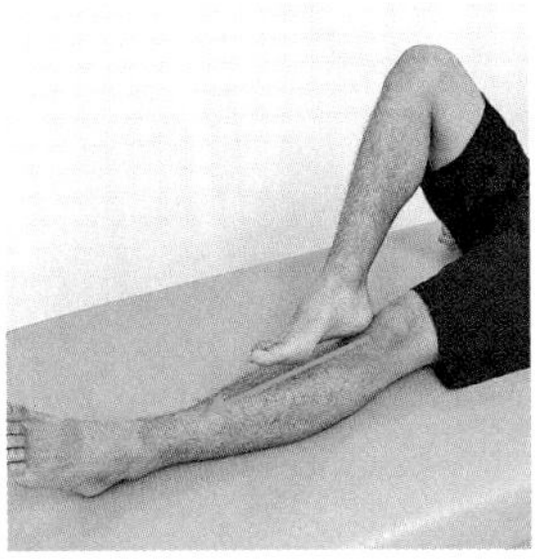

図 11 踵膝試験

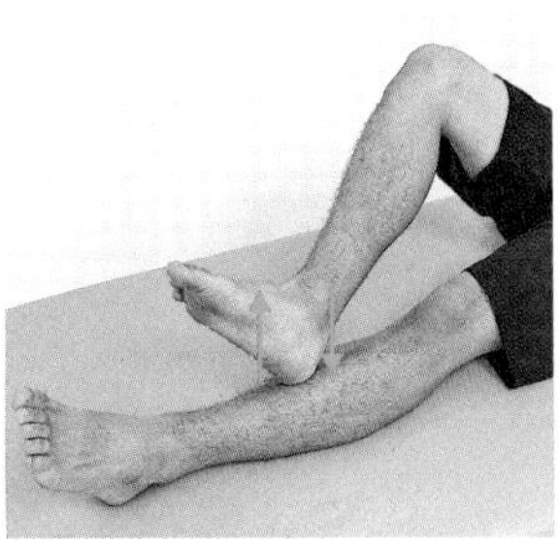

図 12 向こう脛叩打試験

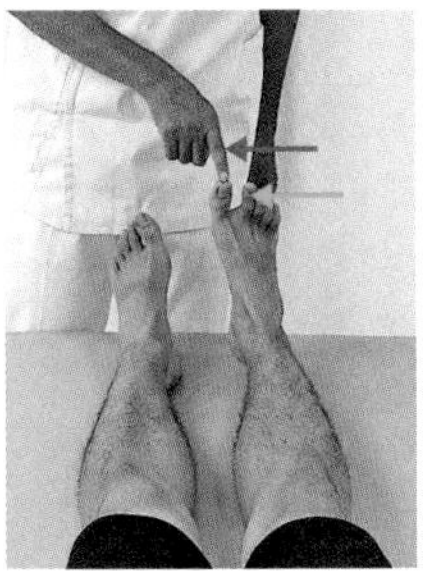

図 13 足趾手指試験

②毎秒 1～2 回の速度で 7～8 回叩くことができなければ，測定異常と判定する.

h. 足趾手指試験（図 13）

①被検者に，背臥位にて母趾を検査者の示指につけるよう指示する.

※検査者の示指は，被検者が膝を曲げて到達できる位置に置く.

②検査者は示指を素早く 15～45 cm 動かし，被検者の母趾でこれを追うように指示する.

③小脳障害があると円滑に追うことができない.

(2) 反復拮抗運動不能症

拮抗運動障害あるいは変換運動障害ともいう．身体の一部の交代運動（前腕の回内・回外運動など）を円滑に行えないことである．小脳性の運動失調の他，運動麻痺や筋緊張亢進などでも出現する.

a. 膝打ち試験（図 14）

①被検者は，座位にて自身の膝を一側ずつ手掌と手背で交互に素早くかつリズミカルに叩く．両側同時に行う場合もある.

②小脳障害では，一側の拙劣さが目立つ.

③叩く速度を上げて行うと，一側の動きが遅延することや，規則性がなく叩く場所がずれることがある.

b. 手回内・回外試験（図 15）

①被検者は座位にて上肢を前方挙上し，手掌を上に向けてから，手を最大速度でできるだけ続けて回内・回外する.

②小脳障害では，この動作が緩慢で不規則になる.

※健常者であっても，利き腕の運動のほうが非利き腕よりも速い．非利き腕がわずかに緩慢であっても問題にしなくてよい.

(3) 運動分解

細かな運動を順序立てて正しく行えず，複数に分解して行うことである.

示指・耳朶（じだ）試験（図 16）

①被検者に示指で耳朶（耳たぶ）をまっすぐ指すように指示する.

②健常者はまっすぐ指せるが（**図 16** ⟶），小脳障害がある場合，2 辺をたどって指す（**図 16** ⟶）.

(4) 協働収縮不能（協働収縮異常）

運動の順序や調和が障害，あるいは消失する状態である（**図 17**）.

検査では，**図 17** の動作を観察するか，立位での後方反り返り動作を観察する．後ろへ反り返るように指示したとき，健常者は頸部の伸展，体幹の伸展，あるいは股関節の伸展などを協調させて行えるが，協働収縮不能がある場合，滑らかに運動できず，後方へ転倒しそうになる.

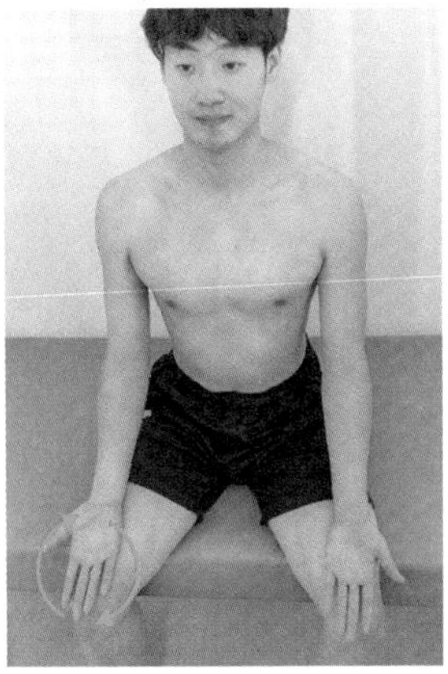

図 14 膝打ち試験

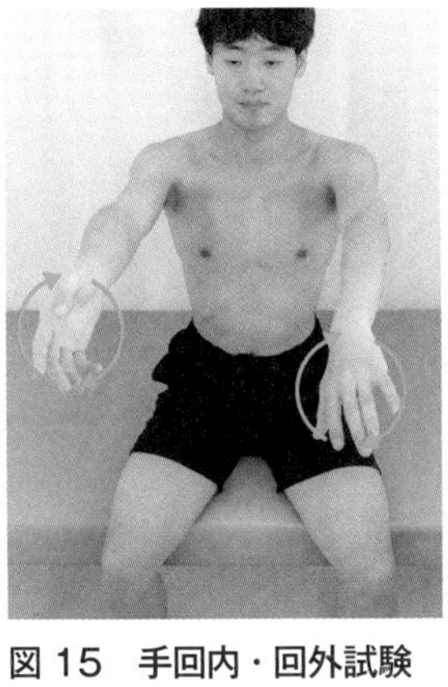

図 15 手回内・回外試験

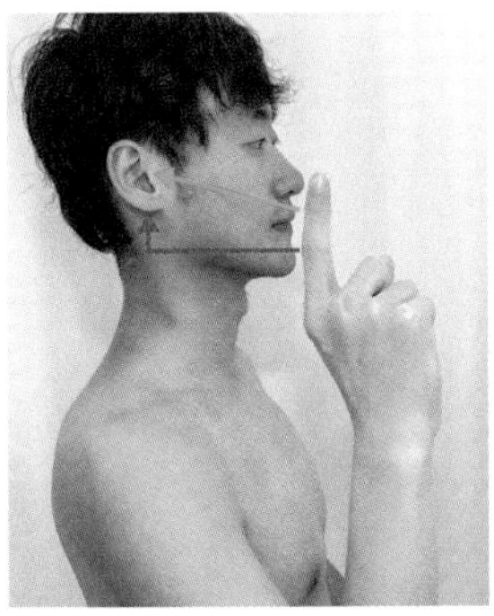

図 16 示指・耳朶試験

LECTURE 13

MEMO
背臥位から腕を組んだまま起き上がるように指示すると，体幹と下肢の筋活動が適切なタイミングで切り替わらないため（空間的というよりも時間的な協調性の障害），自力で起き上がることができない．

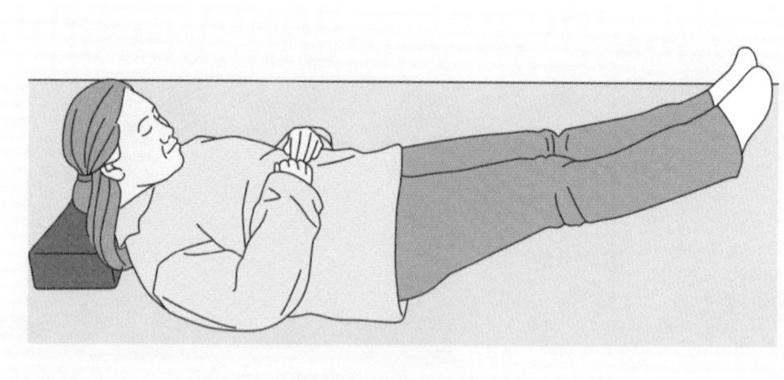

図 17　協働収縮不能の起き上がり動作

(5) 振戦

身体の一部あるいは全身が不随意，不規則に震えることをいう．安静時に観察されるものを静止時振戦といい，大脳基底核の障害で観察される．一方，小脳性の運動失調では，運動をしようとする際に出現する企図振戦が観察される．

鼻指鼻試験（**図 8** 参照）で，目標に近づくほど指が震えれば，企図振戦を疑う．

MEMO
静止時振戦がみられる代表的な疾患に，パーキンソン病またはパーキンソン病と同じ症状が生じるパーキンソニズムがある．

(6) 時間測定障害

動作を始めようとするとき，または止めようとするときに，健常者よりも時間的に遅れることをいう．

検査では，被検者に検査者の手を両側同時に握るよう指示し，一側で動作の開始が遅れ，完全に握りしめるまでに時間がかかるか確認する．

(7) その他

運動失調による代表的な異常歩行に，酩酊（めいてい）歩行と踵打ち歩行がある．

a. 酩酊歩行

酩酊時のような不安定な動揺性の歩行である．身体がふらつき，一直線上を歩けない．前庭迷路の障害が疑われる．ロンベルク検査（**図 2** 参照）が陰性の場合は，小脳障害も疑われる．

b. 踵打ち歩行

足もとを見ながら両足を開き，踵を床に打ちながら歩く．深部感覚障害による感覚性運動失調（位置覚，振動覚）の障害が疑われる．身体の運動の速度や方向，四肢の位置を感知することが障害されるため，視覚による代償に加えて，床から踵に伝わる衝撃を頼りにした歩容となる．

■引用文献

1）Berg K, Wood-Dauphinee S, et al.：Measuring balance in the elderly：preliminary development of an instrument. Physiotherapy Canada 1989；41（6）：304-11.

■参考文献

1）上田 敏，大川弥生編：リハビリテーション医学大辞典．医歯薬出版；1996.
2）望月 久：協調性障害の理学療法―バランス能力の評価・バランス能力改善への考え方を中心に．理学療法の歩み 2007；18（1）：8-13.
3）伊藤俊一監，星 文彦，隈元庸夫編：バランス評価―観察と計測．第 2 版．三輪書店；2016.
4）奈良 勲，内山 靖編：図解理学療法検査・測定ガイド．第 2 版．文光堂；2009.
5）田崎義昭，斎藤佳雄：ベッドサイドの神経の診かた．改訂 17 版．南山堂；2010．p.143-58.
6）赤居正美編著：リハビリテーションにおける評価法ハンドブック―障害や健康の測り方．医歯薬出版；2009.
7）藤野圭司：Timed Up & Go Test（TUG）について．日本運動器科学会．http://www.jsmr.org/TUG.html

Step up

1．運動失調の障害部位による型

協調性検査により運動失調が疑われた場合，障害部位を小脳性，前庭迷路性，脊髄（後索）性，末梢神経性の 4 つに分けることができる（図 1）[1]．この 4 つの型以外に，大脳性の運動失調があるが，まれとされる．

1）小脳性

ロンベルク（Romberg）検査は陰性である．四肢および体幹の運動失調をみとめる．

脊髄小脳変性症，多系統萎縮症，小脳出血，小脳梗塞が代表的な疾患である（後述）．

2）前庭迷路性

ロンベルク検査は陽性であり，深部感覚は正常である．前庭迷路性の運動失調は，体幹のみに観察される．

メニエール（Ménière）病では四肢の失調は観察されず，起立や歩行に障害をきたす．

3）脊髄（後索）性

ロンベルク検査は陽性であり，深部感覚は障害されるが，温度覚と痛覚は正常である．これにより，運動失調の原因から末梢神経の障害は除外され，意識にのぼる深部感覚の経路である脊髄後索の障害が運動失調の原因と判断される．

フリードライヒ（Friedreich）失調症，亜急性連合性脊髄変性症，脊髄癆（せきずいろう）が脊髄後索の障害による運動失調にあたる．

4）末梢神経性

ロンベルク検査は陽性であり，深部感覚の障害と温度覚と痛覚の障害を伴う．感覚神経の変性によって生じ，ギラン・バレー（Guillain-Barré）症候群が代表的な疾患である．

2．小脳性運動失調をきたす代表的な疾患

1）脊髄小脳変性症（spinocerebellar degeneration：SCD）

小脳性またはその連絡線維の変性により，主な症状として運動失調をきたす変性疾患の総称である．遺伝の有無によって孤発性（遺伝しない）と遺伝性に分けられ，発生頻度は 2 対 1 の割合である．孤発性では多系統萎縮症がある．

2）多系統萎縮症（multiple system atrophy：MSA）

小脳系（小脳，橋，オリーブなど），錐体外路系（黒質，被殻など），自律神経系，多系統に及ぶ変性症として発現する疾患である．多系統萎縮症に含まれる疾患として，オリーブ橋小脳萎縮症，線条体黒質変性症，シャイ・ドレーガー症候群がある．オリーブ橋小脳萎縮症では，小脳症状が強調される．また，線条体黒質変性症では，パーキンソニズム（錐体外路症状）が著明となり，シャイ・ドレーガー症候群では，自律神経症状が目立つ．

いずれの疾患も進行性で，最終的には小脳症状，パーキンソニズム，自律神経症状が観察されるようになり，加えて錐体路徴候も呈する（図 2）[2]．

3）小脳出血

上小脳動脈分枝の破綻による出血であり，全脳出血の約 10％を占める．日中の活動時に突然発症し，後頭部痛，回転性めまい，反復する嘔吐を呈する．その後，急速に起立・歩行障害が進行し，共同偏視（健側を向く）と同時に眼振がみられる．四肢に麻痺は生じない．

4）小脳梗塞

後下小脳動脈灌流域である小脳後下面に好発する．四肢または体幹の小脳失調の他，構音障害が生じることもある．

3．運動失調に対するトレーニング

運動失調を改善するために，重錘や弾性緊縛帯を使用して固有受容器を刺激する方法や，徒手的な外乱刺激を利用する方法がある．また，視覚による代償を運動に取り入れる方法もある．いずれの方法も効果の持続性が乏し

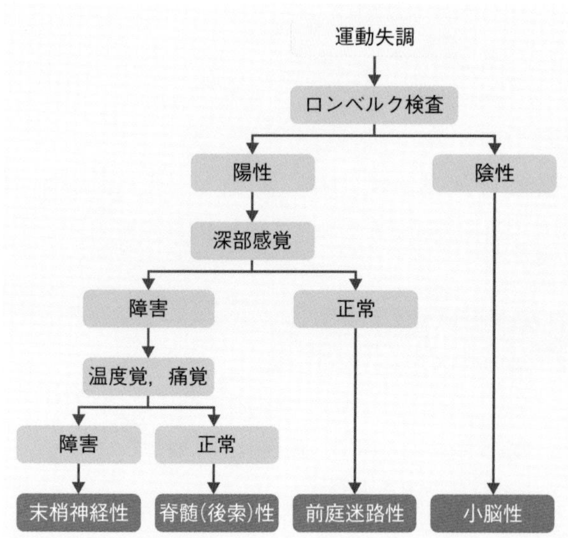

図 1　運動失調の分類

（眞野行生ほか：看護のための最新医学講座 1 脳・神経系疾患．第 2 版．中山書店；2005．p.60[1] をもとに作成）

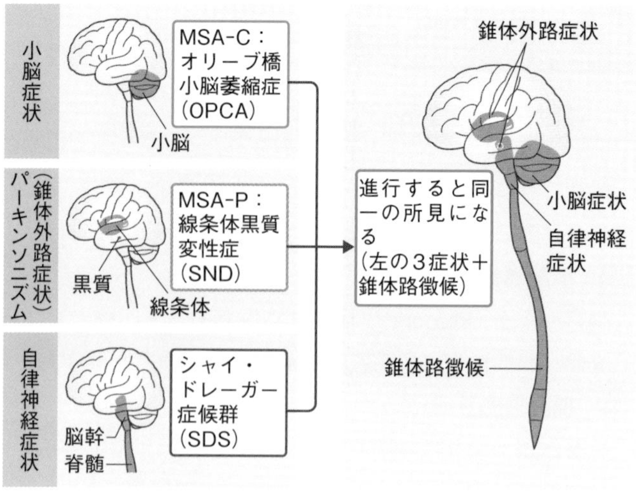

図 2　多系統萎縮症（MSA）の症状

MSA-C：C は小脳を表す，MSA-P：P はパーキンソニズムを表す．
オリーブ橋小脳萎縮症（olivopontocerebellar atrophy：OPCA），線条体黒質変性症（striatonigral degeneration：SND），シャイ・ドレーガー症候群（Shy-Drager syndrome：SDS）．

（医療情報科学研究所編：病気がみえる 7 脳・神経．第 2 版．メディックメディア；2017．p.365[2]）

く，このような限界を認識しつつ，基本的動作能力や歩行能力の向上を目指す．

1）重錘負荷法

四肢の協調運動障害に対して行う．遠位に重錘バンドを付けることで固有感覚を刺激し，バランス練習や歩行練習を行う．使用する重錘バンドの重さは，上肢では手首に 200～400 g，下肢では両足首に 300～800 g，腰部では 1 kg が目安となる．

2）弾性緊縛帯装着法

四肢の協調運動障害に対して実施する．四肢の近位に弾性緊縛帯を付け，この状態で基本的動作の練習を行う．重錘負荷法と同様，固有感覚への感覚入力を強化することがねらいである．

3）固有受容性神経筋促通法（proprioceptive neuromuscular facilitation：PNF）

主に固有受容器を刺激することで，神経筋の反応を促通する．運動失調への適用としては，一定の肢位を保持し，外乱刺激を交互に律動的に与えるリズミックスタビライゼーションがある．主動作筋，拮抗筋に交互に急速な最大抵抗を与え，一定の関節肢位を保持するよう促す．

4）フレンケル（Frenkel）体操

脊髄癆など脊髄（後索）性運動失調に対して実施する．視覚による代償で運動を制御する．例えば，歩行であれば，床に等間隔に記された足型を見ながら，足型の上に自分の足が着地するように運動を制御する．運動中は，注意を集中し，正しく，反復して運動することが重要である．

■引用文献

1）眞野行生ほか：運動麻痺，運動失調，平衡障害．日野原重明ほか：看護のための最新医学講座 1 脳・神経系疾患．第 2 版．中山書店；2005．p.60.
2）医療情報科学研究所編：病気がみえる 7 脳・神経．第 2 版．メディックメディア；2017．p.365.

LECTURE 14

動作・歩行分析

到達目標

- 動作を力学的にとらえるために必要な重力，重心，床反力，床反力作用点，支持基底面，関節モーメントについて理解する．
- 起き上がり動作，立ち上がり動作，歩行のしくみを力学的視点から理解する．
- 起き上がり動作，立ち上がり動作，歩行の評価のポイントを理解する．

この講義を理解するために

この講義では，力学的視点から動作分析（起居動作・歩行）を行う方法を学びます．動作を力学的に評価するためには，重力，重心，床反力，床反力作用点，支持基底面，関節モーメントなどの運動学と運動力学の知識が必要になります．

この講義の前に，以下の項目を学習しておきましょう．

□ 重力，重心について調べておく．

□ ニュートンの運動法則を調べておく．

□ ベクトルの合成，分解について学習しておく．

講義を終えて確認すること

□ 動作分析に必要な重力，重心，床反力，床反力作用点，支持基底面，関節モーメントが理解できた．

□ 起き上がり動作，立ち上がり動作の力学的なメカニズムについて理解できた．

□ 歩行の距離因子と時間因子，歩行周期が理解できた．

□ 歩行中の重心移動，関節角度，床反力，筋活動の変化が理解できた．

□ 起き上がり動作，立ち上がり動作，歩行の評価のポイントが理解できた．

講義

運動学 (kinematics)
運動力学 (kinetics)

MEMO
重心を規定する要素
- 身体があらゆる方向に自由に回転しうる点.
- 身体の各部の重量が相互に平衡である点.
- 矢状面, 前額面, 水平面の3つの面が交差する点.

1. 運動学と運動力学の基礎知識

1) 重力, 重心

地球上のすべての物体, 物質には重力が鉛直下向きに作用しており, その力は質量に比例している. 重力がかかる作用点を物体の重心 (質量中心) といい, 重心を通る垂直線を重心線とよぶ. ヒトの重心は直立位の場合, 骨盤内 (第2仙椎) のやや前方にあるが, 姿勢によって重心の位置は変化し, 身体の外に重心が位置することもある. 重心はヒトの動作をとらえるための重要なポイントでもあり, 姿勢や動作を力学的視点でとらえるときに, 重心の位置や重心線などを用いることで理解しやすくなる.

重心は足底からみて, 男性では身長の約56%, 女性では約55%の位置にある. 小児では重心が成人よりも相対的に頭部に近くなることから立位保持が不安定になる.

MEMO
ベクトル
速度, 力, 加速度など, 大きさと方向をもった量をいう.

足圧中心 (center of pressure : COP)

2) 床反力と床反力作用点

ニュートンの第3法則 (作用・反作用の法則) に従って, 身体が接地しているときに, 身体が地面を圧する力と同等の力が地面から反力として作用する. これを床反力(ゆかはんりょく)という. 床反力はフォースプレートを使用することで測定でき, そのベクトルは前後分力, 側方分力, 垂直分力としてそれぞれ表すことができる.

それぞれの軸のベクトルを合成した床反力ベクトルと床面が交差する点を床反力作用点または足圧中心という (**図1**).

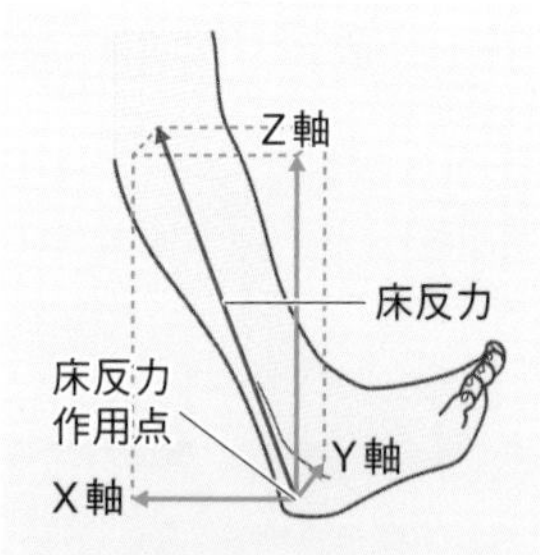

図1 床反力作用点
X軸 : 前後分力
Y軸 : 側方分力
Z軸 : 垂直分力

支持基底面 (base of support : BOS)

3) 支持基底面

身体の床面に接している部分の外周により作られる領域を支持基底面という. 支持基底面が広いほど安定した姿勢保持や動作が可能であり, 重心線の位置が支持基底面の中心に近い場合も安定性はよい. ただし, 起き上がりや立ち上がりなど速い動作では, 重心線は支持基底面の外まで移動できる. 一方, 床反力作用点は, 理論的には支持基底面の外縁までは移動できるが, ヒトにおいては床反力作用点の移動範囲は支持基底面よりも狭く, 外へ出ることはない. これは安定性限界と定義されている.

MEMO
安定性限界は50代から急激に狭まり, 70代では支持基底面の約50%まで減少する[1].

関節モーメント (joint moment)

4) 関節モーメント

1つの軸周りに物体を回そうとする力をモーメントという. 人体の関節の運動のほとんどはある軸を中心とする回転運動により形成されており, 外力や身体の構造 (筋, 靭帯) により発せられる力によって運動が生じる. この関節にかかる力のうち, 筋の張力によって生じるモーメントを関節モーメントという.

関節モーメントの測定には三次元動作解析装置や床反力計, 筋電図などの機器が必要となるため, 実際の臨床場面で測定されることは少ない. しかし, 人体の動作を分析するなかで, 関節モーメントを推定することは動作中の筋モーメントや筋パワー, また, 関節にかかる負荷を検討するためにも有用である.

MEMO
床反力や重力のような外力によって回転させられる力を外部モーメントといい, 外部モーメントに対抗するように生体内部の構造 (筋, 靭帯) によって作用する力を内部モーメントという場合もある.

動作分析 (motion analysis)

2. 動作分析

1) 起き上がり動作

背臥位姿勢から重力に抗しながら長座位姿勢に至るまでの動作をいう. 運動パターンは非常に多く, 分析の難しい動作である. 一方, 力学的な課題としては普遍的であり, 身体を重力に抗して上方へ移動すること, 支持基底面の変化に伴い重心を支持することが求められる. そのためには, 体幹の屈曲と回旋, 屈曲と回旋方向の可動性と腹斜筋群の活動が必要となる.

LECTURE 14

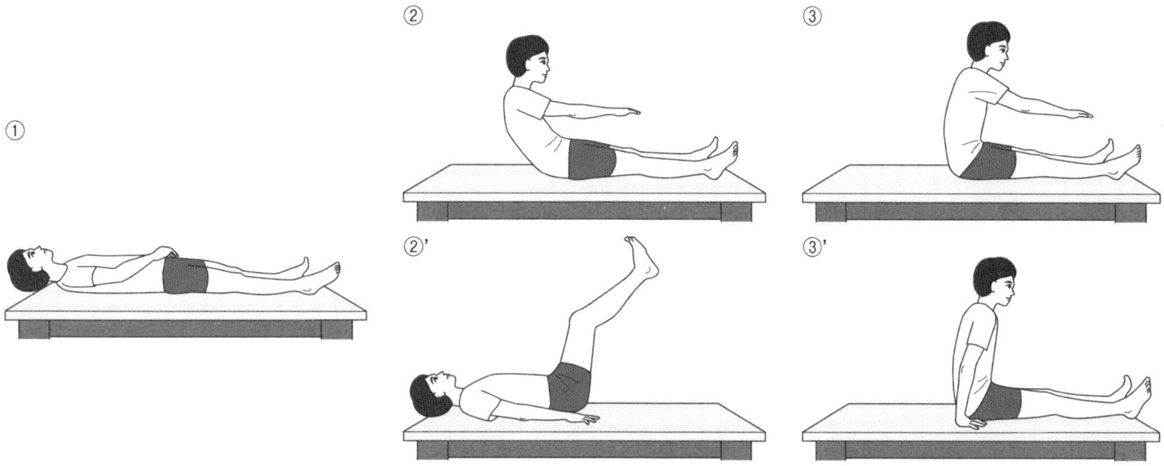

図２　背臥位からの起き上がり（回旋を伴わないパターン）

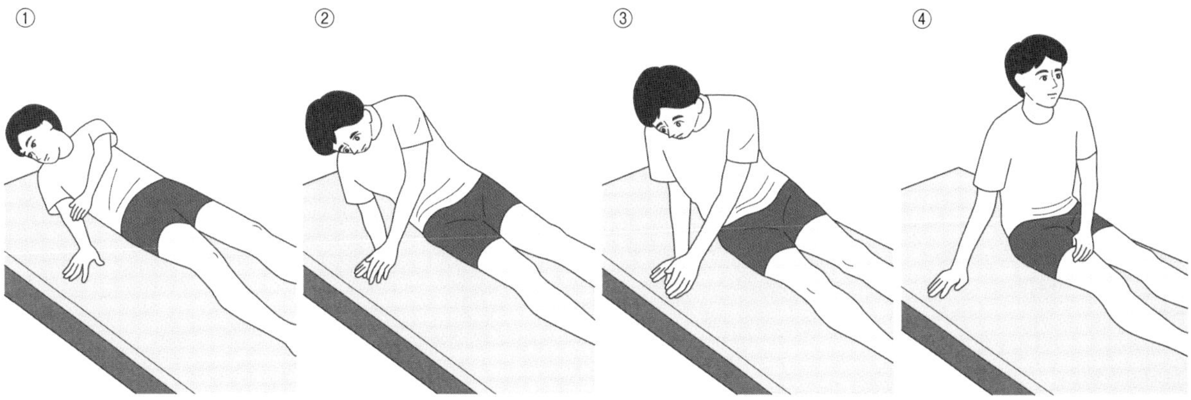

図３　背臥位からの起き上がり（回旋を伴うパターン；右への回旋）

（1）背臥位からの起き上がり（回旋を伴わないパターン）（図２）

頸部を屈曲させ頭部を挙上する．上肢も前方へ挙上しながら上部体幹の屈曲（**図２②**），下部体幹の屈曲（**図２③**）が続き，長座位へと移行する．

両下肢を大きく挙上し（**図２②'**），振り下ろした反動により体幹を挙上させ（**図２③'**），長座位となる方法もある．

（2）背臥位からの起き上がり（回旋を伴うパターン；右への回旋）（図３）

頸部の屈曲・回旋および左肩関節の屈曲・内転が生じることで，左の肩甲骨が床面から離れる（**図３①**）．頸部と体幹の回旋が進み，左肩関節が右肩関節の位置を超えたあたりで右側での肘立ち位となる（**図３②**）．頸部と体幹がさらに回旋しながら，右手根部で床面を押し右肘関節が伸展する（**図３③**）．それに伴い体幹の屈曲と正中位方向への回旋が生じることで長座位となる（**図３④**）．

2）立ち上がり動作

椅子座位から立位に至るまでの動作をいい，日常生活においては移乗動作や立位，歩行に必須の動作である．運動学的には，座位から下肢で体重を支持しながら支持基底面が狭くなるなかで重心を大きく前方かつ上方に移動させ，抗重力位である立位に向かうという，難易度の高い動作で構成されている．立ち上がり動作は大きく，重心を前方に移動させる相，殿部を椅子から離床させる相，重心を上方に移動させる相の３つの相に分類できる（**図４**）．

気をつけよう！
姿勢変換の際，重心が支持基底面を外れることがあるため，バランスを崩す可能性に十分注意する．

MEMO
肘立ち位のことを，on elbow ともよぶ．

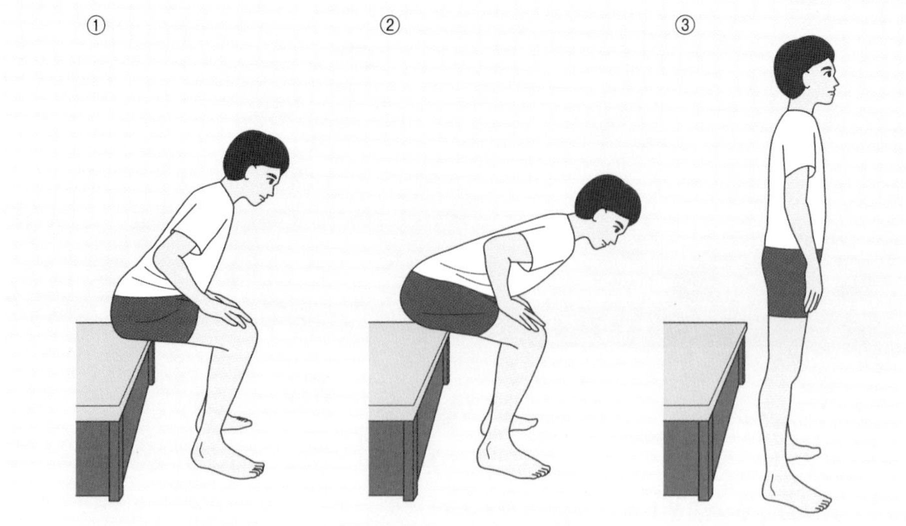

図４　立ち上がり動作
①重心を前方に移動させる相，②殿部を椅子から離床させる相，③重心を上方に移動させる相.

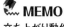

(1) 重心を前方に移動させる相（図４①）

体幹を大きく前傾させることで重心線を足部に移動させる．このときの運動としては，股関節が体幹および骨盤を前傾させるように屈曲し，頭部が足趾よりもやや前方に位置するまで屈曲を続ける．

(2) 殿部を椅子から離床させる相（図４②）

股関節の屈曲により重心が前方に移動することで殿部が浮き始める．次に，前方にそのまま倒れないよう伸展筋（大殿筋）がはたらくことで，股関節の屈曲が制動され前傾の速度が減速する．そのタイミングで膝関節の伸展が開始され，殿部が完全に離床する．その際には足底は全面接地しており，足関節の背屈角度が最大となる．

(3) 重心を上方に移動させる相（図４③）

殿部の離床後には，支持基底面が足部だけでつくられるため急激に狭くなる．そのため，重心線が変化した支持基底面を通るよう安定した後に重心の上方移動が開始する．重心の上昇を支持基底面で制御するため，股関節と膝関節の伸展および足関節の底屈を調整しながら行うことで前後方向の微調整をしながら重心を上方へ引き上げていき立位姿勢となる．

3. 歩行分析

歩行はヒトが行う基本的な動作の一つであり，重力に抗して立位姿勢を維持しながら身体を前進させる運動である．二足歩行による移動では左右の下肢が交互に支点となるため，重心が上下左右に移動する．歩行は，重力に抗する運動であることやバランスの消失・回復を繰り返す運動であることからエネルギー消費が大きく，重心の移動を必要最小限にするために下肢の各関節が協調的にはたらいている．

1) 歩行の距離因子，時間因子 （図５）

(1) １歩（ステップ）

一側の踵が接地してから次に対側の踵が接地するまでをいう．

- 歩幅（ステップ長）：1歩の長さ．
- ステップ時間：1歩にかかる時間．

(2) 重複歩（ストライド）

一側の踵が接地してから次に同側の踵が接地するまでをいう．

MEMO
立ち上がり動作分析での観察ポイント

(1) 重心を前方に移動させる相
- 安静座位から骨盤を前傾させることができているか．
- 左右の下肢に均等に荷重がかかっているか．
- 体幹が中間位に保持されているか（前傾不足または過度な前傾がないか）．
- 下腿が床面と直立になっているか．

(2) 殿部を椅子から離床させる相
- 上肢に頼らず殿部の離床ができているか．
- 下腿が前方に傾斜して膝関節が前に移動できているか．
- 足底が全面接地できているか．
- 重心を十分に前方に移動させることができているか（頭部の位置が足部の前にあるか）．

(3) 重心を上方に移動させる相
- 股関節，膝関節，足関節が協調して運動しているか．
- 荷重量が均等になっているか．

歩行分析（gait analysis）

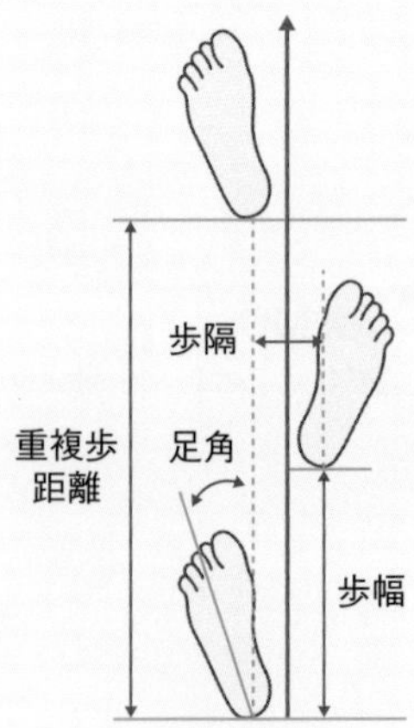

図５　歩行の距離因子

１歩（step）
歩幅（step length）

重複歩（stride）

LECTURE 14

- 重複歩距離（ストライド長）：重複歩の距離.
- ストライド時間：重複歩にかかる時間.

(3) 歩隔

進行方向に対して直角方向の足の開きをいう.

(4) 足角

進行方向と足の長軸がなす角度をいう.

(5) 歩行率（ケイデンス）

単位時間あたりの歩数をいう．単位は「歩/分（steps/min）」や「歩/秒（steps/sec）」で表す.

(6) 歩行速度

単位時間あたりの歩行距離をいう．単位は「m/分」や「m/秒」で表すことが多い.

2) 歩行周期　（図6）

歩行は周期的な動作としてとらえられており，一側の踵が接地してから，次に同側の踵が再び接地するまでの動作を歩行周期とよぶ.

歩行周期は，足が地面に接地している立脚相と足が地面から離れている遊脚相に分けられており，1歩行周期を100%とした場合，立脚相は歩行周期の60%，遊脚相は40%を占めている．ただし，立脚相の最初と最後のそれぞれ10%は両脚が地面に接している時間があり，その期間を運動力学的分析では両脚支持期とよぶ．反対に片脚で支持している期間は単脚支持期とよぶ.

また，各相はそれぞれ複数の期に分けられている．従来型の細分では，立脚相は①踵接地，②足底接地，③立脚中期，④踵離地，⑤足指離地，遊脚相は⑥遊脚初期，⑦遊脚中期，⑧遊脚終期と定義されている（**表1**）.

一方，新しく，現代のスタンダードである，ランチョ・ロス・アミーゴ方式の細分では，立脚相は①初期接地，②荷重応答期，③立脚中期，④立脚終期，⑤前遊脚期，遊脚相は⑥遊脚初期，⑦遊脚中期，⑧遊脚終期と定義されている（**表2**）.

3) 歩行中の重心　（図7）

歩行中は重心が前方へ移動する．この前方方向への移動に加えて，歩行時には垂直

歩隔（step width, stride width）

歩行率（cadence）

調べてみよう
青信号内に道路を横断するのに必要な歩行速度を調べてみよう.

MEMO
走行との違いとして，両脚支持期がない，両脚とも接地していない期間があることがあげられる.

MEMO
運動学的分析では，両脚支持期を同時定着時期（double stance phase）ともよぶ.

MEMO
ランチョ・ロス・アミーゴ（Rancho Los Amigos）方式
ランチョ・ロス・アミーゴは，アメリカの国立リハビリテーションセンターの名称で，そこで開発されたため，この名称がついている.

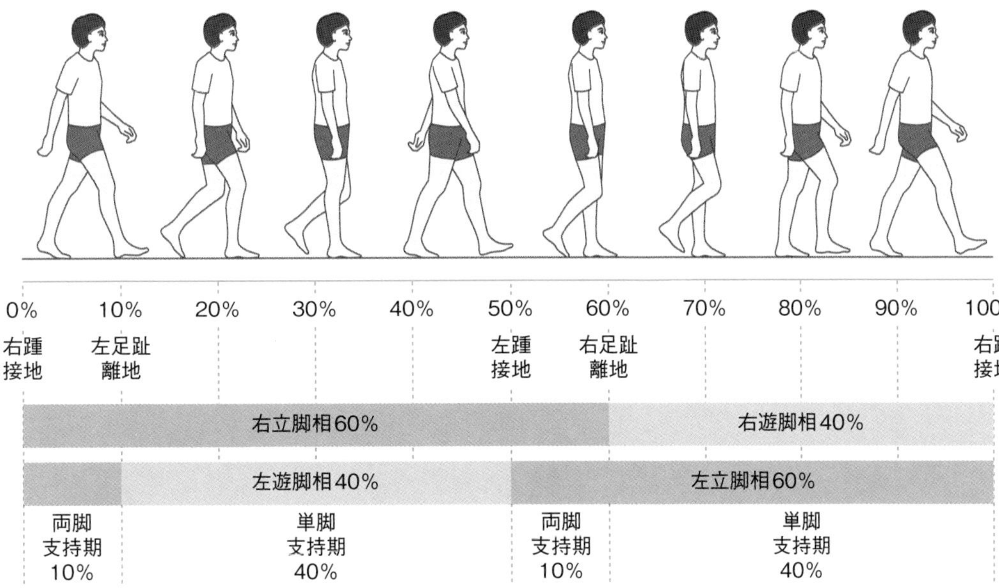

図6　歩行周期

LECTURE 14

表1　従来の歩行周期分類の定義

踵接地 (heel contact)	踵が地面に接地する時点
足底接地 (foot flat)	足底全体が地面に接地する時点
立脚中期 (mid stance)	体重が立脚側下肢の真上を通過する時点
踵離地 (heel off)	踵が地面から離れる時点
足指離地 (toe off)	足指が地面から離れる時点
遊脚初期 (initial swing)	足指離地から遊脚側下肢が立脚側下肢より後方に位置している期間
遊脚中期 (mid-swing)	遊脚側下肢が立脚側下肢を通過する期間
遊脚終期 (terminal swing)	遊脚中期から踵接地までの期間

表2　ランチョ・ロス・アミーゴ方式による歩行周期分類の定義

初期接地 (initial contact)	足部が地面に接地する時点
荷重応答期 (loading response)	初期接地から反対側下肢が地面から離れるまでの期間
立脚中期 (mid stance)	反対側下肢が地面から離れた時点から観察側下肢の踵が地面から離れるまでの期間
立脚終期 (terminal stance)	観察側下肢の踵が地面から離れた時点から反対側下肢の初期接地までの期間
前遊脚期 (preswing)	反対側下肢の初期接地から観察側下肢の足指が地面から離れるまでの期間
遊脚初期 (initial swing)	足指が地面から離れてから観察側足部が反対側下肢を通過するまでの期間
遊脚中期 (mid-swing)	観察側足部が反対側下肢を通過してから観察側下肢が地面に対して直角になるまでの期間
遊脚終期 (terminal swing)	遊脚中期から初期接地までの期間

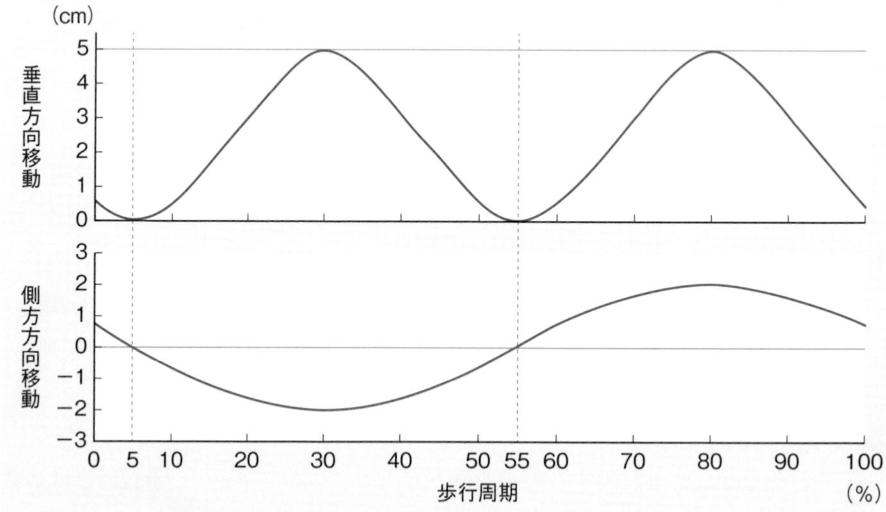

図7　歩行中の重心移動

方向および側方方向へも重心は移動する．

(1) 側方方向移動

重心は，立脚中期に最も側方へ移動する．1歩行周期で1回の正弦曲線を描き，その振幅は約2〜3 cmである．

(2) 垂直方向移動

重心は，両脚支持期（各下肢の初期接地から荷重応答期）にかけて最も低い位置となり，各下肢の立脚中期に最も高い位置となる．1歩行周期で2回の正弦曲線を描き，その振幅は約5 cmである．

両脚支持期から立脚中期にかけては重心が低い位置から高い位置に移動するため，身体に生じる速度は最も小さくなる．一方，立脚中期から両脚支持期にかけては高い位置にあった重心が低い位置に移動するため，身体に生じる速度が最も速くなる．これは位置エネルギーと運動エネルギーを周期的に変換していることと同義であり，結果として重心の上下移動があることにより，歩行中のエネルギー消費を抑えることに役立つ．

また，重心移動が大きくなりすぎると，エネルギー消費量もその分大きくなるため，重心の移動を必要最小限にするために各関節が協調的にはたらいている．

MEMO

エネルギー消費の節約方略

- 水平面上での骨盤の回旋：身体の重心の下降を減少させる．
- 前額面上での骨盤の傾斜：身体の重心の上昇を減少させる．
- 矢状面上での足関節の運動：身体の重心の下降を減少させる．
- 立脚相での膝関節の屈曲：身体の重心の上昇を減少させる．
- 前額面上での骨盤の傾斜および股関節の内転・外転：身体の重心の側方方向移動を減少させる．

MEMO

歩行中のエネルギー消費量は，歩行距離1 mあたりに使用されるエネルギー量（kcal/m/kg）によって計算される．

ここがポイント！

エネルギー消費量は，自由に歩く速度（至適速度）で最も低い．至適速度より遅くても速くてもエネルギー消費量は増大する．

4) 歩行中の関節角度の推移

歩行は，下肢の関節の回転運動が組み合わさることで直線的に行うことができる．回転運動は主に矢状面上で生じるが，前額面上や水平面上でも範囲は小さいが運動が生じている．各関節の運動は，動作をスムーズにするためや，重心の移動を最小限にするうえでそれぞれ重要な役割を果たしている．

(1) 前額面上

骨盤の傾斜および股関節の内転・外転が主に確認できる．股関節は，立脚相において内転位，遊脚相では外転位へと変化する．骨盤は，股関節の動きに伴って立脚相では上方傾斜，遊脚相では下方傾斜する．

(2) 水平面上

骨盤の回旋が主に確認できる．立脚相では立脚側の骨盤が内旋し，遊脚相では外旋する．回旋角度は，それぞれの方向に約 4° 回旋する．

(3) 矢状面上（図 8）

a. 骨盤

1 歩行周期において，前傾と後傾が 2 回ずつ行われる．初期接地では中間位にあり，荷重応答期にかけてわずかに後傾する．その後，前傾していき，立脚中期では前傾位となる．立脚中期から遊脚初期の開始直後にかけては後傾し，遊脚中期に向けて前傾していく．最終的に，遊脚終期では中間位へと戻る．骨盤の運動は股関節の関節包や伸筋群・屈筋群が生ずる他動・自動的な力の総和によって起こる運動であり，その大きさはわずか（合計 2～4°）である．

b. 股関節

1 歩行周期において，屈曲と伸展が 1 回ずつ行われる．初期接地において股関節は約 30° 屈曲位にあり，次第に伸展していく．対側の初期接地まで伸展していき，最大約 10° 伸展位をとる．遊脚相に入る段階で急激に屈曲が始まり，下肢が前方へ振り出される．そして遊脚終期において最大屈曲位（約 35°）となる．前遊脚期から始まる膝の屈曲により足部のクリアランスが確保される．

ここがポイント！
骨盤の運動と股関節は，相互に関係している．

MEMO
足部のクリアランス
遊脚相の足趾と床の間，最小距離は 0.8～0.9 cm にすぎない．

c. 膝関節

1 歩行周期において，屈曲と伸展が 2 回ずつ行われる．この動きをダブルニーアクションとよぶ．初期接地時に膝関節は約 5° 屈曲位にあり，荷重応答期には約 10～20° 屈曲位となる．立脚中期にかけては伸展位をとり，立脚終期で最大伸展位近くまで伸展する．前遊脚期において屈曲を始め，遊脚中期で最大屈曲位（約 60°）となる．その後，遊脚終期で再び伸展し，初期接地の直前に最大伸展位となる．

試してみよう
膝の屈曲が制限された場合，クリアランス確保のため，伸び上がり歩行や分回し歩行などの股関節での代償動作が生じる．

d. 足関節

1 歩行周期において，背屈と底屈が 2 回ずつ行われる．初期接地時には中間位にあり，荷重応答期にかけて底屈位となる．その後，立脚終期まで背屈を続ける．立脚終期から前遊脚期にかけて底屈を始め，遊脚初期の直後に最大底屈位（約 15～20°）となる．遊脚相では足部のクリアランスを確保するため，再び背屈が始まり，遊脚中期で中間位となり，そのまま維持される．

5) 歩行中の床反力の波形（図 9）[2)]

(1) 垂直分力

1 歩行周期中にピークが 2 回ある．1 回目は荷重応答期に，2 回目は立脚終期から前遊脚期にかけて生じる．ピーク時の大きさは体重の約 120％の値になる．

MEMO
床反力の変化は，身体の重心の加速度変化を反映している．

(2) 前後分力

立脚相の前半は後方に床反力が生じ，立脚中期以降では前方へ転じる．ピーク時の大きさは体重の約 20％の値になる．

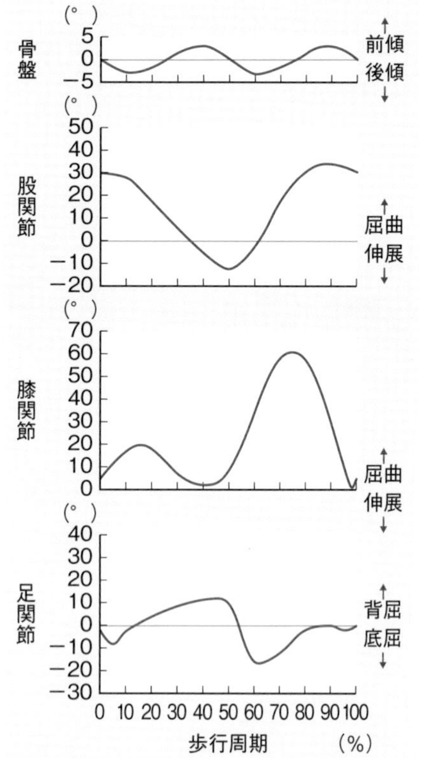

図 8　歩行中の関節角度の推移

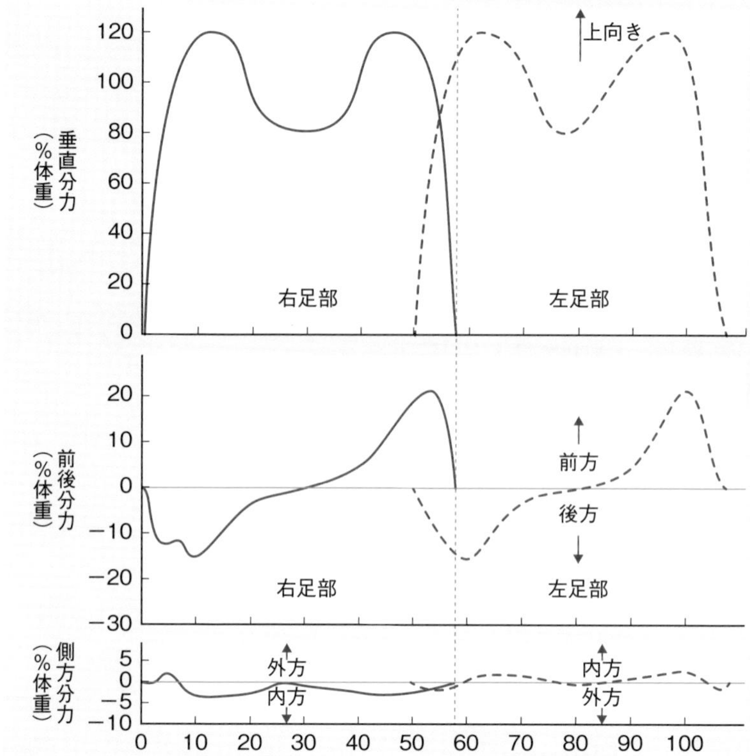

図 9　歩行中の床反力の波形

(Whittle MW : Gait Analysis : An Introduction. 2nd edition. Butterworth-Heinemann ; 1996[2])

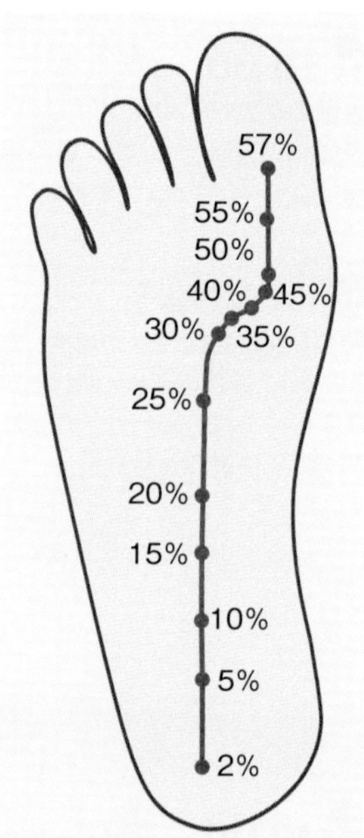

図 10　歩行中の足圧中心の軌跡

(Sammarco GJ, Hockenbury RT : Basic Biomechanics of the Musculoskeletal System. 3rd edition. Lippincott Williams ＆ Wilkins ; 2001. p.222-55[3])

(3) 側方分力

立脚相の初めに外側方向の床反力が生じ，その後は内側方向に転じる．ピーク時の大きさは体重の約 5%とかなり小さく，個人差も大きい．

6) 歩行中の足圧中心の軌跡　(図 10)[3]

初期接地時の足圧中心は踵中央のやや外側に位置し，それから立脚中期にかけては足底中央よりやや外側を通り，前遊脚期にかけては前足部内側に至る．

7) 歩行中の筋活動　(図 11)[4]

(1) 股関節伸展筋 (大殿筋)

遊脚終期から立脚中期にかけてはたらく．遊脚終期では振り出された下肢の減速に関与し，立脚相で伸展とともに過度の体幹の屈曲の防止にも関与する．

(2) 股関節外転筋群

立脚相の初期にはたらき，対側への骨盤の下方傾斜を防ぐ．

(3) 股関節内転筋群

立脚相の初期および終期にはたらき，骨盤と股関節の安定性に関与する．立脚終期には股関節の屈曲にも関与する．

(4) 膝関節伸展筋 (大腿四頭筋)

立脚期の初期と終期にはたらく．主として初期接地前の膝関節の伸展と初期接地後の膝関節の過度な屈曲を制御するようにはたらく．前遊脚期では股関節の屈曲にも関与する．

(5) 膝関節屈曲筋 (ハムストリング)

初期接地の前後ではたらく．初期接地前には膝関節の伸展を減速させるためにはたらき，初期接地後は膝関節伸展筋と同時にはたらくことで股関節および膝関節の安定に関与する．

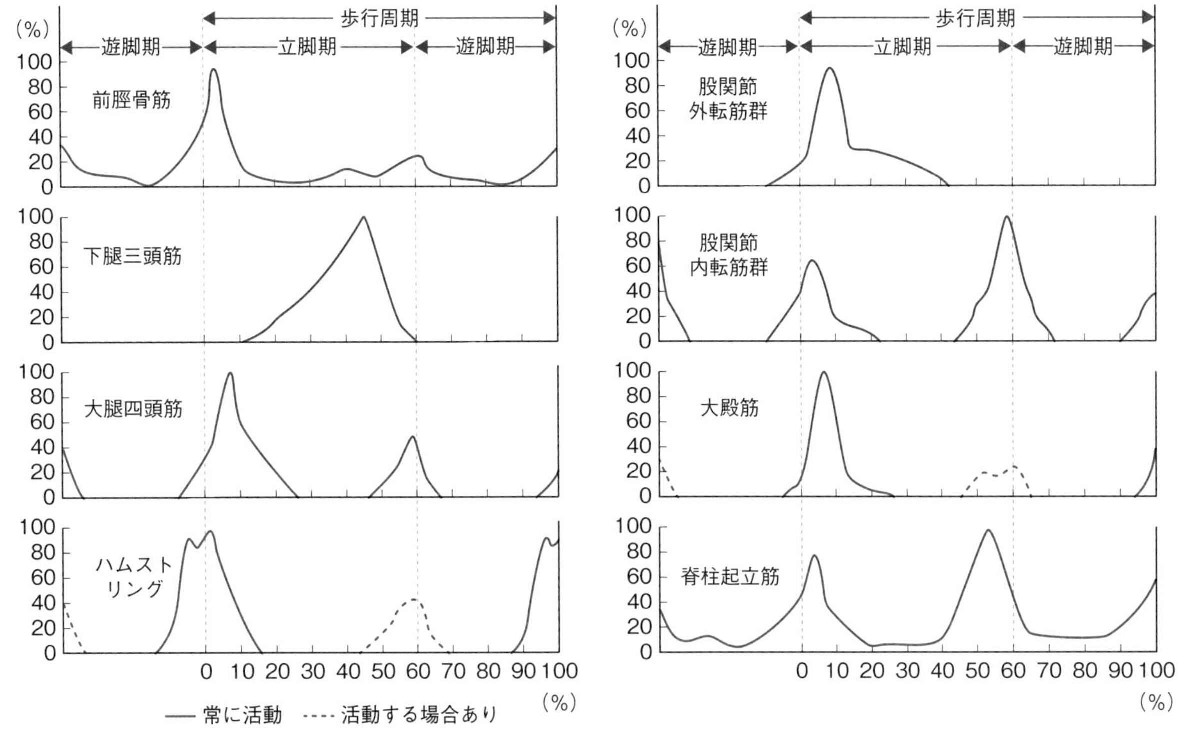

図 11　歩行中の筋活動

(Eberhart HD, et al.：Fundamental studies on human locomotion and other information relating to design of artificial limbs. Report of the National Research Council, Committee on Artificial Limbs. University of California；1947[4)])

(6) 足関節背屈筋（前脛骨筋）

初期接地の直後に最もはたらく．初期接地の際の過度の底屈を防ぐため足関節を固定している．また，遊脚相において常にはたらくことで，足部のクリアランスを確保する．

(7) 足関節底屈筋（下腿三頭筋）

立脚相全般にはたらき，足関節の背屈を制御する．また，特に立脚終期にはたらくことで足関節を底屈させ，地面の蹴り出しに関与する．

(8) 脊柱起立筋

歩行周期全般にわたってはたらく．慣性と重力により体幹が屈曲することを制御するとともに左右への動揺も抑制する．

MEMO
足関節背屈筋の筋力低下は，遊脚相の下垂足を引き起こす．

MEMO
蹴り出しのことをプッシュオフ（push off）ともよぶ．

■引用文献

1) Arampatzis A, Karamanidis K, Mademli L：Deficits in the way to achieve balance related to mechanisms of dynamic stability control in the elderly. J Biomech 2008；41 (8)：1754-61.
2) Whittle MW：Gait Analysis：An Introduction. 2nd edition. Butterworth-Heinemann；1996.
3) Sammarco GJ, Hockenbury RT：Biomechanics of the foot and ankle. In：Nordin M, Frankel VH. eds.：Basic Biomechanics of the Musculoskeletal System. 3rd edition. Lippincott Williams & Wilkins；2001. p.222-55.
4) Eberhart HD, Inman VT, et al.：Fundamental studies on human locomotion and other information relating to design of artificial limbs. Report of the National Research Council, Committee on Artificial Limbs. University of California；1947.

■参考文献

1) 嶋田智明，平田総一郎監訳：筋骨格系のキネシオロジー．医歯薬出版；2005.
2) 中村隆一，齋藤 宏，長崎 浩：基礎運動学．第 6 版補訂．医歯薬出版；2003.
3) 石井慎一郎：動作分析　臨床活用講座─バイオメカニクスに基づく臨床推論の実践．メジカルビュー社；2013.
4) 武田 功監訳：ペリー歩行分析─正常歩行と異常歩行．医歯薬出版；2007.

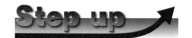

Step up

1. ロッカーファンクション

歩行における重心の前方移動には，重力がエネルギー源として用いられる．鉛直下向きにはたらく重力を前方への推進力へ変換するために，足底につくられた支点を中心とした回転運動が利用される（図1）．このような動作をロッカーファンクション（rocker function）という．

正常歩行において，初期接地～荷重応答期には踵（踵骨），立脚中期には足関節，立脚終期には中足趾節関節（MTP関節；metatarsophalangeal joint）へと回転する支点は移動しており，それぞれヒールロッカー（heel rocker），アンクルロッカー（ankle rocker），フォアフットロッカー（forefoot rocker）とよばれている．

- **ヒールロッカー**（図2）：踵骨を中心とした回転をいう．骨の形状を利用して前方への回転を生み出している．初期接地において動員される筋（前脛骨筋，大腿四頭筋，ハムストリング，脊柱起立筋など）は，遠心性収縮により着地時の衝撃吸収に作用しており，前方への推進のための回転運動にはほとんど作用していない．
- **アンクルロッカー**（図3）：足関節を中心とした回転をいう．立脚中期まで進むと重力により身体が前方へ回転する力がかかり始める．床反力が足関節の前方へと移動すると，重力に比例して回転速度がより増加するため，下腿三頭筋などの底屈筋群が遠心性収縮することで前方への回転にブレーキをかける．
- **フォアフットロッカー**（図4）：MTP関節を中心とした回転をいう．MTP関節が背屈し，踵が上がることにより，重心の下降を緩やかにしている．それにより，遊脚側の下肢を前方へ振り出すための時間的な余裕を生み出すことができる．

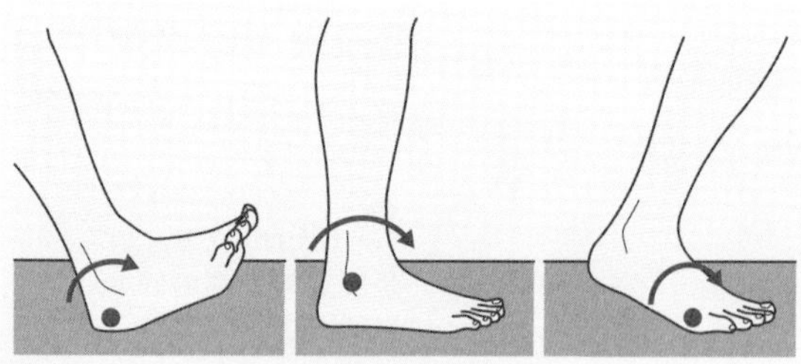
図1　ロッカーファンクション

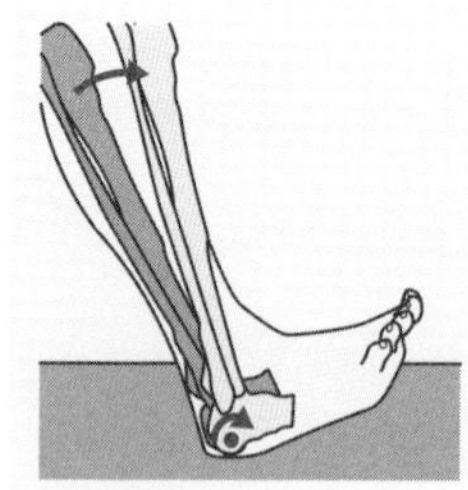
図2　ヒールロッカー

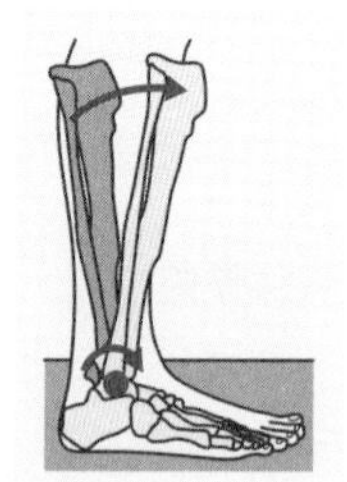
図3　アンクルロッカー

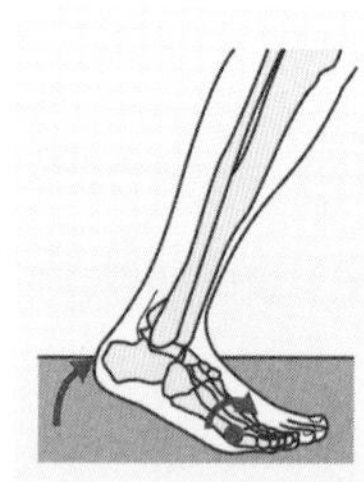
図4　フォアフットロッカー

2. 高齢者の歩行

高齢者は若年者と比較して歩行速度が遅く，特に女性は男性よりも早くから歩行能力が低下する．高齢者の歩行には特徴があり，その特徴は歩行速度と関連している（表1）[1]．歩行速度は死亡リスクやADL（activities of daily living；日常生活活動）との関連性が高いことが報告されているほか[2]，フレイルやサルコペニアの評価基準としても用いられている[3,4]．高齢者の歩行速度の低下の原因として，加齢による筋力やバランス能力の低下とともに運動器疾患や神経疾患によるものもあげられる．

表1　高齢者の歩行の特徴

歩行周期変数（空間・時間的要素）	● 歩行速度の低下 ● 歩幅の減少 ● 歩行率の低下 ● 重複歩長の減少	● 歩隔の拡大 ● 立脚相の延長 ● 両脚支持期の延長 ● 遊脚相の短縮
運動学的変化	● 重心の上下移動の減少 ● 腕振りの減少 ● 股・膝・足関節の屈曲域の減少 ● 足底接地（踵接地の消失） ● 股・膝関節の協調性の低下 ● 立脚相における動的安定性の低下	
運動力学的変化	● 爪先離地における蹴り出し力の減少 ● 踵接地における衝撃吸収力の低下	

（Shumway-Cook A, Woollacott M：Motor Control：Theory and Practical Applications. Williams & Wilkins；1995[1]）

LECTURE 14

■引用文献

1）Shumway-Cook A, Woollacott M：Motor Control：Theory and Practical Applications. Williams & Wilkins；1995.
2）Dumurgier J, Elbaz A, et al.：Slow walking speed and cardiovascular death in well functioning older adults：prospective cohort study. BMJ 2009；339：b4460.
3）Fried LP, Tangen CM, et al.：Frailty in older adults：evidence for a phenotype. J Gerontol A Biol Sci Med Sci 2001；56（3）：M146-56.
4）Chen LK, Woo J, et al.：Asian Working Group for Sarcopenia：2019 consensus update on sarcopenia diagnosis and treatment. J Am Med Dir Assoc 2020；21（3）：300-7.

LECTURE 15 ADL・QOL 評価

到達目標

- 基本的 ADL（日常生活活動）と手段的 ADL の違いについて説明できる.
- FIM（機能的自立度評価法）に含まれる項目と採点方法を説明できる.
- バーセルインデックスに含まれる項目と採点方法を説明できる.
- 手段的 ADL の評価表に含まれる項目を説明できる.
- QOL（生活の質）の意味と評価方法を説明できる.

この講義を理解するために

この講義では，ADL と QOL の定義と評価方法を学びます．理学療法は，対象者の機能障害の改善のみならず，基本的動作能力の回復や ADL の自立を促し，QOL を向上させるために行われます．理学療法士は，対象者の筋力，関節可動域，感覚などの身体機能だけでなく，普段の生活で行っている動作，趣味，仕事など，対象者の活動能力や社会参加にも目を向けなければいけません．したがって，それらに関連した概念である ADL と QOL の意味を理解し，評価する方法を身につける必要があります．

この講義の前に，以下の項目を学習しておきましょう．

□ リハビリテーションの意義と理念を確認しておく．

□ 基本動作や応用動作にはどのような動作が含まれるか調べておく．

講義を終えて確認すること

□ ADL の定義が理解できた．

□ 基本的 ADL と手段的 ADL の違いが理解できた．

□ FIM に含まれる項目，採点方法，合計得点が理解できた．

□ バーセルインデックスに含まれる項目，採点方法，合計得点が理解できた．

□ 手段的 ADL の評価表に含まれる項目が理解できた．

□ QOL の定義と評価方法が理解できた．

講義

ADL (activities of daily living；日常生活活動)

1. 総論：ADL

1) ADL の定義

日本リハビリテーション医学会は，ADL (日常生活活動) とは「ひとりの人間が独立して生活するために行う基本的なしかも各人ともに共通に毎日繰返される一連の身体的動作群」と定義している[1]. この身体的動作群は，食事，排泄，更衣などの目的をもった各作業 (目的動作) に分類され，各作業はさらにその目的を実施するための細目動作に分類される．細目動作の例として，食事動作では，食物を把持する，食物を口に運ぶ，器を保持する，飲み込む，食事姿勢を保持するなどが含まれ，排泄動作では，便座への移乗，衣服の上げ下げ，後始末などが含まれる．

2) リハビリテーションの目標と ADL

ADL の自立を促すことはリハビリテーションの主要な目標となるため，対象者の ADL を正確に評価することはきわめて重要である．理学療法士は，対象者の筋力，関節可動域，感覚，協調性などを評価するが，それら身体機能の評価で得た結果をもとに，ADL に悪影響を及ぼしている要因を探る必要がある．

3) 基本的 ADL と手段的 ADL

基本的 ADL (basic activities of daily living：BADL)
手段的 ADL (instrumental activities of daily living：IADL)

ADL は基本的 ADL と手段的 ADL の 2 つに大別される．

基本的 ADL は，日常生活に必要な動作であり，食事動作，更衣動作，整容動作，排泄動作，入浴動作，起居動作，移乗動作，移動動作，階段昇降が含まれる．これらは身の回り動作やセルフケアとよばれることもある．

手段的 ADL は，基本的 ADL よりも応用的な動作を指し，食事の準備，買い物，掃除，洗濯，金銭管理，服薬管理，電話の使用や交通機関の利用などが含まれる．手段的 ADL は応用的 ADL や生活関連動作 (APDL) とよばれることもある．

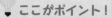

ここがポイント！
基本的 ADL は，誰かに代わって行ってもらうことができない動作である．一方，手段的 ADL は，掃除や洗濯など，必ずしも本人でなくてもよい動作が含まれる．

生活関連動作 (activities parallel to daily living：APDL)

4)「できる ADL」と「している ADL」

「できる ADL」とは，実際の生活場面では実行していないが，練習場面で「頑張れば何とかできる」「ようやくできた」という状態を指す．時間を多く必要とし，環境などの状況が異なるとできないことも生じる．実用的に遂行する状況には至っていない段階である．一方，「している ADL」とは，実際の生活場面で実行している ADL を指す．通常であれば，「できる ADL」と「している ADL」には差が生じることとなり，「できる ADL」が「している ADL」よりも高いレベルになる．

ADL 評価では「できる ADL」と「している ADL」の双方を評価したうえで，「できる ADL」と「している ADL」の差を生む要因を分析する．この要因には対象者の身体機能以外にも，ベッド，マットレス，車椅子，テーブルなど環境要因も大きく関与する．多方面から「できる ADL」と「している ADL」の差を生む要因を検証し，できる限りそれらの差を埋めるよう介入する．

気をつけよう！
「できる ADL」と「している ADL」の間で生じる差には，対象者自身の問題だけでなく，介助者の声かけや介助方法が大きく関与する．

2. ADL の評価方法

基本的 ADL と手段的 ADL は，量的評価と質的評価の両面から評価する．

1) 量的評価

FIM (functional independence measure；機能的自立度評価法)

FIM (機能的自立度評価法) やバーセルインデックスなどの評価指標を用いて各動作の自立度を評価する．自立度が低いほど，介助を多く必要とする状態ととらえる．実際には，各評価指標の段階づけに沿って自立度を判定し，点数化することで ADL を量的に評価する．

量的評価は，対象者のADLを客観的に把握しやすく，リハビリテーションの効果判定にも活用できる．また，量的評価を活用することで，他職種との情報共有が容易になる．リハビリテーション領域の研究においても，量的に評価されたADLが観察研究や介入研究のアウトカムとして多く用いられている．

研究におけるFIMとバーセルインデックスの活用例
▶ Step up 参照．

MEMO
アウトカム（outcome）
結果，成果，転帰，予後，帰結などのことを指す．

2）質的評価

各動作の手順や方法を観察し，その詳細を評価することであり，量的評価ではとらえきれない情報を得ることができる．量的評価ではADLを点数で評価するため，「どのような手順で行っているのか」「どのタイミングで介助が必要なのか」「どのように誘導すれば改善する可能性があるのか」などの情報は含まれない．例えば，排泄動作において，「排便後の後始末において，右手で持ったトイレットペーパーを使用する場合，便座から右側殿部を浮かせる際に便座上の座位が不安定となり，胸腰部と頭部が左側へ傾く．一度バランスが崩れ始めると自分で立て直すことができず，左側の肩関節外側部から立ち直り方向への介助を要する．しかし，後始末の方法を工夫することや後始末の際に事前に注意点を伝えることにより，後始末時の便座上での座位のバランス不良は改善する傾向がある」などの情報が質的評価として存在すると，後始末時に便座上での座位が不安定となる要因を絞り込むことにつながり，それらの要因に介入することで改善の見込みについて判定できる．

質的評価では，動作が阻害されている要因の明確化や動作の改善の可能性に関する情報を得られる．これらの情報は，結果的に治療プログラムの立案に大きく貢献する．実際の臨床現場では，ADLの客観的な把握，治療効果の検証，また他職種との情報共有の円滑化を目的に量的評価を用い，動作を阻害する要因の明確化や動作の改善の可能性を見出し，治療プログラムの立案につなげることを目的に質的評価を行うことが求められる．

ここがポイント！
- **動作が阻害されている要因の明確化**
身体機能の評価（筋力，関節可動域，感覚検査など）で得た結果を統合し，解釈しておく．身体機能の評価結果を断片的にとらえるだけでは，いくらADLを質的に評価しても動作が阻害されている要因の明確化にはつながらない．身体機能の評価結果は，これら動作を阻害している要因を分析するための基礎資料になるという視点をもつことが大切である．
- **動作の改善の可能性に関する情報**
動作が阻害されている要因に関する情報と合わせて，他職種と共有することが重要である．他職種がそれらを意識することで，「しているADL」における声かけや介助法の質が高まる．特に，病棟生活で介護に携わることの多い看護師や介護福祉士への情報伝達は重要となる．結果的に，これらは「しているADL」と「できるADL」の差を埋める有効な手段となる．

3）基本的ADLの評価法

量的評価において，臨床で頻用されている評価方法を紹介する．

（1）FIM（機能的自立度評価法）

FIMは，1983年にGrangerによって開発された評価方法であり，1991年に千野らにより日本語版が出版された[2]．

FIMは，運動項目と認知項目から構成される（**表1**）．運動項目は4つの中項目（セルフケア，排泄コントロール，移乗，移動）に区分され，さらに下位項目（13項目）に分けられる．認知項目は2つの中項目（コミュニケーション，社会的認知）に区分され，さらに下位項目（5項目）に分けられる．

運動項目と認知項目の下位項目は，完全自立（7点），修正自立（6点），部分介助（5～2点），全介助（1点）の7段階で評価する（**表2**）．すべての下位項目（18項目）の動作が完全自立していれば126点となり，すべての動作に全介助が必要な場合は18点となる（運動項目は13～91点，認知項目は5～35点の範囲となる）．

FIMの特徴は，評価項目に運動項目だけでなく，コミュニケーションと社会的認知という認知項目が含まれている点である．また，FIMは「しているADL」を評価することとなり，自立の度合いを7段階で評価することから，詳細な評価が可能となる．補助具を使用して動作が自立していた場合，バーセルインデックス（後述）では「自立」と評価されるが，FIMでは「修正自立（6点）」と評価される．FIMを用いることで，対象者の現状のADLを詳細に把握するだけでなく，経時的な観点からとらえると，治療介入の効果を鋭敏に反映することにもつながる．

（2）バーセルインデックス

バーセルインデックス
（Barthel index：BI）

理学療法士のBarthelが開発し，1965年に医師のMahoneyによって報告された評

覚えよう！

FIM の注意事項

- **食事**：普通のスプーンやフォークで自立している場合，箸を使用していなくても 7 点，自助具（特殊なスプーンなど）を用いて自立している場合は 6 点となる．
- **整容**：口腔ケア，整髪，手洗い，洗顔，ひげ剃り（女性では化粧）の 5 つの行為について採点する．
- **清拭（入浴）**：シャワーのみで入浴が自立している場合でも 7 点となる．
- **更衣（下半身）**：靴下，靴の着脱も採点対象となる．
- **トイレ動作**：温水洗浄便座の使用は減点対象にはならない．また，トイレのドアを閉める動作は採点の対象に含まれない．
- **食事，整容，清拭，更衣，トイレ動作**：補助具は必要ないが通常より 3 倍以上時間がかかる場合は 6 点となる．
- **排尿コントロール**：尿取りパッドを用いて自立している場合，修正自立（6 点）と評価する．
- **移乗**：リフトを使用する場合は 1 点となる．また，移乗時に腰を持ち上げて回す介助を受けている場合は 2 点，手を添えてある程度引き上げてもらう必要がある場合は 3 点，指示と手を触れてもらう程度で移乗が可能であれば 4 点，監視下で移乗できる場合は 5 点となる．
- **移動**：下肢装具を装着した状態で 50 m の歩行が可能であっても，最高得点（7 点）ではなく，修正自立（6 点）と評価する．また，装具や杖なしで 50 m 歩行が可能であるが，時間が健常者の 3 倍かかる場合は 6 点となる．
- **階段**：補助具なしで 12〜14 段の階段昇降が可能であれば 6 点，監視下で 12〜14 段の階段昇降が可能であれば 5 点，介助者の手引きで 12〜14 段の階段昇降が可能であれば 4 点である．

FIM の移動に関する評価
▶ Step up 参照．

表 1　FIM の評価項目

大項目	中項目	小項目
運動項目	セルフケア	食事
		整容
		清拭（入浴）
		更衣（上半身）
		更衣（下半身）
		トイレ動作
	排泄コントロール	排尿コントロール
		排便コントロール
	移乗	ベッド・椅子・車椅子
		トイレ
		浴槽・シャワー
	移動	歩行・車椅子
		階段
認知項目	コミュニケーション	理解
		表出
	社会的認知	社会的交流
		問題解決
		記憶

表 2　FIM の採点基準

点数	運動項目	認知項目
7 点	完全自立	完全自立
6 点	修正自立（用具の使用，安全性の配慮，時間がかかる）	軽度の困難，または補助具の使用
5 点	監視・準備	10％未満の介助（90％以上を自分で行う）
4 点	75％以上，100％未満	75％以上，90％未満
3 点	50％以上，75％未満	50％以上，75％未満
2 点	25％以上，50％未満	25％以上，50％未満
1 点	全介助，25％未満	全介助，25％未満

表 3　バーセルインデックスの評価項目と判定基準

項目	判定基準	
1．食事	10	自立（自助具などの使用可，標準的な時間内に食べ終える）
	5	部分介助（食物を切って細かくしてもらうなど）
	0	全介助
2．車椅子からベッドへの移乗	15	自立（ブレーキやフットレストの操作も含む，歩行自立も含む）
	10	軽度の部分介助または監視を要する
	5	座ることは可能であるが，ほぼ全介助
	0	全介助または不可能
3．整容	5	自立（洗面，整髪，歯磨き，ひげ剃り）
	0	部分介助または不可能
4．トイレ動作	10	自立（衣服の操作，後始末を含む，ポータブル便器などを使用している場合はその洗浄も含む）
	5	部分介助（身体を支える，衣服の操作，後始末に介助を要する）
	0	全介助または不可能
5．入浴	5	自立
	0	部分介助または不可能
6．歩行	15	自立（45 m 以上の歩行，補助具〈車椅子，歩行器は除く〉の使用の有無は問わない）
	10	部分介助（45 m 以上の介助歩行，歩行器の使用を含む）
	5	車椅子使用（歩行不能の場合，車椅子にて 45 m 以上の操作可能）
	0	全介助（上記以外）
7．階段昇降	10	自立（手すりなどの使用の有無は問わない）
	5	介助または監視を要する
	0	不可能
8．更衣	10	自立（靴，ファスナー，装具の着脱を含む）
	5	部分介助（標準的な時間内，半分以上は自分で行える）
	0	全介助（上記以外）
9．排便コントロール	10	自立（失禁なし，浣腸，坐薬の取り扱いも可能）
	5	部分介助（時に失禁あり，浣腸，坐薬の取り扱いに介助を要する者も含む）
	0	全介助（上記以外）
10．排尿コントロール	10	自立（失禁なし，収尿器の取り扱いも可能）
	5	部分介助（時に失禁あり，収尿器の取り扱いに介助を要する者も含む）
	0	全介助（上記以外）
合計点数	/100 点	

判定基準は以下の原著をもとに一部修正して記載．
（Mahoney FI, Barthel DW：Md State Med J 1965；14：61-5[3]）

価指標（**表3**）[3]である．食事，車椅子からベッドへの移乗，整容，トイレ動作，入浴，歩行，階段昇降，更衣，排便コントロール，排尿コントロールの10項目で構成される．評価基準は，「自立」「部分介助」「全介助」であり，それらに準じて配点されている．また，配点は項目ごとに異なっており，自立は5〜15点，部分介助は0〜10点，全介助は0点となっている．10項目の動作すべてが自立している場合は100点，すべての動作がまったくできない場合は0点となる．

バーセルインデックスの特徴は，評価項目が簡潔であるため評価に時間を要さないことである．原則は，「しているADL」を評価することであるが，実際の臨床場面では「できるADL」を評価していることが多い．

(3) カッツインデックス

評価項目は，入浴，更衣，トイレへの移動，移乗，排泄コントロール，食事の6項目である（**表4**）[4]．自立している項目の数によってA〜Gで評価され，6項目すべてが自立していれば「A」，6項目すべてが全介助を要する状態であれば「G」と評価される．

表4 カッツインデックス

ADLの自立度の指標は，入浴，更衣，トイレへの移動，移乗，排泄コントロール，食事における機能的自立または依存の評価に基づく．機能的自立と依存の定義を以下に示す

A：食事，排泄コントロール，移乗，トイレへの移動，更衣，入浴が自立
B：上述の機能の1つを除くすべてが自立
C：入浴とそれ以外の1つの機能を除いて自立
D：入浴，更衣とそれ以外の1つの機能を除いて自立
E：入浴，更衣，トイレへの移動とそれ以外の1つの機能を除いて自立
F：入浴，更衣，トイレへの移動，移乗とそれ以外の1つの機能を除いて自立
G：すべて他者に依存
その他：少なくとも2つは他者に依存しているが，C，D，E，Fに分類されない

- 自立とは，以下の事項を除いて，監視，指示，介助のいずれも受けないことを指す．これは実技に基づいて決めるものであり，能力を根拠としない．ある機能の実行を拒否する患者は，たとえできそうに見えても，その機能を遂行していないとみなされる
- 入浴（清拭，シャワー，浴槽利用）
  自立：身体の一部（背中，患肢など）の入浴に介助を受ける．または身体の全部を自分で洗える
  依存：身体の複数の部分の入浴について介助を受ける．浴槽への出入りに介助を受ける．または一人ではできない
- 更衣
  自立：戸棚や引き出しから衣類を取り出す．衣服，装具を身に付ける．留め具を扱う．靴ひもを結ぶことは除外
  依存：一人では着られない．または一部が着られない
- トイレへの移動
  自立：トイレへ行く．便座に腰かけ，立ち上がる．衣服の上げ下げをする．拭く（夜間，自分で差し込み便器を使用するのはよい．物理的な支えの利用は問わない）
  依存：差し込み便器またはコモードを使用．トイレへの移動とトイレの使用に介助を要する
- 移乗
  自立：一人でベッドや椅子への移乗をする（機械的な支持の利用は問わない）
  依存：ベッドや椅子への移動に介助を要する
- 排泄コントロール
  自立：排尿，排便が一人でできる
  依存：失禁がある．浣腸やカテーテル，尿器，差し込み便器を要する
- 食事
  自立：皿から食物を口に運ぶ（食物を切ること，パンにバターをぬることなどを除く）
  依存：上記に介助を要する．経管栄養

（Katz S, et al.：JAMA 1963；185：914-9[4]）

気をつけよう！
バーセルインデックスの注意事項
各項目の最高得点に関して，車椅子からベッドへの移乗と歩行が自立する場合は15点，食事，トイレ動作，階段昇降，更衣，排便・排尿コントロールが自立する場合は10点，整容と入浴が自立する場合は5点となっている．バーセルインデックスでは，各動作での採点に重みづけがなされ，最高得点に違いがあることに注意しよう．
- 整容，入浴：部分介助を要する状態でも0点となる．
- 歩行：45 m以上の車椅子駆動が可能であったとしても5点となる（最高得点にはならない）．また，歩行が45m以上可能であっても，歩行器を使用している場合は10点となる．

覚えよう！
バーセルインデックスは，自助具や補装具（車椅子と歩行器は除く）の使用や住宅改修により自立していれば最高得点となる．

気をつけよう！
バーセルインデックスは代表的なADL評価法であるが，最高得点の100点であったとしても，それが独居可能を意味するわけではない．

覚えよう！
試験では，症例のADL情報が提示され，それらに基づいてバーセルインデックスの合計得点を問うことがあるため，各動作の配点も覚えておこう．
また，症例のADL情報が提示され，バーセルインデックスにおいて，10点と評価される項目はどれかを問われることもある．

カッツインデックス（Katz index）

MEMO

その他の基本的 ADL の評価法

- PULSES プロファイル (PULSES profile)

評価項目は, P (physical condition；身体状況), U (upper limb function；上肢), L (lower limb function；下肢), S (sensory components；感覚的要素), E (excretory functions；排泄機能), S (support factors；知的・情緒的状態) の 6 項目である. 各項目について, 1 点 (自立) ～4 点 (完全依存) で評価され, すべての項目で完全自立であれば 6 点となり, 完全依存の状態であれば 24 点となる. 得点が高いほど, ADL が低いことを示す.

- ケニー式セルフケア得点 (Kenny self-care evaluation)

評価項目は, 食事, 衛生, 更衣, 移動, 移乗, ベッド上活動の 6 項目である. これらの項目に 1～5 の小項目が設けられ, 小項目ごとに採点される. 自立であれば 4 点, 部分介助は介助の程度によって 1～3 点, 全面的な介助は 0 点の 5 段階評価となる. すべての項目の動作が自立していれば 24 点, 完全に介助を要する状態であれば 0 点となる.

気をつけよう！

ロートンの手段的 ADL スケール (Lawton IADL scale) の注意事項

男性は「採点しない」の項目 (食事の準備, 家事, 洗濯) があるため, 女性より低い点数となる. 現在では男性についても 8 項目で評価することが推奨される.

MEMO

老研式活動能力指標の質問 1～5 は手段的自立, 質問 6～9 は知的能動性, 質問 10～13 は社会的役割に関連する.

ここがポイント！

試験では老研式活動能力指標に含まれる項目を問われることがある.

表 5　ロートンの手段的 ADL スケールの評価項目と採点基準

項目	基準	採点	男性	女性
A. 電話を使用する能力	1. 自分で番号を調べて電話をかける		1	1
	2. 知っている 2～3 の番号にのみ電話をかけることができる		1	1
	3. 電話を受けるが自分からはかけない		1	1
	4. まったく電話をしない		0	0
B. 買い物	1. すべての買い物は自分で行う		1	1
	2. 小額の買い物は自分で行う		0	0
	3. 買い物に行くときは付き添いが必要		0	0
	4. まったく買い物ができない		0	0
C. 食事の準備	1. 献立, 調理, 配膳を適切に自分で行う			1
	2. 材料があれば適切に調理する			0
	3. 調理済み食品を温めて配膳する, または調理するが適切な食事内容ではない			0
	4. 食事の調理と配膳をしてもらう必要がある			0
D. 家事	1. 家事を一人でこなす. 力仕事のときには手助けを要する			1
	2. 皿洗いやベッドメイキングなどの軽い家事を行う			1
	3. 簡単な家事はできるが, 適切な清潔さを保てない			1
	4. すべての家事に手助けを要する			1
	5. まったく家事にかかわらない			0
E. 洗濯	1. 自分の洗濯は完全に行う			1
	2. 靴下などの小物は自分で洗濯する			1
	3. すべて他人にしてもらわなければならない			0
F. 交通手段	1. 自分で公共交通機関を利用する. または自動車を運転する		1	1
	2. タクシーを利用するが, その他の公共交通機関は利用しない		1	1
	3. 介助者と一緒であれば公共交通機関を利用する		1	1
	4. 介助者と一緒でのタクシーか自家用車の利用に限られる		0	0
	5. まったく移動しない		0	0
G. 自分の服薬管理	1. 正しいときに適切な量の薬を責任をもって飲むことができる		1	1
	2. あらかじめ分包して準備されていれば飲むことができる		0	0
	3. 自分の服薬管理ができない		0	0
H. 家計管理	1. 家計管理を自立して行える (予算, 小切手書き, 家賃や請求書の支払い, 銀行へ行く)		1	1
	2. 日用品の購入はするが, 銀行関連, 大きな物の購入に関しては援助を要する		1	1
	3. 金銭の取り扱いができない		0	0

(Lawton MP, Brody EM：Gerontologist 1969；9〈3〉：179-86[5])

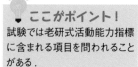

4) 手段的 ADL の評価法

(1) ロートンの手段的 ADL スケール

適応は高齢者 (60 歳以上) である. 本人および関係者への聞き取りにより評価する. 評価項目は, 電話を使用する能力, 買い物, 食事の準備, 家事, 洗濯, 交通手段, 自分の服薬管理, 家計管理の 8 項目である (**表 5**)[5]. 採点基準は,「実行している」が 1 点,「実行していない」が 0 点となる. 男性の場合は, 食事の準備, 家事, 洗濯については採点しないため, 男性は 0～5 点, 女性は 0～8 点で採点される. 得点が高いほど自立度が高いことを示す.

(2) 老研式活動能力指標

対象は, 高齢者や脳卒中後遺症患者などの在宅療養者である. 手段的自立, 知的能動性, 社会的役割に関連する質問項目 (13 項目) から構成される (**表 6**)[6]. 各質問に対して「はい」「いいえ」で回答を求め,「はい」の回答数で評価する.「はい」の回答数が多いほど良好な状態を示す.

老研式活動能力指標は, 自記式の尺度として開発されたものである. 認知機能が低下した高齢者が対象である場合は, 家族などによる評定となる.

表６ 老研式活動能力指標

評価	質問項目	1点	0点
手段的自立	1. バスや電車を使って一人で外出できますか	はい	いいえ
	2. 日用品の買い物ができますか	はい	いいえ
	3. 自分で食事の用意ができますか	はい	いいえ
	4. 請求書の支払いができますか	はい	いいえ
	5. 銀行預金，郵便貯金の出し入れが自分でできますか	はい	いいえ
知的能動性	6. 年金などの書類が書けますか	はい	いいえ
	7. 新聞を読んでいますか	はい	いいえ
	8. 本や雑誌を読んでいますか	はい	いいえ
	9. 健康についての記事や番組に関心がありますか	はい	いいえ
社会的役割	10. 友だちの家を訪ねることがありますか	はい	いいえ
	11. 家族や友だちの相談にのることがありますか	はい	いいえ
	12. 病人を見舞うことができますか	はい	いいえ
	13. 若い人に自分から話しかけることがありますか	はい	いいえ

（古谷野亘ほか：日本公衆衛生雑誌；1987；34〈3〉：109-14[6]）

MEMO
その他の手段的 ADL の評価法
FAI（Frenchay Activities Index）
Holbrook らが 1983 年に発表した手段的 ADL の評価指標で，日常生活における応用的な活動や社会生活に関する 15 項目を評価項目としている．FAI は対象者と面談しながら 15 項目について，3 か月もしくは 6 か月間における実践頻度により評価する．各項目が 0〜3 点で評価され，合計点は 0 点（非活動的）〜45 点（活動的）となる．

3. 総論：QOL

QOL（quality of life；生活の質）

1) QOL の定義

QOL は，生存を量的にではなく質的にとらえる概念であり，生命の質，生活の質，あるいは人生の質を表現する．QOL という言葉は，1970 年代に使われ始め，その後，医療や介護などのさまざまな領域に広がった．

2) QOL を評価する意義

介入の効果が身体機能や活動面だけでなく，対象者の生活や人生にとって意味をもたらすものかを検討する必要があり，QOL 評価で得られる患者立脚型のアウトカムに改善をもたらすことがリハビリテーションではきわめて大切である．特に，身体機能の改善が得られにくい進行性疾患や慢性疾患患者においては，この視点が重要となる．例えば，脊髄損傷により完全麻痺が生じると，治療による麻痺の改善が得られにくいため，麻痺によって生じた歩行障害の回復も期待しにくい．この場合，歩行の自立を最終的な目標に設定すると，対象者はそれらに向けたリハビリテーションを生涯続けることになる．一方，QOL の視点で対象者の目標を考えると，ADL の自立とは別に，生活の質や人生の質の向上という発想が生まれ，ADL の自立が目標になるのではなく，幸福な人生の実現が目標になりうるのである．このようにとらえると，ADL の改善は，幸福な人生を実現するための一つの手段であると認識することができる．

4. QOL の評価方法

1) SF-36®

SF-36®（MOS〈Medical Outcome Study〉36-Item Short-Form Health Survey）

1980 年代にアメリカで行われた Medical Outcome Study に伴って作成され，現在では，130 か国以上で翻訳され，使用されている[7]．健康や QOL に関連する① 身体機能（入浴や着替えなどの困難さ），② 日常役割機能（身体）（身体的な理由により仕事や普段の活動に問題を感じる程度），③ 身体の痛み（痛みによって仕事が妨げられる程度），④ 全体的健康感（健康状態の良さ），⑤ 活力（疲れなどの程度），⑥ 社会生活機能（身体的あるいは心理的な理由により家族や友人などとの付き合いが妨げられる程度），⑦ 日常役割機能（精神）（心理的な理由により仕事などに問題を感じる程度），⑧ 心の健康（楽しさ・穏やかさ・憂うつ気分などの程度）という 8 つの概念領域を下位尺度とし，36 の質問で判定する．それぞれ 0〜100 点で表され，高得点にな

表 7　WHO QOL の評価領域と下位項目

領域	下位項目	領域	下位項目
身体的領域	日常生活動作	社会的関係	人間関係
	医薬品と医療への依存		社会的支え
	活力と疲労		性的活動
	移動能力	環境領域	金銭関係
	痛みと不快		自由，安全と治安
	睡眠と休養		健康と社会的ケア：利用のしやすさと質
	仕事の能力		居住環境
心理的領域	ボディ・イメージ		新しい情報・技術の獲得の機会
	否定的感情		余暇活動への参加と機会
	肯定的感情		生活圏の環境
	自己評価		交通手段
	精神性，宗教，信念	全般的な QOL	全体的な QOL
	思考，学習，記憶，集中力		全体的な健康状態

（田崎美弥子，中根允文：WHO QOL26 手引．改訂版．金子書房；2011[8]）

るほど良い QOL の状態を示す．それぞれ独立した 1 つの尺度として利用することも可能である．さらに，2 つのサマリースコア（身体的健康と精神的健康）を求めることができる．使用には登録が必要である．

WHO
（World Health Organization：世界保健機関）

2）WHO QOL

WHO QOL は，1997 年に国際的，異文化間の評価表を構築することを目的として WHO によって開発された QOL 評価方法である[8]．疾病の有無を判定するのではなく，対象者の主観的幸福感，QOL を測定する．身体的領域，心理的領域，社会的関係，環境領域の 4 領域の QOL を問う 24 項目と，全般的な QOL を問う 2 項目の全 26 項目から構成される（**表 7**）[8]．

改訂 PGC モラールスケール
（Philadelphia Geriatric Center Moral Scale revision）

3）改訂 PGC モラールスケール

1972 年に Lawton が 22 項目から構成される PGC モラールスケールを開発し，その後，17 項目の改訂 PGC モラールスケールを作成した[9]．心理的動揺，孤独感・不満足感，老いに対する態度の 3 因子を測定する．肯定的な選択肢が選ばれた場合は 1 点，その他を選択した場合は 0 点とし，17 点満点となる．点数が高いほど，主観的幸福感が高い状態を示す．

■引用文献

1）今田 拓：ADL 評価について．リハビリテーション医学 1976；13（4）：315.
2）千野直一，椿原彰夫ほか編著：脳卒中の機能評価―SIAS と FIM 基礎編．金原出版；2012.
3）Mahoney FI, Barthel DW：Functional evaluation：the Barthel index. Md State Med J 1965；14：61-5.
4）Katz S, Ford AB, et al.：Studies of illness in the aged. The index of ADL：a standardized measure of biological and psychosocial function. JAMA 1963；185：914-9.
5）Lawton MP, Brody EM：Assessment of older people：self-maintaining and instrumental activities of daily living. Gerontologist 1969；9（3）：179-86.
6）古谷野亘，柴田 博ほか：地域老人における活動能力の測定―老研式活動能力指標の開発．日本公衆衛生雑誌；1987；34（3）：109-14.
7）福原俊一，鈴鴨よしみ編著：SF-36v2™ 日本語版マニュアル―健康関連 QOL 尺度．3 版．健康医療評価研究機構；2011.
8）田崎美弥子，中根允文：WHO QOL26 手引．改訂版．金子書房；2011.
9）高橋龍太郎：精神機能評価法―意欲・モラール・QOL の評価法．小澤利男，江藤文夫，高橋龍太郎編：高齢者の生活機能評価ガイド．医歯薬出版；1999．p.51-8.

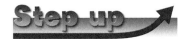

Step up

1. FIM の移動に関する評価

FIM の移動には，歩行・車椅子，階段が含まれる．これら移動能力の向上は理学療法の主要な目標となる．そのため，FIM の移動に関する評価を正確に行うことは重要となる．国家試験においても，FIM の移動に関する問題は多く出題されている．移動（歩行・車椅子）の採点（50 m 移動している場合と 50 m 移動していない場合）に関するフローチャートを図 1，2[1] に示す．なお，階段を評価する場合，「50 m」を「12～14 段」に，「15 m」を「4～6 段」に置き換え採点する．

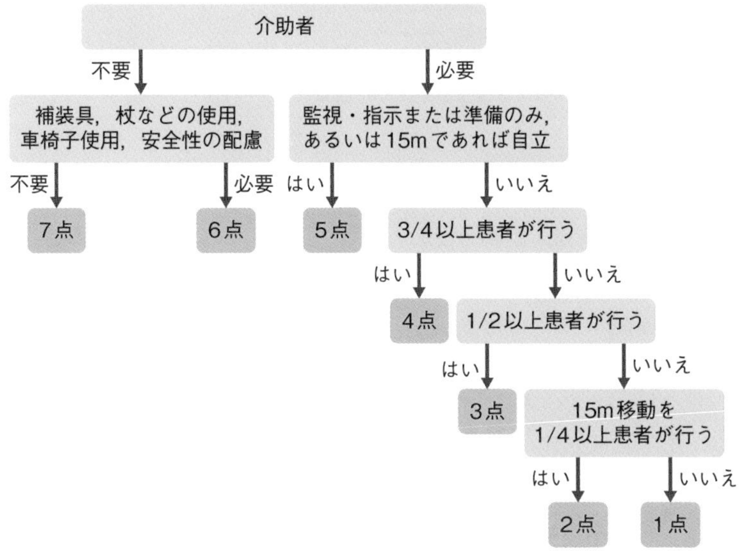

図 1　歩行・車椅子の採点（50 m 移動している場合）
（千野直一ほか編著：脳卒中の機能評価—SIAS と FIM 基礎編．金原出版；2012．p.116[1]）

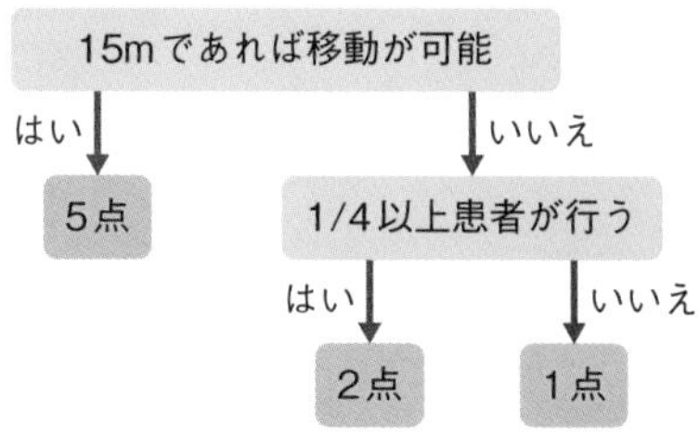

図 2　歩行・車椅子の採点（50 m 移動していない場合）
（千野直一ほか編著：脳卒中の機能評価—SIAS と FIM 基礎編．金原出版；2012．p.116[1]）

2. 回復期リハビリテーション病棟での FIM の活用例

回復期リハビリテーション病棟では，患者の ADL の回復に対するリハビリテーションの効果を表す指標として FIM 利得と FIM 効率が活用されている．これらの指標を活用することは，リハビリテーションの効果判定だけでなく，他職種との情報共有を円滑にすることにも寄与する．

FIM 利得は，入院時と退院時の FIM 運動スコアをもとに以下の式で算出される．

FIM 利得＝退院時 FIM 運動スコア−入院時 FIM 運動スコア

FIM 効率は，FIM 利得と入院日数をもとに以下の式で算出される．

FIM 効率＝FIM 利得÷入院日数

FIM 利得と FIM 効率は，いずれも高いほど，患者の ADL の回復に対するリハビリテーションの効果が高いことを示す．

3. 研究における FIM とバーセルインデックスの活用例

リハビリテーション領域の多くの介入研究や観察研究において，FIM やバーセルインデックスのスコアは重要なアウトカムとして活用されている．これは日本で実施された研究に限らず，世界的にみても同様である．また，FIM の得点に関しては，運動項目と認知項目の点数をそれぞれ別で取り扱うことも多い．

介入研究では，介入群と対照群における介入前後の FIM やバーセルインデックスのスコアが介入効果を反映する指標として用いられている．観察研究では，ある評価指標（筋量，筋力，栄養状態など）と入院時や退院時の FIM やバーセルインデックスのスコアとの関連性が調査され，FIM 利得が用いられることも多い．

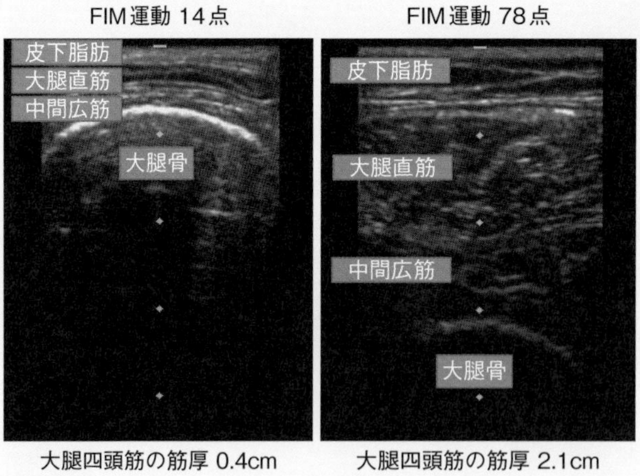

図３ FIMの運動スコア14点と78点の患者の大腿四頭筋の超音波画像
（Akazawa N, et al.：Clin Nutr 2021；40〈3〉：1381-7[2]をもとに作成）

観察研究の報告例として，回復期リハビリテーション病棟入院時の高齢入院患者のFIMの運動スコアと超音波画像診断装置で測定された大腿四頭筋の筋厚との関連を調査した研究を紹介する[2]．この研究では，入院時のFIMの運動スコアが低い患者ほど，大腿四頭筋の筋量が少ない傾向にあるという関連性が示された．図3[2]では，FIMの運動スコアが14点の患者の大腿四頭筋の筋厚は0.4 cmであり，FIMの運動スコアが78点の患者の筋厚（2.1 cm）よりも小さいことがわかる．

超音波画像の筋輝度（輝度を数値化した指標）からは筋肉内の脂肪量（筋内脂肪量）を推定することが可能となる[3]（筋内脂肪量は多いほど筋力や歩行能力が低くなることが知られている）．最近では，超音波画像の筋輝度から推定された高齢入院患者の大腿四頭筋の筋内脂肪量とバーセルインデックスのスコアとの関連性が報告されている．これらの報告では，高齢入院患者の入院時の大腿四頭筋の筋内脂肪量の増大は，筋量の減少よりも退院時のバーセルインデックスの低スコアと低いバーセルインデックスのスコア利得（バーセルインデックスのスコア利得は退院時スコアから入院時スコアを差分して算出）に関連することが示され[4]，加えて，高齢入院患者の大腿四頭筋の筋内脂肪量の入院中における減少は，筋量の増大よりも退院時のバーセルインデックスの高スコアと高いバーセルインデックスのスコア利得に関連することが示された[5]．これらの知見は，高齢入院患者の大腿四頭筋の筋内脂肪量の改善は，筋量の改善よりもADLの回復に関連することを示唆している．

研究においては信頼性と妥当性のある評価指標を用いることが必要である．特に，評価指標の選定は研究の良し悪しを決定する重要事項となる．研究において，ADLを評価する尺度として，FIMとバーセルインデックスを用いることは国際的にもスタンダードとなっている．

■引用文献

1）千野直一，椿原彰夫ほか編著：脳卒中の機能評価―SIASとFIM 基礎編．金原出版；2012．p.116.
2）Akazawa N, Kishi M, et al.：Increased intramuscular adipose tissue of the quadriceps is more strongly related to declines in ADL than is loss of muscle mass in older inpatients. Clin Nutr 2021；40（3）：1381-7.
3）Young HJ, Jenkins NT, et al.：Measurement of intramuscular fat by muscle echo intensity. Muscle Nerve 2015；52（6）：963-71.
4）Akazawa N, Kishi M, et al.：Intramuscular adipose tissue in the quadriceps is more strongly related to recovery of activities of daily living than muscle mass in older inpatients. J Cachexia Sarcopenia Muscle 2021；12（4）：891-9.
5）Akazawa N, Kishi M, et al.：Longitudinal relationship between intramuscular adipose tissue of the quadriceps and activities of daily living in older inpatients. J Cachexia Sarcopenia Muscle 2021；12（6）：2231-7.

巻末資料

表 1　関節可動域表示ならびに測定法の原則

I．関節可動域表示ならびに測定法の原則

1．関節可動域表示ならびに測定法の目的

日本整形外科学会と日本リハビリテーション医学会が制定する関節可動域表示ならびに測定法は，整形外科医，リハビリテーション科医ばかりでなく，医療，福祉，行政その他の関連職種の人々をも含めて，関節可動域を共通の基盤で理解するためのものである．したがって，実用的で分かりやすいことが重要であり，高い精度が要求される計測，特殊な臨床評価，詳細な研究のためにはそれぞれの目的に応じた測定方法を検討する必要がある

2．基本肢位

Neutral Zero Position を採用しているので，Neutral Zero Starting Position に修正を加え，両側の足部長軸を平行にした直立位での肢位が基本肢位であり，概ね解剖学的肢位と一致する．ただし，肩関節水平屈曲・伸展については肩関節外転 90°の肢位，肩関節外旋・内旋については肩関節外転 0°で肘関節 90°屈曲位，前腕の回外・回内については手掌面が矢状面にある肢位，股関節外旋・内旋については股関節屈曲 90°で膝関節屈曲 90°の肢位をそれぞれ基本肢位とする

3．関節の運動

1) 関節の運動は直交する 3 平面，すなわち前額面，矢状面，横断面を基本面とする運動である．ただし，肩関節の外旋・内旋，前腕の回外・回内，股関節外旋・内旋，頸部と胸腰部の回旋は，基本肢位の軸を中心とした回旋運動である．また足関節・足部の回外と回内，母指の対立は複合した運動である

2) 関節可動域測定とその表示で使用する関節運動とその名称を以下に示す．なお，下記の基本的名称以外に良く用いられている用語があれば（　）内に併記する

(1) 屈曲と伸展

多くは矢状面の運動で，基本肢位にある隣接する 2 つの部位が近づく動きが屈曲，遠ざかる動きが伸展である．ただし，肩関節，頸部・体幹に関しては，前方への動きが屈曲，後方への動きが伸展である．また，手関節，指，母趾・趾に関しては，手掌あるいは足底への動きが屈曲，手背あるいは足背への動きが伸展である

(2) 背屈と底屈

足関節・足部に関する矢状面の運動で，足背への動きが背屈，足底への動きが底屈である．屈曲と伸展は使用しないこととする

(3) 外転と内転

多くは前額面の運動であるが，足関節・足部および趾では横断面の運動である．体幹や指・足部・母趾・趾の軸から遠ざかる動きが外転，近づく動きが内転である

(4) 外旋と内旋

肩関節および股関節に関しては，上腕軸または大腿軸を中心として外方へ回旋する動きが外旋，内方に回旋する動きが内旋である

(5) 外がえしと内がえし

足関節・足部に関する前額面の運動で，足底が外方を向く動きが外がえし，足底が内方を向く動きが内がえしである

(6) 回外と回内

前腕に関しては，前腕軸を中心にして外方に回旋する動き（手掌が上を向く動き）が回外，内方に回旋する動き（手掌が下を向く動き）が回内である．足関節・足部に関しては，底屈，内転，内がえしからなる複合運動が回外，背屈，外転，外がえしからなる複合運動が回内である．母趾・趾に関しては，前額面における運動で，母趾・趾の長軸を中心にして趾腹が内方を向く動きが回外，趾腹が外方を向く動きが回内である

(7) 水平屈曲と水平伸展

水平面の運動で，肩関節を 90°外転して前方への動きが水平屈曲，後方への動きが水平伸展である

(8) 挙上と引き下げ（下制）

肩甲帯の前額面での運動で，上方への動きが挙上，下方への動きが引き下げ（下制）である

(9) 右側屈・左側屈

頸部，体幹の前額面の運動で，右方向への動きが右側屈，左方向への動きが左側屈である

(10) 右回旋と左回旋

頸部と胸腰部に関しては右方に回旋する動きが右回旋，左方に回旋する動きが左回旋である

(11) 橈屈と尺屈

手関節の手掌面での運動で，橈側への動きが橈屈，尺側への動きが尺屈である

(12) 母指の橈側外転と尺側内転

母指の手掌面での運動で，母指の基本軸から遠ざかる動き（橈側への動き）が橈側外転，母指の基本軸に近づく動き（尺側への動き）が尺側内転である

(13) 掌側外転と掌側内転

母指の手掌面に垂直な平面の運動で，母指の基本面から遠ざかる動き（手掌方向への動き）が掌側外転，基本軸に近づく動き（背側方向への動き）が掌側内転である

(14) 対立

母指の対立は，外転，屈曲，回旋の 3 要素が複合した運動であり，母指で小指の先端または基部を触れる動きである

(15) 中指の橈側外転と尺側外転

中指の手掌面の運動で，中指の基本軸から橈側へ遠ざかる動きが橈側外転，尺側へ遠ざかる動きが尺側外転である

＊外反，内反

変形を意味する用語であり，関節運動の名称としては用いない

表 1　関節可動域表示ならびに測定法の原則（つづき）

4. 関節可動域の測定方法
   1) 関節可動域は，他動運動でも自動運動でも測定できるが，原則として他動運動による測定値を表記する．自動運動による測定値を用いる場合は，その旨を明記する [5 の 2) の (1) 参照]
   2) 角度計は十分な長さの柄がついているものを使用し，通常は 5° 刻みで測定する
   3) 基本軸，移動軸は，四肢や体幹において外見上分かりやすい部位を選んで設定されており，運動学上のものとは必ずしも一致しない．また，指および趾では角度計のあてやすさを考慮して，原則として背側に角度計をあてる
   4) 基本軸と移動軸の交点を角度計の中心に合わせる．また，関節の運動に応じて，角度計の中心を移動させてもよい．必要に応じて移動軸を平行移動させてもよい
   5) 多関節筋が関与する場合，原則としてその影響を除いた肢位で測定する．例えば，股関節屈曲の測定では，膝関節を屈曲しハムストリングをゆるめた肢位で行う
   6) 肢位は「測定肢位および注意点」の記載に従うが，記載のないものは肢位を限定しない．変形，拘縮などで所定の肢位がとれない場合は，測定肢位が分かるように明記すれば異なる肢位を用いてもよい [5 の 2) の (2) 参照]
   7) 筋や腱の短縮を評価する目的で多関節筋を緊張させた肢位を用いてもよい [5 の 2) の (3) 参照]
5. 測定値の表示
   1) 関節可動域の測定値は，基本肢位を 0° として表示する．例えば，股関節の可動域が屈曲位 20° から 70° であるならば，この表現は以下の 2 通りとなる
      (1) 股関節の関節可動域は屈曲 20° から 70°（または屈曲 20°～70°）
      (2) 股関節の関節可動域は屈曲は 70°，伸展は－20°
   2) 関節可動域の測定に際し，症例によって異なる測定法を用いる場合や，その他関節可動域に影響を与える特記すべき事項がある場合は，測定値とともにその 旨を併記する
      (1) 自動運動を用いて測定する場合は，その測定値を（　）で囲んで表示するか，「自動」または「active」などと明記する
      (2) 異なる肢位を用いて測定する場合は，「背臥位」「座位」などと具体的に肢位を明記する
      (3) 多関節筋を緊張させた肢位を用いて測定する場合は，その測定値を＜　＞で囲んで表示するが，「膝伸展位」などと具体的に明記する
      (4) 疼痛などが測定値に影響を与える場合は，「痛み」「pain」などと明記する
6. 参考可動域

   関節可動域は年齢，性，肢位，個体による変動が大きいので，正常値は定めず参考可動域として記載した．関節可動域の異常を判定する場合は，健側上下肢関節可動域，参考可動域，（付）関節可動域の参考値一覧表，年齢，性，測定肢位，測定方法などを十分考慮して判定する必要がある

（Jpn J Rehabil Med 2021；58〈10〉：1188-200，日本足の外科学会雑誌 2021；42：S372-85，日整会誌 2022；96：75-86）

TEST

試験

到達目標

- 各 Lecture で学んだ知識について，自分がどの程度理解できたかを知る．
- 各 Lecture で示された重要なポイントを整理する．
- 試験結果をふまえて，各 Lecture に示された内容について再確認し，より深く理解する．

この試験の目標とするもの

これまでの講義で，理学療法の対象のほぼすべてに共通する根拠となる理論と，実施される基本的な評価について学習してきました．この知識を臨床場面で応用して活かすには，各 Lecture の内容について，単に覚えるだけでなく，深く理解することが重要になります．

この章は試験問題と解答から成ります．学んだ内容のなかで，ポイントとなることがらについて問い，末尾に解答と簡単な解説を付記しました．

問題は，Ⅰ：5 択の選択式問題，Ⅱ：かっこ内に適切な用語を書き込む穴埋め式問題，Ⅲ：質問に対して文章で解答する記述式問題の 3 つの形式から成ります．

試験問題は，各 Lecture で記述されている内容を理解しているかどうかを，自分自身で確認するためのものです．単に正解を答えられたかを問うものではありません．正解であったとしても，それに関する周辺の知識まで広く知ることを目標に再確認してください．もし，不正解であったとしたら，それは自分が理解できていなかったことを知るチャンスだと思って，関連する Lecture をもう一度確認してください．

試験の結果はどうでしたか？

- □ 自分自身の理解している部分と理解が不十分な部分がわかった．
- □ 今後，取り組むべき課題が確認できた．
- □ 理学療法評価の基盤となる理論と基本的な評価法の概要がわかった．
- □ 臨床で応用するための，基礎的知識について自信がついた．

comment

理学療法評価は治療と表裏一体の関係にあり，臨床場面での分析，解釈，判断に不可欠な根拠や判断基準となります．まず，対象となる疾患や症状にかかわらず，共通する理論と評価に関する知識を十分に理解する必要があります．そのうえで，各疾患・症状に特異的な検査と評価に関する知識を習得することが効率的です．このように学習することで，基盤となる知識が養われ，理学療法の対象となる各疾患・症状の共通点と相違点がみえてくるでしょう．

問題

I 選択式問題

以下の問いについて，該当するものをそれぞれ２つ選びなさい．

問題 1

ICF（国際生活機能分類）に基づく活動と参加の評価で正しいのはどれか．

1. 「態度」が評価項目に含まれる．
2. d で始まるコードで分類される．
3. 「能力」は標準的な生活機能レベルを示す．
4. 「支援と関係」が評価項目に含まれる．
5. 「実行状況」は現在の環境における課題の遂行を示す．

問題 2

身体測定で誤っているのはどれか．

1. 上肢長は肩峰から橈骨茎状突起までの距離を測る．
2. 上腕周径は上腕の中央で測る．
3. 棘果長は下前腸骨棘から内果までの距離を測る．
4. 指極長は，身長にほぼ比例する．
5. 下腿周径は下腿の最大膨隆部を測定する．

問題 3

関節可動域表示ならびに測定法で誤っているのはどれか．

1. 肘関節の屈曲・伸展ではゴニオメータ（角度計）を尺側に当てる．
2. 手関節の伸展（背屈）では前腕を回内・回外中間位にする．
3. 股関節の伸展は腹臥位，膝関節伸展位で行う．
4. 股関節の屈曲は背臥位，膝関節伸展位で行う．
5. 膝関節の屈曲は背臥位，股関節屈曲位で行う．

問題 4

Daniels らの徒手筋力検査法で正しいのはどれか．

1. 股関節内転筋の MMT 4 の非検査側の下肢は約 25° 外転させる．
2. 大腿筋膜張筋の MMT 3 の運動範囲は外転 30° あればよい．
3. 頸部筋群の筋力は体幹の徒手筋力検査に影響を与えない．
4. 体幹の屈曲の MMT 4 では両腕を頭の後ろに組んで行う．
5. 体幹の回旋の MMT 5・4 では片側ずつ胸部に抵抗を加える．

Ⅱ　穴埋め式問題

かっこに入る適切な用語は何か答えなさい．

1) 主訴は，(1.　　　　　)，(2.　　　　　)，(3.　　　　　) に分類できる．
2) 評価の手順には，順序づけの違いにより (4.　　　　　)，(5.　　　　　) がある．
3) 診療録 (カルテ) の記載方法には，問題指向型システムを用いた記録形式があり，内容を (6.　　　　　)，(7.　　　　　)，(8.　　　　　)，(9.　　　　　) に分類して記載する．
4) 見かけの脚長差は (10.　　　　　) と (11.　　　　　) で評価する．
5) MMT の基本的手技には，(12.　　　　　) と (13.　　　　　) がある．
6) 体性感覚には，(14.　　　　　)，(15.　　　　　)，(16.　　　　　) がある．
7) 協調性には (17.　　　　　) と (18.　　　　　) にかかわるものがある．
8) バランスには (19.　　　　　) と (20.　　　　　) がある．
9) ランチョ・ロス・アミーゴ方式による歩行周期では，立脚相は (21.　　　　　)，(22.　　　　　)，(23.　　　　　)，(24.　　　　　)，(25.　　　　　)，遊脚相は (26.　　　　　)，(27.　　　　　)，(28.　　　　　) に区分される．
10) ADL は，(29.　　　　　) と (30.　　　　　) に大別される．

Ⅲ　記述式問題

問いに従って答えなさい．

問題 1

ICIDH の問題点をふまえ，ICF との相違点を説明せよ．

問題 2

自動 ROM と他動 ROM の特徴を説明せよ．

問題 3

腱反射が低下あるいは亢進する意味を，それぞれ説明せよ．

解答

I　選択式問題　　配点：1 問（完答）10 点　計 40 点

問題 1　2，5

1.「態度」は環境因子に含まれる．2. 活動と参加は，第 1 レベルの分類で d で始まるコードで分類される．3.「能力」は標準的環境における課題の遂行を示す．4.「支援と関係」は環境因子に含まれる．

問題 2　2，3

1. 上肢長は，肩峰から橈骨茎状突起までの距離の他に，肩峰から第 3 指先端までの距離を測る方法もある．2. 上腕周径は，最大周径を測定する．3. 棘果長は，上前腸骨棘から内果までの距離を測る．4. 指極長は，身長にほぼ比例し，身長測定ができない場合の身長の推定に役立つ．ただし，最近の若者は指極長のほうが長い傾向がある．5. 下腿の最大膨隆部を測定する最大下腿周径の他に，内果と外果の直上の最も細い部位を測定する最小下腿周径もある．

問題 3　1，4

1. 肘関節の屈曲・伸展ではゴニオメータ（角度計）を橈側に当てる．2. 手関節の伸展（背屈）では前腕を回内・回外中間位にする．3. 股関節の伸展は腹臥位，膝関節伸展位で行う．4. 股関節の屈曲は膝関節屈曲位で行う．5. 大腿直筋の短縮などが疑われる場合には，腹臥位にて股関節の屈曲・伸展 0° で測定する場合もある．

問題 4　1，2

1. 股関節内転筋の MMT 4 の非検査側の下肢は約 25° 外転させる．2. 大腿筋膜張筋の MMT 3 の運動範囲は外転 30° あればよい．3. 頭部・頸部の筋力は，体幹の筋力と密接に関連している．そのため，頭部・頸部と体幹の筋力を合わせて解釈しなければならない．4. 体幹の屈曲の MMT 4 では，両上肢を体幹前面で組んで行う．両手を頭部後面に置いて行うのは MMT 5 である．5. 体幹の回旋の MMT 5 では両手を頭部後面に置いて行い，MMT 4 では両上肢を体幹前面で組んで行う．

II　穴埋め式問題　　配点：1 問（完答）1 点　計 30 点

1. 2. 3. ニード，ホープ，デマンド（順不同）	Lecture 1 参照
4. 5. トップダウン，ボトムアップ（順不同）	Lecture 3 参照
6. S（subjective）	Lecture 3 参照
7. O（objective）	Lecture 3 参照
8. A（assessment）	Lecture 3 参照
9. P（plan）	Lecture 3 参照
10. 11. 棘果長，臍果長（順不同）	Lecture 4 参照
12. 13. ブレイクテスト，メイクテスト（順不同）	Lecture 8 参照
14. 15. 16. 表在感覚，深部感覚，複合感覚（順不同）	Lecture 11 参照
17. 18. 粗大運動，巧緻運動（順不同）	Lecture 13 参照
19. 20. 静的バランス，動的バランス（順不同）	Lecture 13 参照
21. 初期接地	Lecture 14 参照
22. 荷重応答期	Lecture 14 参照
23. 立脚中期	Lecture 14 参照
24. 立脚終期	Lecture 14 参照
25. 前遊脚期	Lecture 14 参照

26. 遊脚初期　Lecture 14 参照
27. 遊脚中期　Lecture 14 参照
28. 遊脚終期　Lecture 14 参照
29. 30. 基本的 ADL，手段的 ADL（順不同）　Lecture 15 参照

Ⅲ　記述式問題　　配点：1 問 10 点　計 30 点

問題 1

以下の内容をおおむね記載できれば，正答とする．

ICIDH では，機能・形態障害，能力低下，社会的不利の相互関係がわかりづらいこと，「疾病・変調→機能・形態障害→能力低下→社会的不利」という一方向の概念ではすべてを説明するのが困難なこと，障害全体をマイナスの概念でとらえていることなどの問題点があった．ICIDH は身体機能の障害により生活機能の障害を分類するという障害モデルであったが，ICF では背景因子という観点が加えられた．つまり，機能障害のレベルが同じでも，整備された環境で生活できれば，活動や参加のレベルは向上するという考え方であり，障害（心身機能の障害による生活機能の障害）とともに生きる個人だけではなく，その人をとりまく環境についても焦点を当てている．

問題 2

以下の内容をおおむね記載できれば，正答とする．

自動 ROM は，被検者が自分の力で関節を動かした際の ROM である．被検者の意思，筋力，筋収縮力，協調性，拮抗筋の影響を受けるが，疼痛や ROM 制限による日常生活の諸動作を推測するための有用な情報となり，実際の身体状況を把握できる．一方，他動 ROM は，被検者の関節を測定者などが他動的に動かした際の ROM である．関節の異常や，関節包，靱帯，筋などの軟部組織の伸張性についての情報を得ることができる．一般的に，臨床では他動 ROM を測定するが，疾患によっては自動 ROM を優先することや，自動 ROM と他動 ROM を比較する場合がある．

問題 3

以下の内容をおおむね記載できれば，正答とする．

腱反射は，正常であれば関節運動が観察されるが，筋萎縮が著明な場合には，収縮のみのこともある．腱反射が減弱あるいは消失していれば，反射弓を構成する受容器，求心性線維，反射中枢，遠心性線維，効果器のいずれかの異常を疑う．逆に，腱反射が亢進していれば，その反射中枢より上位の運動ニューロンの障害（錐体外路障害など）を疑う．

索引

数字・欧文索引

和文索引

中山書店の出版物に関する情報は，小社サポートページを御覧ください．
https://www.nakayamashoten.jp/support.html

本書へのご意見をお聞かせください．
https://www.nakayamashoten.jp/questionnaire.html

15 Lecture　15レクチャーシリーズ

理学療法テキスト
理学療法評価学・実習

2023年4月20日　初版第1刷発行

総編集……………石川　朗

責任編集…………森山英樹

発行者……………平田　直

発行所……………株式会社　中山書店
〒112-0006　東京都文京区小日向4-2-6
TEL 03-3813-1100（代表）
https://www.nakayamashoten.jp/

装丁………………藤岡雅史

印刷・製本………株式会社　真興社

ISBN978-4-521-75008-8
Published by Nakayama Shoten Co., Ltd.　Printed in Japan
落丁・乱丁の場合はお取り替えいたします